斷食全書

透過間歇性斷食、隔天斷食、長時間斷食，讓身體獲得療癒

傑森・馮醫師 Jason Fung, MD
暢銷書《肥胖大解密》作者

吉米・摩爾 Jimmy Moore
暢銷書《生酮治病飲食全書》作者——著

高子梅——譯

本書的目標是對與健康相關的主題提供有用的建議。我們希望，您覺得這些內容對您有幫助，但請不要將本書的任何內容當作特定的醫療、健康或個人建議，因為每個人的病史及情況各不相同且各有特性，依本書做出任何決定或採用任何建議之前，請諮詢您的醫師或其他健康專家。我們更希望的是，這些內容能幫助您對醫藥有更深的認識，並提出正確的問題。同時，無論您是根據本書或其他來源而做出的決定，一切都是您自己的責任，所以請您做好研究，並和您認識且信任的專家討論。

目次

- 5 　序言　傑森‧馮醫師
- 10 　這可不是什麼幹話：我的斷食實驗　吉米‧摩爾
- 31 　斷食明星隊見面會

39　Part 1　什麼是斷食？
它為什麼對你有好處？

- 41 　Chapter 1：什麼是斷食？
- 61 　　　　　　莎曼珊斷食成功的故事
- 65 　Chapter 2：斷食簡史
- 73 　Chapter 3：戳破斷食的幾個迷思
- 85 　Chapter 4：斷食的好處
- 94 　　　　　　伊莉莎白斷食成功的故事
- 97 　Chapter 5：為減重而斷食
- 127 　Chapter 6：為第二型糖尿病而斷食
- 140 　　　　　　梅根斷食成功的故事
- 145 　Chapter 7：為回春而斷食
- 153 　Chapter 8：為了心臟健康而斷食
- 161 　Chapter 9：關於飢餓，你需要知道什麼
- 170 　　　　　　達里爾斷食成功的故事
- 173 　Chapter 10：誰不該斷食？

185　Part 2　如何斷食？

- 187 　Chapter 11：各種斷食和標準做法
- 193 　Chapter 12：間歇性斷食
- 203 　Chapter 13：較長時間的斷食
- 211 　　　　　　桑尼和雀莉斷食成功的故事
- 215 　Chapter 14：長時間斷食
- 225 　Chapter 15：斷食的幾個訣竅和常見問題

243	**Part 3　資源**	
244	**斷食液體**	
247	二十四小時斷食法	
248	三十六小時斷食法	
249	四十二小時斷食法	
250	七到十四天斷食法	
253	**食譜**	
254	莓果凍糕	
255	防彈咖啡	
256	基本的骨高湯	
258	無穀薄餅	
259	迷你義式烘蛋	
260	簡單的自製培根	
262	無穀花椰菜披薩	
264	碎豬皮「裹」雞腿肉	
265	培根包雞腿	
266	青椒鑲雞肉	
267	吮指雞翅	
268	自製雞柳	
270	牛排法士達	
272	芝麻菜和義大利火腿沙拉	
273	梨子和芝麻葉沙拉佐松子	
274	草莓和羽衣甘藍沙拉	
275	番茄、小黃瓜和酪梨沙拉	
276	油炸酪梨	
278	芥末四季豆	
279	烤花椰菜米	
280	參考文獻	

序言

傑森・馮醫師

我在加拿大的多倫多長大，讀的是多倫多大學的生物化學系，也在那裡念完了醫學院，並完成內科住院醫師的實習。

實習過後，我選擇到洛杉磯的加州大學研究腎臟學（腎臟疾病），大多是在錫安山醫學中心（Cedars-Sinai Medical Center）和西洛杉磯榮民醫學中心（West Los Angeles VA Medical Centers，當時稱為 VA Wadsworth）。內科的每個領域都各有其特色。腎臟學向來有「思想家的拿手絕活」（thinker's specialty）這樣的名聲，因為腎臟疾病涉及極為錯綜複雜的體液和電解質問題，而我很喜歡解開這些謎底。二〇一一年，我回到多倫多，以腎臟專科醫師的身分開始執業。

第二型糖尿病無疑是腎臟疾病的最大禍首。我治療過數百名罹患糖尿病的病人。大多數的第二型糖尿病患者都有肥胖的問題。二〇一〇年代初期，我對解謎的興趣，再加上我對過度肥胖和第二型糖尿病的專精，於是將重心漸漸轉移到飲食和營養這一塊。

而我又是如何從鼓吹傳統醫學，走到把加強飲食管理計畫（含斷食在內）當成處方藥來開的地步呢？不管你可能怎麼想，營養學從來都不是醫學院會大幅涉獵的主題。包括多倫多大學在內的多數醫學院，分配給傳授營養學的時間向來是少到不能再少。我在醫學院的第一年或許有聽過幾堂營養學的課，但後來在醫學院求學、見習、住院醫師實習，以及擔任研究員期間，就都沒再上過營養學的課。所以，我花在正規醫學教育的這九年時間，估算下來只上了四小時的營養學。

因此，二〇〇〇年代中期以前，我對營養這門學問一點興趣也沒有。當時提倡低碳水化合物飲食的阿金博士飲食法（Atkins Diet）大行其道，風靡各地。我自己也有幾個親友很瘋這套方法，對它的效果十分滿意。但我也像多數受過傳統醫學訓練的醫師一樣，認為他們的動脈血管早晚要為此付出代價。我就跟其他成千上萬名醫師一樣，從課堂上學到的都是：低碳水化合物飲食只是一時風潮，低脂飲食才是正道上策，而且深信不疑。

後來針對低碳水化合物飲食所做的幾項研究，開始出現在最具聲望的醫學期刊《新英格蘭醫學期刊》（*New England Journal of Medicine*）上。這些隨機對照試驗將阿金博士飲食法和多數醫療保健專業人員所推薦的低脂飲食法進行比較，最後得出的結果令人吃驚：就減重效果而言，低碳水化合物飲食顯然比低脂飲食更理想。更令人咋舌的是，心血管疾病的幾個主要危險因素——包括膽固醇、血糖值和血壓——在使用低碳水化合物飲食法之後，反而得到更大的改善。這是一個謎團，非常令人費解，而我的旅程就是從這裡開始的。

找出是什麼造成肥胖

新的研究證實低碳水化合物飲食是切實可行的。不過，這件事以前對我來說並不具任何意義，因為我習慣的是「卡路里的攝取與消耗」（calories in, calories out, CICO）這樣的傳統飲食法。它認為減重的唯一方法，就是吃進去的卡路里要比消耗掉的卡路里少才行。但根據阿金博士飲食法所做的飲食計畫，就不見得要限制卡路里的攝取，可是人們的體重還是會減輕。這感覺好像不太合理。

有一種可能是，這些新的研究都錯了。但是不太可能，因為有太多研究都得出同樣結果。再者，這些研究也佐證了成千上萬名病人的臨床經驗，據報他們都是照阿金博士飲食法達到了減重目的。

按理說，若承認這些研究結果是正確的，就表示 CICO 是錯的。但不管我怎麼試著否認，都挽救不了 CICO 的頹勢，它根本就大錯特錯。可是，要是 CICO 的說法是錯的，那什麼才是對的？到底是什麼造成體重增加？過度肥胖的病源——根本原因——究竟是什麼？

醫師們幾乎不太去思考這個問題。為什麼？因為我們認為我們已經知道答案。我們認為是卡路里攝取過多，所以造成肥胖。要是攝取過多的卡路里是問題所在，那麼解決對策就是卡路里攝取得少一點，再透過增加活動量來多燃燒一點卡路里。也就是所謂「少吃多動」的方法。但這裡出現一個很明顯的問題。過去五十年來，「少吃多動」已經提倡到都快爛了，還是沒什麼效果。事實上，重點並不在於為什麼沒效（我們會在第五章的時候探討這一點），而是在於我們都試過了，但卻**效果不彰**。

原來過度肥胖的根本原因在於**荷爾蒙**失調，而非卡路里。胰島素是一種儲存脂肪的荷爾蒙。當我們進食時，胰島素會上升，指示身體將這些食物的部分能量儲存成脂肪，以供日後使用。這是一種基本的自然機制，幾千年下來，幫助人類熬過多次饑荒。但居高不下的胰島素，卻會無可避免地造成肥胖。體認到這一點，自然便有了解決之道：如果是過高的胰島素造成肥胖，那麼答案顯然是降低胰島素。生酮飲食（ketogenic diet，低碳水化合物、適量蛋白質、高脂肪飲食）和間歇性斷食（intermittent fasting）都是可以降低居高不下的胰島素的絕佳方法。

胰島素和第二型糖尿病

但是，我在研究第二型糖尿病的過程中，發現到治療過度肥胖和第二型糖尿病這兩者之間存在著矛盾，但這兩個問題又是如此息息相關。降低胰島素或許有助於減肥，但像我這樣的醫師都會把胰島素當成治療糖尿病（包括第一型和第二型糖尿病）的萬靈丹來開立。胰島素當然可以降低血糖，但也絕對會造成體重上升。我終於明白答案其實很簡單，我們都治錯了病。

第一型糖尿病的問題完全不同於第二型。第一型糖尿病患者體內的免疫系統會摧毀胰臟的胰島素製造細胞，造成胰島素低下，引發高血糖。所以既然一開始是胰島素低下的問題，用補充胰島素來解決問題，自然再合理不過。而這方法也確實有效。

但在第二型糖尿病裡，胰島素並非低下，而是**過高**。血糖之所以上升，不是因為身體不能製造胰島素，而是因為它對胰島素有抗性（resistance）——它不讓胰島素發揮功能。所以開立更多胰島素來治療第二型糖尿病，並無法治癒高血糖的根本病因：胰島素抗性（insulin resistance）。這也是為什麼久而久之，病患會發現自己的第二型糖尿病愈來愈嚴重，需要的藥物劑量愈來愈高。

但是，是什麼原因使得身體會開始對胰島素產生高抗性？這才是真正的問題所在。畢竟如果不知道是什麼原因造成，要治療這種原發性疾病就毫無機會了。答案原來是**胰島素造成了胰島素抗性**。體內若有任何物質過高，身體的回應方式就是對它產生抗性。就好比如果飲酒過量到一個程度，你的身體就會產生抗性——我們通常稱它為「耐受性」（tolerance）。又比如，如果你使用海洛因之類的麻醉劑，你的身體也會出現抗性。你若是服用苯二氮平類（benzodiazepines）之類的安眠處方藥，你的身體一樣也會產生抗性。胰島素亦然。

過高的胰島素會造成肥胖。過高的胰島素也會造成胰島素抗性，這種疾病被稱之為第二型糖尿病。

了解這之間的關係之後，醫師對第二型糖尿病治療方法的問題出在哪裡，就呼之欲出了：我們拿胰島素當處方來治療這種病，但過高的胰島素正是問題的源頭所在。大部分的病人直覺知道我們的方法錯了。他們會對我說：「醫師，你總是告訴我，減重對第二型糖尿病的治療來說很重要，可是你還是開胰島素給我，它會害我體重增加。這樣對我有好處嗎？」對於這個問題，我從來沒有一個好的答案。我知道原因是什麼。因為他們說的完全正確，胰島素對他們的確沒好處。當病人服用胰島素時，他們的體重會增加，體重一增加，第二型糖尿病病情跟著加劇，於是需要更多胰島素。這會一再循環：病人服用更多胰島素，體重跟著增加，隨著體重的增加，對胰島素的需求也愈高。這就是典型的惡性循環。

我們醫師對第二型糖尿病的**治療方法確實錯了**。其實如果治療得當，它是可以治癒的。第二型糖尿病就像過度肥胖一樣，是胰島素過高所造成。而治療方法是**降低胰島素**的濃度，而非提高。但以前我們卻把事情愈搞愈糟，等於是在火上加油。

我需要幫忙我那些過度肥胖的病人和第二型糖尿病患者降低胰島素，但最好的方法是什麼呢？當然不可能靠藥物療法，但是有外科手術可以做，比如說減重手術（一般稱之為「胃間隔手術」〔stomach stapling〕），可是這種手術屬於高度侵入性手術，而且有很多不可逆的副作用。所以剩下的唯一可行療法就是靠飲食了：改變飲食習慣來降低胰島素的濃度。

二〇一二年，我開辦了飲食加強管理計畫（Intensive Dietary Management Program, IDM），強調從飲食著手，把它當成是過度肥胖和第二型糖尿病學生問題的療法。起初我開立的療法是低碳水化合物和極低碳水化合物飲食計畫。由於精緻澱粉會高度刺激胰島素的生成，因此降低這類碳水化合物的攝取應該能有效降低胰島素。

我花了很長時間教育病人，提供飲食方面的建言，也會檢查他們的食物日記，並拜託他們、懇求他們，甚至哄騙他們。但這些飲食計畫就是無法發揮效果，我提供的意見似乎都很難照辦。我的病人平常都很忙，所以要改變他們的飲食習慣是非常困難的，尤其這種方法大多和標準的低脂、低卡飲食法背道而馳。

但是我不能就此放棄，他們的健康、甚至他們的性命，都得仰賴胰島素的降低。如果他們沒辦法避開某些食物，那何不乾脆簡化算了？**他們只要什麼都不吃就行了**。換言之，解決對策是**斷食**。

這可不是什麼幹話：我的斷食實驗

吉米・摩爾

在接下來的內容裡，你會讀到斷食的治療用途，以及如何將它運用在你的生活裡，體驗它對健康的驚人好處。但你也許正在好奇斷食究竟是怎麼回事——尤其對那些除非親自體驗過，否則都抱持高度懷疑態度的人來說。而這也正是我在本章要跟你們分享的內容。我的名字叫吉米・摩爾，我是全球暢銷書《生酮食譜》（The Ketogenic Cookbook，暫譯）、《生酮治病飲食全書》（Keto Clarity）和《透析膽固醇》（Cholesterol Clarity，暫譯）的作者，也跟傑森・馮醫師聯手主持有史以來播映壽命最長的健康秀播客節目《低碳生活翦影秀》（The Livin' La Vida Low-Carb Show）。當初我發現傑森・馮醫師在斷食上的驚人成果時，我就知道我們一定得攜手合作，將關於斷食的各種包羅萬象資訊傳播給更多人知道。不過，在此之前我從來不是斷食的頭號粉絲。

「這一定是在開玩笑吧？」

我十多年前第一次聽說斷食有益整體健康時，反應有點像是「這是什麼幹話啊？」你幹麼沒事把自己餓得半死？怎麼會有人認為刻意挨餓對身體有益？這一定是在開玩笑吧？相信我，我知道你們當中很多人在讀這本書的時候，也有類似想法。回到二〇〇六年，當時的我並不完全明白斷食日後會帶給我的正面好處，譬如我的膽固醇和血糖都有了大幅的改善。

我是從暢銷書《蛋白質的神奇力量》（Protein Power，暫譯）的作者麥可・伊德斯（Dr. Michael Eades）那裡首度聽聞間歇性斷食（Intermittent Fasting，簡稱 IF）的概念。二〇〇六年，伊德斯博士著手撰寫他在一種叫做間歇性斷食的方法上所親眼見到的驚人成效，包括減重以及其他有益健康的好處。這在當時是很新的點子,就是要你一段時間不進食任何東西,而且要定期執行。按他所描述的方法來看,這似乎相當可行:晚上六點後停止進食,然後到隔天晚上六點才吃東西。所以你還是每天都有攝取到食物,只是這方法會強迫你的身體每次都有長達二十四小時的時間不攝取任何食物。

我必須承認,我以前從來不曾這麼久不吃東西,所以就算是建立在間歇性的基礎上,我仍然極度懷疑斷食的這套理念。為什麼呢?因為我喜歡吃,這可以從我的體重一度胖到約一百八十六公斤來證明。當然,當時重量級身材的我根本是不計後果地大吃大喝各種加工的垃圾食物和含糖汽水。在我成長過程中,還有大學期間,以及二十幾歲結婚,和三十出頭的時候,我的飲食習慣已經糟糕到嚴重危害我的新陳代謝。幸好我在二〇〇四年意外發現到低碳水化合物飲食的相關資訊,使我在短短一年間減輕了約八十二公斤,不用再靠三種處方藥來解決高膽固醇、高血壓和呼吸問題。我透過低碳水化合物飲食成功地找回了健康,決定與其他人分享,於是在線上建立了一個叫做《低碳生活霸影秀》的巨大平臺,利用它來教育、鼓勵和啟發大家展開屬於他們自己的健康之旅。我寫書,我到世界各地演講,我和幾位在營養學、健身和健康領域向來引領風潮的重量級人物對談。那是我一生中最令我欣慰的成果之一,我何其有幸能從事我現在賴以為生的工作。

雖然我的飲食方法有了很大的改變,但我還是跟以前一樣愛吃。因此,我對間歇性斷食高度懷疑。不過,伊德斯博士的言談內容倒是令我很著迷,我私下做足功課,更在得知了其中某件事之後,引發了我莫大的興趣。二〇〇九年,我訪問波士頓學院(Boston College)的生物學教授湯瑪斯·塞弗里德(Thomas L. Seyfried),他一直在研究另類的癌症治療和預防方法,包括利用一種限制卡路里攝取的生酮飲食來治療腦癌和其他癌症。在半小時的訪談過程中,有一塊地方特別有趣又令人難忘,它是出現在我們的談話快接近尾聲時,當時塞弗里德教授大膽斷言,每年一次七到十天的淨水斷食,或許是預防癌症的有效手段。哇！可是我對這個說法的態度，就跟對間歇性斷食的說法一樣很懷疑，一想到整整一個禮拜不能吃東西，便令我卻步。我才不相信有誰真的能辦到。

不過，等到我聽得夠多了，我終於被洗腦決定去嘗試。不用說也知道，我得先從間歇性斷食開始，之後才有膽量去嘗試多天斷食。不過，由於我是那種對任何冒險都覺得沒什麼大不了的人，所以就決定試試看。我的老天鵝啊，我到底是少了哪根筋，怎麼會讓自己深陷其中呢？！

我的斷食初體驗

好吧，在我們討論斷食的好處之前，我得先據實以告它的壞處。我要談的是我首度嘗試隔天間歇性斷食的經驗——每隔一天斷食二十四小時——整個過程就是啊、哦、呃！扎扎實實地持續了四天又十九個小時十五分鐘，但感覺上像是永無止境！過程中我犯了一些錯，使得這次的嘗試比原本該有的經驗來得痛苦一些。不過，在我說明那些錯事以供你們汲取經驗教訓之前，以下是我在二〇〇六年第一次嘗試間歇性斷食的不快經驗裡所認識到的自己：

1. 原來我對咖啡因成癮。斷食的第一天很痛苦，因為我幾乎整天都在頭痛，不過到了第二天，頭就慢慢不痛了。
2. 我已經很久沒有真正挨餓過。在減掉了八十二公斤的體重後，我就奉行絕對不讓自己挨餓的哲學，以免重回以前的不良飲食習慣老路。（意外地，以前我在實行低脂飲食的時候，經常餓到胃痛。）但現在，傾聽身體的需求反而有好處，因為我不會再受到食物的誘惑。
3. 餓到前胸貼後背，反而會害我吃得過量。斷食的第二天快終了時，我和我太太克莉絲汀（Christine）到 Steak & Ale 餐廳享用他們的吃到飽肋排特餐。那天餐廳很忙，所以花了比平常久的時間才把牛排送上桌，那時我已經餓到沒幾分鐘就把一整盤的沙拉吃光光，接著狼吞虎嚥地吞下第一塊牛排，再等了二十分鐘迎來第二塊牛排，也一樣立刻吞了它。過了三十分鐘後，我的服務生又送來另一塊（食物在我胃裡已經待了一段時間了），我又開始吃……可是才吃了一半，我的媽呀，我突然飽了！不只是飽，而且是**非常非常飽**！只覺得脹痛，痛到我一回到家，便得立刻吞強胃散，躺下來休息一下才行。我簡直就像一頭餓到抓狂的野獸。

4. 我得攝取足夠食物，才有力氣從事日常的健身運動。第一天斷食，我在踩滑步機的時候，曾試著使用跟平常一樣的阻力和速度，但沒辦法。通常我都是把阻力調到十三，速度則是每小時十四公里，結果那次我必須下調阻力到七，速度改成每小時十一公里，才能維持跟平常一樣長的運動時間。當然這也表示我的卡路里沒燃燒那麼多。更糟的，就算是我進食的那幾天，也顯然還是力氣不足。直到我結束了間歇性斷食實驗，才重新有了體力。我是花了好幾個禮拜的時間才完全恢復體力。

5. 那個時候對我而言，二十四小時完全不進食，是很不切實際的。第一天，我的頭就因為少了咖啡因而痛到幾乎覺察不到餓和頭暈。但第二次的斷食日，我卻感覺自己好像在辦公室裡四處飄浮，隨時可能跌倒。我的身體昏昏沉沉，跟四周的一切完全脫離，彷彿我不是身處在活生生的世界裡。我的同事們不斷問我人還好嗎？因為我不像平常那樣生龍活虎。

　　你們可以說我是懦夫，因為我的間歇性斷食實驗根本沒撐過一個禮拜，但這方法就是不適合我。原因有幾個。

　　第一，我斷食期間還在喝健怡汽水，這東西會害你飢餓，對食物充滿渴望，要是沒喝的話，就不會這樣了。第二，我在斷食期間，沒有攝取足夠的鹽分，於是造成身體的疲累和體力的流失。加海鹽的骨頭高湯會比健怡汽水更理想，因為前者可以提供你最迫切需要的電解質和飽足感。最後一點是，我的心態不正確。我沒有料到一開始會這麼難，也沒做好挨餓的準備──不管那種餓是真的還是想像出來的。

那次的間歇性斷食嘗試失敗之後，燒光了我的熱情。我從沒想過要再去試一次。但是到了二〇一一年，在勞勃・沃爾夫（Robb Wolf）及其他幾位間歇性斷食擁戴者的鼓勵下，我決定再來一次。

間歇性斷食大成功，雄心又起

在第二次的嘗試裡，我兩餐之間的斷食時間縮短為十八到二十個小時，這對我來說比二十四小時更理想。事實上，早上九點吃過東西之後，到下午兩點再吃東西，就是我一整天下來的食物總量，這樣滿容易撐得過去──所以我是在下午兩點到隔天的早上九點之間進行斷食，大概有十九個小時。有時候我甚至會在時間上混著用，改成中午十二點吃第一餐，下午五點半吃第二餐，縮短可以攝取食物的時間區間（feeding window）。我覺得這樣的時間安排對我來說比較輕鬆，也比較習慣。

不過，我從來沒忘記靠拉長斷食時間來增進健康的這個念頭。二〇〇九年我在播客上訪問湯瑪斯・塞弗里德博士時，他曾主張每年斷食一週對防癌很有助益。當然，大部分的人都做不到（其實老實說，根本不會有人去做這種事）。但如果是我自己實際去試呢？結果到了二〇一一年，當斷食這種事已經成了我的家常便飯時，我突然覺得或許是時候把斷食時間拉長到一整個禮拜了。我有辦法熬過更長的斷食時間嗎？那時候我沒有答案。但今天的我很得意自己放下了恐懼，放膽去試了。

除了是因為我對間歇性斷食愈來愈得心應手之外，還有另外兩件事也讓我有了信心去試著拉長斷食的時間。第一件事是，我有一位播客讀者為了解決攝護腺的問題，曾在醫師建議下在一年的時間裡進行過三次的一週斷食，並與我分享了他的經驗，我才能用全新的角度來看待這件事。以下是他所說的話：

斷食期間，你的生理經驗就跟你平常進食期間的生理經驗幾乎一樣。之所以強調這一點，是因為當你在正常飲食的情況下，你還是會有飢餓的感覺，而在斷食的時候，也會有相同的飢餓感覺。換言之，斷食期間的飢餓感跟正常飲食的飢餓感是一樣的。於是，你不得不反問自己，你三個小時前才吃過就覺得餓了的這種感覺，怎麼跟你一整個禮拜沒吃東西所感覺的飢餓是一樣的。所以，我們以為的飢餓並非真正的飢餓，想進食的那股衝動根本不用太當一回事。

哇！所以，如果我們能學會用正確的態度來看待飢餓這件事，就比較能對抗得了斷食期間無可避免的各種誘惑。誠如我的讀者言簡意賅地指出：「斷食會讓你找回你對飢餓的真正感覺。〔因此〕它不會再支使你把什麼東西放進你的嘴裡。」我認為我們都可以從這句話裡頭學到一點東西。順道一提，那位進行了一系列一週斷食計畫的讀者，「非常成功」地治癒了他的攝護腺問題，也說服了我斷食真的是有效的療法。

第二個促使我去落實一週斷食的原因是，我已經學到了不少有關營養性酮化（nutritional ketosis）的好處——而斷食和酮症是可以完美搭配的，就像培根搭配蛋一樣。如果你配合低碳水化合物、適度蛋白質、高脂飲食——也就是生酮飲食——斷食會變得輕鬆許多。因為限制攝取碳水化合物和適度食用蛋白質，都有助於控制血糖和胰島素的濃度，而適量攝取健康的飽和脂肪和單一不飽和脂肪則有助於杜絕飢餓感。生酮飲食對斷食來說之所以是絕配，還有另一個關鍵：若處在酮症狀態下，你的身體會把脂肪當燃料來燃燒，而不是燃燒糖。所以既然在斷食期間，你的身體必須去燃燒脂肪，那麼如果你本來便處於酮症狀態，你身體使用的就會是它原本在用的燃料。

這樣想好了：此刻你的體內至少有等同於四〇〇〇〇卡路里的脂肪，但只有等同於二〇〇〇卡路里的糖。如果你是一個燃燒脂肪的人，那麼當你開始斷食時，你的身體只是繼續把脂肪當主要燃料來燃燒。但如果你是一個燃燒糖的人，你的身體會先去燃燒那二〇〇〇卡路里的糖，等到全燒光了，飢餓感就會被啟動，直到身體習慣使用脂肪做為燃料為止。也因為你是一個燃燒糖的人，所以斷食期間，你會提早感受到飢餓的作用力，而且強度會更大。這也是為什麼採行生酮飲食（我的著作《生酮治病飲食全書》有涵蓋這部分的細節）對斷食來說，是最理想的第一步，不管是間歇性斷食還是長時間斷食（extended fasting）。

我在嘗試一週斷食的時候，身體還沒有完全處於酮症狀態，不過進行低碳水化合物飲食已經有很久一段時間了，所以我還滿放心自己應付得了長時間斷食。

長時間斷食鏡頭一：一週不進食

二〇一一年四月十日的下午，我自主選擇了一件我活了近四十年來最不可能做的事：**有目的地**展開一週斷食——只是想看看我能做到什麼程度。

那時很多人問我，我斷食的目的是不是為了減肥，我的答案是，這跟減肥一點關係也沒有。長時間斷食所減掉的體重，不太可能在你又開始攝取食物之後完全不長回身上。這意思並不是說我身上就是有幾公斤頑固的肥肉永遠擺脫不了，反正有幾公斤肥肉也不是壞事。而是我的主要目的，其實是想監測如果一個禮拜不進食，我會有什麼樣的經驗感受。

結果我學到的比我想像的還要多。

斷食的生理體驗

前三天是最困難的，因為我的身體一直在對我尖叫，要我吃點東西。大多時間我都覺得渾渾噩噩的，好像四周每樣東西都以慢動作在進行。但在此同時，我的腦袋又清楚得不得了，機能完全正常，只是沒吃東西而已。而且老實說，在整個斷食過程中，我大多時候的感覺都不錯。第四天和第五天是七天當中經驗最好的兩天,因為我感受得到身上的能量全數更新,我也聽過很多人分享類似的經驗。不過到了第六天,心理上的掙扎提早出現了,有很強烈想要進食的欲望,結果到了第七天,我上教堂領聖餐時,感覺糟透了,就好像我的血糖值突然下墜到一個程度,以至於所有能量都被抽乾。我檢查了我的血糖,指數在五十幾之間。斷食最後一天的下午兩點左右,我已經幾乎站不起來,於是我知道時候到了,該結束了。

對血糖和體重的影響

我沒有每天量測我的血糖,只量測了幾次,指數都在六十幾左右。當然這數值小於八十,而八十這個數值是我在落實健康的低碳水化合物飲食計畫時,通常會測得的數字。不過,當你什麼都不吃的時候,的確會發生血糖很低的情況。控制血糖和讓胰臟休息一個禮拜不用製造胰島素,這些都是嘗試一週斷食的最佳理由。

斷食頭幾天,我每天瘦約〇‧五公斤,在第四天到第七天之間,又瘦了好幾公斤。雖然我斷食的目的不是為了減肥,不過也的確在磅秤上掉了不少體重:一整週下來瘦了六公斤。我後來才知道這樣的一週斷食所失去的體重,大多是水分,因為斷食過程中會耗掉儲存在體內的肝醣。

運動

相信嗎?我決定斷食期間還是照常運動,而且情況比我想像得好很多。我知道自己不能太勉強,所以我告訴太太,如果我開始覺得頭暈或什麼的,就會停下來。我甚至還打了兩次很激烈的排球,上了兩三堂皮拉提斯/瑜伽課,但一點問題也沒有。雖然我在排球場上感覺有點渾渾噩噩的,但表現還是不錯,我又跑又跳,還在前排殺了幾個球。

廁所

是啊,我知道談這個有點噁心,但這也屬於斷食經驗的一部分。我以為只需要在頭兩天勤跑廁所，結果沒想到一週時間都快結束了，我還是看到一大堆「東西」大出來，這實在太怪異了——畢竟我已經很多天沒進食了，所以大出來的到底是什麼？但這也點醒了我，我們體內的廢棄物恐怕比我們想像的還要多，而斷食或許可以幫忙清掉一些。

營養補充劑

　　斷食期間，我沒有停止平常服用的營養補充劑。我還是照吞綜合維生素、維生素 D3、鎂劑、益生菌和其他維生素，它們都是我多年來奉行低碳水化合物飲食會按時服用的補充劑。或許我也應該暫停一週這樣的例行公事，但是我沒有。

我是怎麼熬過來的

　　這是我首度嘗試斷食一天以上，所以除了聽過別人的經驗談之外，完全不知道自己該注意什麼。我要面對的其中一個挑戰是，如何抵禦不進食時所出現的各種症狀，比如我第一次間歇性斷食就曾經有過頭暈目眩和無精打采的經驗。當時我灌了很多水（對任何斷食的人來說，這一點很重要），而且我不只灌水，還喝了健怡汽水來幫助自己熬下去。雖然現在我不再喝健怡汽水，不過當時卻多少幫忙我熬過那段歷程。（我當然知道馮醫師反對這一點——請參考第 166 頁——而且我第一次嘗試斷食的經驗之所以那麼不好受，可能就是拜它們之賜。）此外，我也利用肉湯塊來幫忙解決電解質失衡的問題。後來我才知道更健康、更有效的電解質補充方法，是喝康普茶（kombucha）和加過海鹽的骨頭高湯。

其他人的回應

　　當我在社交媒體上開始分享我的斷食經驗時，得到的回應恐怕是整個斷食過程中最出乎意料的地方。它非常兩極，有些人會鼓勵我，認為這點子很棒，不斷為我加油打氣；但也有些人說我是在自殺，自毀我原先所倡導的低碳水化合物生活，其中一些人的反應簡直就像我在教堂裡罵了髒話一樣。

要是我改變做法呢？

我很不願意說早知道在第一次嘗試一週斷食時就該怎樣或怎樣，反正已經學到經驗，而且也讓我大開眼界了。當時我本來計畫要是餓到受不了了，就吃點椰子油好了。但一直沒餓到那個程度。不過，現在我倒忍不住好奇，要是真的有吃椰子油或付諸實行其他策略，會不會有不一樣的體驗。加入這些元素，也許會引發飢餓，也許不會。這也不禁讓我思考，未來若是再嘗試斷食，該做怎樣的微調和改良。

斷食結束後，我決定寫信給那位在一週斷食這件事情上帶給我極大啟發的人物——塞弗里德博士本人——也就是我那年在馬里蘭州巴爾的摩（Baltimore, Maryland）的肥胖症研討會上見到的本尊。當我告訴他我做了什麼時，他說他很高興聽到我「熬過」了斷食週。他說我服用的維生素，以及斷食過程中另外攝取的那些東西，可能會送出「錯誤訊息給身體」，使斷食變得更困難。塞弗里德博士還特別提到，有防癌效果的斷食法可能應該只能喝蒸餾水，其他東西一律敬謝不敏。他也很惋惜我沒有趁機量測我血液裡的酮含量——身體燃燒脂肪後的副產品（一年後，對於這方面的知識我有了更多的了解，並開始做檢測）。他猜我的血酮當時有升高，所以才能幫助我熬過那一週的斷食。

塞弗里德博士對我的實驗刮目相看到索性將它放進他那本以癌症為主題的教科書《癌症是一種代謝疾病：關於癌症的起源、管理和預防》（*Cancer as a Metabolic Disease: On the Origin, Management, and Prevention of Cancer*，暫譯）。以下是他書中的內容：

吉米・摩爾先生也在播客的影片裡說明了他那為期七天、幾乎只攝取水的斷食經驗。摩爾先生是一位很有名的部落客，很是倡導低碳水化合物飲食對健康的好處。他很口語地來記錄斷食期間他所經歷到的生理變化。雖然摩爾先生遵照的多半是赫伯特・謝爾頓（Herbert Shelton）[1]認定的標準做法，但卻把肉骨湯塊放進這次的斷食裡頭。雞肉和牛肉的肉骨湯塊含有卡路里和鹽分，所以也許無法讓血糖降到能對腫瘤細胞的新陳代謝施展最大抑制作用的最低點。不過，摩爾先生的血糖值在斷食期間還是降到了足以對腫瘤造成影響的療效範圍內。因此有必要再透過進一步研究，來記錄肉骨湯塊和其他低卡路里及低碳水化合物食物在斷食期間對血糖和血酮的影響程度。不過，對癌症病患來說很重要的一點是，從摩爾先生的播客可以得知，斷食是有益無害的。

斷食結合營養性酮化

快轉到二〇一二年，當時我開始為期一年的營養性酮化實驗，藉由低碳水化合物、適度蛋白質、高脂的飲食，讓身體從以糖做為主要燃料，轉變成改用脂肪做為主要燃料。實驗過程中，我也聽從塞弗里德博士的建議，開始追蹤記錄我的血酮值。

我當時並沒有打算在生酮實驗裡順道進行斷食。不過，我很快發現到整個過程的發生，其實很順理成章，尤其當時我的血酮值已經超過一・〇毫摩爾（millimole）。我記得是生酮實驗才剛開始沒多久——也就是在我實驗的頭幾週時，我太太問我，我上次是什麼時候吃東西的。我看了看時鐘，然後又查看了一下我的食物日誌，這才發現我已經超過二十八小時沒進食了。我完全忘了吃東西這件事。根據我的進食歷史來看，這絕對是驚人的紀錄！

我的身體從燃燒糖轉變成燃燒脂肪之後，那種想吃早餐、點心、午餐、點心、晚餐、點心、宵夜的念頭就不見了。我又不餓，怎麼會想吃呢？我的身體很明確地告訴我它很好，所以我不會再滿腦子想著食物。原來我們根本

---

1. 美國自然療法、另類醫學的倡導者。

艾咪・柏格	斷食明星隊

> 我喜歡我的客戶先根據一套良好的高營養密度、低碳水化合物的飲食計畫來攝取食物，等到適應了脂肪的燃燒之後，再進行斷食實驗。我覺得這樣做，斷食過程會比較輕鬆愉快，因為你的身體不會繼續跟你哭喊著要碳水化合物。

不用像現代社會平常的飲食習慣那樣吃得又多又頻繁。而且如果我們的飲食都是真正的全天然食物，也就是帶有足夠卡路里的低碳水化合物、適度蛋白質和高脂食物，你就會進入酮症狀態，自然而然地斷食十二到二十四小時。（欲知進入酮症狀態是如何讓間歇性斷食變得稀鬆平常，請看我寫的《生酮治病飲食全書》。）

我要說的重點是，當我開始營養性酮化時——也就是當我的身體變成是以燃燒脂肪為主，而不是糖的時候——斷食對我來說就變得很自然。當然，對正在讀這本書的你們來說，其中很多人並未採取生酮飲食，也沒有追求營養性酮化。這都沒關係（雖然你們應該去試試看！），因為馮醫師曾在他的許多病人身上成功地落實了斷食療法，而他們都不是處於酮症狀態。不過，我自己的斷食經驗是，在我沒有進入酮症狀態前，斷食對我來說是很困難的。但進入之後，便能自然而然地進行斷食，感覺輕鬆自在。

那次的一週斷食經驗真的讓我見識到了酮體的厲害，它能讓我在斷食過程中繼續生龍活虎，怡然自得。哪怕在我剛開始斷食的時候，根本還沒處於酮症狀態，但斷食**期間**，我的身體卻在燃燒脂肪，製造酮體，感覺棒極了。所以你一定要記住——一旦習慣了斷食，一切就會自然地發生，而且在熬過最初幾次斷食之後，你便不會再有餓的念頭或不舒服的感覺。這本書裡頭的建言可以幫忙你熬過頭幾次的斷食，不過我必須承認那真的很難熬。但是，難熬不代表不可能完成。我的第一次斷食經驗是很可怕，但現在我已經可以不費吹灰之力地執行，而且感覺棒極了。我唯一能告訴你的就是，你必須親自嘗試，看看會發生什麼事。一年三百六十五天、一週七天、一天二十四小時都不再想到食物，那是多麼自由自在啊。這話聽起來，會不會又讓你覺得我在講幹話了？

　　要是你間歇性斷食的時候，餓得難受或者感覺很不舒服，那怎麼辦？喂！你傻了嗎？就去吃點東西啊！老兄，這又不是什麼火箭科學之類的高深學問。雖然頭幾天會餓、會不舒服是正常的，但有點不舒服和「如果再不吃點東西，我就要殺人了」這兩者之間是有差別的。若是你的體力完全流失，或者你覺得自己變得不太正常，又或者已經餓到快發瘋了，那就別再撐了。斷食不應該有肉體上的痛苦。及時收手，去找點東西吃，等過了一個多禮拜再試試看吧。

　　當然，就像我部落格裡的那位讀者所分享的，真正的飢餓跟我們原先料想的不一樣。悲哀的是，大部分的人都不會去聽自己的身體跟他們說了什麼，反而按以前的習慣進食，或者覺得怎麼舒服怎麼吃，抑或是出於無聊而靠食物來填補。如果你想嘗試斷食，一定要先有這樣的領悟。

　　假如你以前沒做過間歇性斷食，那麼二十四小時不吃東西聽起來確實很折磨人。你身體習慣的是一天當中的某些時間得進食，所以它會釋出足以讓你察覺得到的線索，提醒你該進食了。我曾經以為這就是真正的飢餓，其實不是，它是你體內的生理時鐘在試著叫你照以前所熟悉的進食習慣進食。但這是不是表示當這種飢餓感出現的時候，我們就該屈服於進食的欲望？我以前也是這麼想，但經驗智慧已經教會我應該明確地說不。事實上，就算其他人在「吃飯時間到的時候」就在我們周圍大啖美食，我們的胃還是可以怡然自得。

　　二○○四年以前，當我的體重超過一百八十公斤時，不管我嘴裡吃進多少東西，我還是覺得自己好像無時無刻都在餓。控制住我的飢餓感，認清真正的飢餓感是怎麼樣的，是我之所以能減肥成功的最大原因，也是多年來能繼續保持身材的主因。

拜營養性酮化之賜，很多人跟我一樣習慣一天吃一到兩餐，不覺得有任何問題，所以也都能自然而然地熬過斷食的考驗。不過，現在我要告訴你的是，斷食會帶來一些社交上的挑戰。如果你的朋友或親人想聚餐，但你又不覺得餓或者剛好正在進行長時間斷食，這種情況下，有些人會不知道該如何應對。你不想在聚餐時表現得跟人家格格不入，而主辦人也不想有那種自己像是做錯了什麼事的感覺。所以千萬記住，這些場合的重點並不在於食物，而在於彼此的交流互動。所以就專注地跟親友交流互動，至於他們臉上會出現什麼表情，不關你的事。大部分的人都不太會注意到你沒在吃東西。就算注意到了，那也是他們的問題，不是你的。當然上上之策是，你的斷食計畫最好避開那種很強調食物的慶祝活動，也不要在生日派對或婚禮的前三天才開始為期七天的斷食。但對那種每天都可能發生的臨時起意的聚餐，就試著表現得跟平常一樣，好好享受同桌為伴的感覺，不必一直盯著食物看。

長時間斷食鏡頭二：為期三週的斷食

當我在二〇一二年和二〇一三年成功試驗過生酮飲食之後，對於什麼是營養性酮化自然更清楚了——於是我不免會想，這經驗應該很適合我再斷食一次吧。當然我不需要「試」間歇性斷食——我幾乎每天都在進行間歇性斷食，因為酮症讓這件事變得容易許多。所以我決定再來一次長時間斷食，看看能不能熬過一個禮拜以上。我是在二〇一五年二月遇見馮醫師。自從得知他曾利用各種斷食療法幫助過一千多名病人改善健康之後，我就對一個禮拜以上的斷食更嚮往了。這一次，我有可能完成連續二十一天的斷食挑戰嗎？

二〇一五年九月，我展開為期二十一天，只喝水、康普茶和海鹽骨頭高湯的斷食生活。每日總熱量低於二〇〇卡路里。雖然嚴格來說，這不算是很純粹的斷食，因為還是有攝取極少的卡路里，不過馮醫師告訴我，雖然只單純補充水分的斷食療法是最理想的斷食法，但我這一套做法還是可以得到很多好處。斷食期間，我每天都在我的 Periscope 直播視訊上分享近況。想也知道，我的體重掉得很快，我的血糖也一樣——它們掉到了七十幾，甚至六十幾，但完全沒有出現低血糖的症狀。我也檢測了血酮值，一開始很低，可是到了斷食的第四天，就衝到了二·五毫摩爾。我的心情非常好，而且出奇地活力百倍——跟我上次長時間斷食的感覺很不一樣。

斷食的第一天，我很輕鬆自在，因為我的生酮飲食早就讓我對斷食二十四小時習以為常。第二天對我來說是最困難的——想吃的欲望比我當初預料的還要強烈。但是一旦熬過第二天，奇妙的事情發生了：斷食竟變得出奇地簡單！不進食這種事簡直太容易了。一般人都認為如果你不吃東西，飢餓感就會隨著時間的拉長愈來愈強烈。其實不然。事實上，我敢說在斷食了幾天之後，你真的會覺得你比以往任何時候都來得意識正常。當你不用再去想要吃什麼？什麼時候吃？去哪裡吃？以及其他所有跟食物有關的社交習慣之後，你就突然有了很多的自由去做其他事情。你會發現原來想吃的衝動和欲望比較是心理上而非生理上的需求。

所以，我的二十一天斷食之旅結果如何？我總共撐了十七天，破功的原因完全出乎我意料之外：旅行的壓力。我在斷食實驗的第十五天跟我太太還有朋友到南卡羅萊納州的麥爾托海灘（Myrtle Beach）度假。結果到了第十七天，我的胃連續叫了四十五分鐘！當時因為快就寢了，我決定等到隔天早上再說，看看這種飢餓感會不會消失。結果沒有，於是我在離目標還剩不到幾天的時候中斷了斷食實驗。不過，我是聽從了身體的話，你們在斷食的時

勞勃·沃爾夫　　　　　　　　　　　　　　　　　　　　　　斷食明星隊

斷食是一種壓力。它會成為激效壓力（hormetic stress，有益的壓力）或可能帶來危害的壓力，大多取決於你的生活目前還受到其他哪些壓力的影響。

候,這一點一定要切記。

　　如果結束的時間明顯到了,那就當機立斷地中斷它,這並沒有什麼大不了。我的斷食時間長度已經將近是以前斷食經驗的三倍了,所以也算滿意。不過,這次的中斷讓我明白了壓力帶來的影響有多大,所以我現在開始採用積極的對策來降低生活中的壓力——冥想、減少上網時間、上瑜伽課、定期按摩,這些都有幫助。由於我曾經營養失調了好幾年,胰島素抗性很嚴重,所以我認為壓力對我身體的影響可能更甚於其他。如果我能找到這塊健康拼圖,也許我的下一本書會叫做《透析壓力》(Stress Clarity)。敬請期待哦!

　　一如所料,這次斷食讓我減輕了體重:總共八・六公斤。雖然減重不是斷食的主要目的,但也算是不錯的收穫。最令我得意的是,結束斷食後一個月再上磅秤,仍有七公斤沒回到身上。夠酷吧!由於我是一個對各種健康指數非常龜毛的人,所以在這為期十七天半的斷食之前和之後,我當然都去做了抽血檢查,以便了解斷食所帶來的影響。其中有些結果早在預料之中,但也有一些很令我意外。以下就是我在斷食前和斷食後馬上去做的抽血檢查結果:

	斷食前	斷食後
總膽固醇	295	195
低密度脂蛋白膽固醇 LDL-C	216	131
高密度脂蛋白膽固醇 HDL-C	61	50
三酸甘油酯 Triglycerides	90	68
低密度脂蛋白顆粒 LDL-P	2889	1664
小顆粒低密度脂蛋白 Small LDL-P	1446	587
脂蛋白 (a) Lp(a)	441	143
空腹胰島素 Fasting insulin	13.9	10.0
高敏感性 C 反應蛋白 hsCRP	1.6	.94

這些數值大多和心血管的健康有關，包括進階級的膽固醇檢驗。（你可以在我二〇一三年出版的《透析膽固醇》裡頭，學到更多有關膽固醇數值的知識。）不過，先讓我解釋一下這裡的數值。你們有沒有看到什麼數值特別顯眼？沒錯，就是膽固醇。總膽固醇在不到三個禮拜的時間少了一百，完全不需要服用像斯達汀（Statin）之類的降膽固醇藥。因為身為病人的我們經常被告知，不想要心臟病發作，按時服藥是降低膽固醇的唯一方法。

　　我的高密度脂蛋白膽固醇（HDL-C），也就是所謂的「好」膽固醇，在斷食期間如我所料地從六一降到五〇。因為 HDL 膽固醇所需的基本原料之一是油脂，尤其是飽和脂肪。所以如果你完全沒進食，自然可以預期 HDL 膽固醇的數值會降下來。不過總膽固醇數值的下降，大多來自於低密度脂蛋白膽固醇（LDL-C）的大幅降低，它從二一六降到了一三一，但這並沒有完整說明它改善我心臟健康的程度。不過，斷食所帶來的成效的確比我以前所見識過的任何藥物都來得好。

　　進階級的血脂檢測名為核磁共振脂質圖譜檢測（NMR lipoprofile test），它可以顯示出 LDL 膽固醇的實際顆粒數，以及這些顆粒的尺寸。當我開始斷食時，低密度脂蛋白顆粒（簡稱 LDL-P）的總數是二八八九，小顆粒低密度脂蛋白（真正不好的低密度脂蛋白）是一四四六。斷食過後，這些數值分別掉到一六六四和五八七，代表改善幅度相當大。不過在這些檢驗結果當中，最妙的是脂蛋白 (a)（Lipoprotein a），它是心血管疾病病程發展裡的一個風險因子。我一開始的脂蛋白 (a) 高達四四一（一如往常地高），結果直墜而下，掉到了一四三。這是斷食具有療效的有力證明。

　　最後兩項血檢結果是空腹胰島素和高敏感性 C 反應蛋白（hsCRP），也是重要的發炎指標。好消息是這些數值在我斷食之前就很不錯了，斷食後更是理想。空腹胰島素的數值幾乎少了四，高敏感性 C 反應蛋白也幾乎掉了一半。

　　總體而言，這些數值顯示我的三週斷食非常成功。不過，這對我來說還沒完呢。

長時間斷食鏡頭三、四和五：
再斷食一週、斷食循環和一個月不進食

二〇一五年十月中，我又做了一次為期一週的斷食，想要知道會不會也在我的一些主要檢測指數上看到類似的變化。值得注意的是，我的血糖再次掉到七十幾和八十幾，而且體重少了六公斤。但這次這些體重並沒有從此不見。有些人就是需要長一點的斷食時間，才會得到永久性的成效，我的體質可能跟他們一樣。

然後，我又在二〇一五年十二月進行了另一次斷食實驗，但這一次我試著展開斷食和非斷食的循環週期，看看這樣對我來說是否有效。我先斷食六天，第七天進食，然後又斷食五天，第十三天進食，接著又斷食四天，最後結束斷食。在時間上做些調整是很有意思的，不過這次的檢測結果跟我以前連續二十一天斷食後的檢測結果不太一樣。血糖和血酮的改善幅度一直沒有達到我認為長時間斷食該有的成果。儘管如此，我的體重減輕了約八公斤，一個月後續量體重，有二公斤的體重沒有再上身。不過，我還想再來一次斷食，但這次會是最具爭議的一次。

二〇一六年一月，我興起了一個念頭，想斷食一個月。是的，你沒聽錯。我想連續斷食三十一天。這想法很大膽，但我是因為前兩次長時間斷食下來的成果可觀而大受鼓舞，所以決定放膽一試。這次我覺得如果能來一次雙能量X光吸收儀的掃描（dual-energy X-ray absorptiometry，簡稱DXA掃描），應該會很有意思。它可以用來檢測這次斷食期間，體內的脂肪和肌肉量發生了什麼變化。我在社交媒體上有幾名追隨者很擔心這些斷食實驗會讓我流失大量肌肉，所以我要在二〇一六年一月的斷食之前和之後進行掃描。結果待會兒再告訴你們。

這次斷食我進行得很順利，也看見我的血糖數值進步很多，再度掉到七十幾和六十幾，血酮也再次超過二・五毫摩爾。我覺得太美妙了。事實

上,第十一天的時候,我決定每小時量測血糖和血酮,每整點檢查它們的變化。結果就如下列的表格所示。

這些數值很驚人,我一天下來覺得精神好極了,哪怕那個時候我已經十一天沒進食了。

時間	血糖	血酮	攝取的食物
7:30a.m.	66	3.1	
8:30a.m.	67	3.1	-
8:45a.m.	-	-	康普茶
9:30a.m.	72	3.9	-
10:30a.m.	70	2.9	-
10:30a.m.	-	-	加海鹽的雞骨高湯
11:30a.m.	73	2.9	-
12:30p.m.	71	2.6	-
1:30p.m.	70	3.8	-
2:30p.m.	68	4.3	-
3:30p.m.	79	3.8	-
4:30p.m.	71	3.7	-
5:30p.m.	72	4.2	-
6:30p.m.	68	3.9	-
7:30p.m.	60	4.7	-
8:30p.m.	62	4.5	-
9:30p.m.	74	3.7	-

到了第十三天,我必須暫時中斷,因為我們要開車去維吉尼亞州跟我太太的親友碰面。結果壓力再度啃蝕我,瓦解了我的斷食能力。還好放完一天假後,我又回到正軌,一切處理得當,直到三天後,我們必須開車回家,過大的壓力讓我第二次暫停斷食。旅程中,飢餓、虛弱和一整個很不舒服的感覺,像眾多的磚塊砸向我。我知道我不能輕忽它。於是第十六天我又進食了,隔天才又繼續斷食。之後我又斷食了六天,第二十二天最後一次再度進食,然後就撐過那個月的最後九天了。總的來說,二〇一六年一月,我在三十一天期間斷食了二十八天。

雖然我的血糖和血酮數值因幾次不得不中斷斷食而起起落落,但我的體重還是減了十公斤,一個月之後再量測,仍然少了六公斤多的體重。

那 DXA 掃描的結果呢?這部分就很有意思了。掃描結果顯示,我的體脂肪少了四·五公斤,另外少掉的四·五公斤被認定是「瘦肉組織」,一般詮釋為肌肉。這些所謂的「肌肉流失」(muscle loss)全都出現在軀幹部位,至於我的雙臂和雙腿則多了些肌肉。當我跟馮醫師討論這結果時,他特別提到 DXA 掃描會把器官組織裡的脂肪流失誤判為肌肉流失。換言之,很有可能我流失的不是肌肉,而是內臟周圍的脂肪──這是件好事啊!

所以,我又回到我的低碳水化合物、生酮飲食的進食習慣上,大約持續了兩三週的時間,然後又做了一次 DXA 掃描。結果之前 DXA 顯示我在斷食期間流失的瘦肉組織發生了什麼事呢?那些所謂流失的肌肉每一公斤都回來了,我又回到斷食前的水準。而這一切只是在告訴你,這些量測都只是工具,千萬不要因此做出錯誤的假設。事實上,在我二十八天的斷食期間,並沒有流失任何肌肉。很不簡單吧!這跟一般認定斷食會出現的副作用完全牴觸。(馮醫師會在第 77 頁詳談斷食是否會引發肌肉流失的這類迷思。)

結論：成為斷食迷！

我還在微調我個人的斷食療法，心裡也還在斟酌也許我需要更長的斷食時間，才能受惠更多，而且根據以前學到的經驗，最重要的是別在壓力狀態下斷食，哪怕那是一種很快樂的壓力。旅行會讓我無法進行長期斷食（不過如果飛行時間少於四個小時，我還是可以輕鬆上手間歇性斷食），所以任何非平常的活動，譬如寫書或參加會議，對我來說都不適合斷食。這是我從我的斷食冒險裡學到的最大教訓。

如果你現在受到了啟發，想親自試試看斷食，我會鼓勵你勇往直前。即使一開始只是略過午餐不吃而已，你可以按自己的方法連續試上幾天，這對你一定會很有幫助。馮醫師會在接下來的幾章裡頭詳談這些好處，但我們應該可以這樣說，如果你一直在跟過度肥胖糾纏不清或者你有第二型糖尿病，斷食對體重和血糖都有不可置信的成效。我親眼見證過，儘管當時我對斷食仍有懷疑。

我了解一段時間不進食其實是很艱難的挑戰。尤其身處於現代社會，食物便利到每個街角都有，所以更顯得困難。但要是你決心反潮流而行，哪怕只是短暫地放棄進食，試看結果如何，也不錯。拋開「你擔心可能發生什麼事」的這個念頭，實際去擁抱這個經驗，親眼見證它的結果。我不會告訴你它可以解決你所有的體重和健康問題，它當然不是萬靈丹。但斷食的確能成為最實用的工具之一，給你力量，讓你拿回對健康的主控權。這是我們都應該努力的目標。

斷食明星隊見面會

阿貝爾・詹姆斯（Abel James）

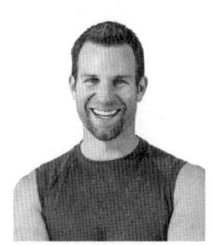

阿貝爾・詹姆斯是《紐約時報》（*New York Times*）暢銷書作家，也是當今一位多才多藝的人士。他在ABC電視裡擔任王牌教練，頻頻出現在《時人》雜誌（*People*）、《連線》雜誌（*Wired*）、電視節目《娛樂今宵》（*Entertainment Tonight*），和美國國家公共廣播電臺（NPR）上。他主持的播客 *Fat-Burning Man* 在不只八個國家的地方都獨占鰲頭。阿貝爾曾幫數百萬人利用尖端科技、戶外健身和優質食物找回健康，讓身體達到最佳狀態。

阿貝爾曾為聯邦政府發表主題報告，也曾在常春藤盟校發表演說，並擔任過《財富》雜誌（*Fortune*）前五百大公司的諮詢顧問，包括微軟、丹納赫公司（Danaher）和洛克希德・馬丁公司（Lockheed Martin）。他曾被美國健康網站《Greatist》在二〇一五年和二〇一六年指名是健康和健身領域裡，最具影響力的百大人物之一。

在達特茅斯學院（Dartmouth College）擔任榮譽高級研究員的阿貝爾，曾創建出他自己的一套課程，專攻大腦科學、音樂和科技。後來他出版了《音樂對腦神經的激發》（*The Musical Brain*，暫譯）一書發表他的研究成果，此書成為市場上銷售第一的暢銷書。

同時具有歌曲創作人和多重樂器演奏家身分的阿貝爾，曾在寫作和表演藝術上得過包括「歌曲創作傑出成就獎」（Outstanding Achievement in Songwriting）在內的幾座獎項。

阿貝爾跟他的妻子目前定居德州奧斯汀（Austin）。他喜歡喝濃咖啡、吃起司蛋糕，最好兩者一起搭配。欲知更多詳情，請上他的網站 fatburningman.com 查詢。

艾咪・柏格（Amy Berger, MS, CNS, NTP）

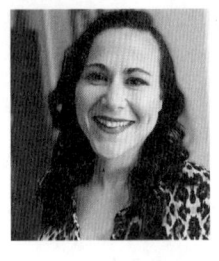

同時頂著 MS, CNS, NTP 頭銜的艾咪・柏格，是《阿茲海默症的對策》（*The Alzheimer's Antidote*，暫譯）一書的作者。她擁有人類營養學碩士學位（MS），是通過檢定的營養專家（Certified Nutrition Specialist, CNS），也是營養治療師（Nutrition Therapy Practitioner, NTP）。具有美國空軍退伍軍人身分的她，對於低碳水化合物和生酮飲食對神經系統有保健作用的這件事非常感興趣（包括創傷性腦損傷），也對於它有助於減緩第二型糖尿病和過度肥胖這類新陳代謝疾病很感興趣。

艾咪曾花了多年時間推廣健康營養專家所謂的減肥和保健「對策」，但總是看不到預期成果，最後終於明白所謂的低卡路里、低脂飲食和運動等這類傳統建言根本無法帶來令人嚮往的成效。就在她繼續研習營養學和生理學的過程中，得知了我們目前深信不疑的「健康飲食」，其實有絕大部分都被誤導，而且在很多情況下是錯誤的。

從慘痛經驗中習得教訓的艾咪決定教導其他人追求活力健康，不用再靠挨餓、淡而無味的食物，或天天上健身房，並以此為職志。不管男人女人都不能只靠吃蘆筍過活。真實的人需要真實的食物！你可以上 tuitnutrition.com 網站讀她的部落格，找到她的更多研究成果。

麥可・羅斯西奧博士（Dr. Michael Ruscio）

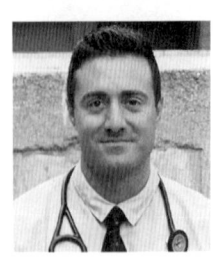

麥可・羅斯西奧博士會協助人們找出病因，幫助他們自然康復。他利用實驗室所研發的自然藥物療法來治療全國各地形形色色的病患，從運動員到長期病患都有，他幫忙他們克服健康問題，達到最理想的身心狀態。欲知更多詳情，請上他的網站 DrRuscio.com。

柏特・賀寧博士（Dr. Bert Herring）

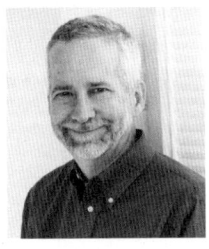

醫學博士柏特・賀寧（又稱柏特博士〔Dr. Bert〕）率先提倡每日間歇性斷食，並於一九九五年首度親自實驗，並在進一步研究之後，於二〇〇五年向世人分享研究成果，並推出指南書《斷食–5飲食法》（*Fast-5 Diet*，暫譯）和《斷食–5生活風格》（*Fast-5 Lifestyle*，暫譯），教人們啟動每日斷食／進食的循環模式，坐收它的好處。

柏特博士強調的是符合現實的對策，亦即對真實世界裡的人有效的對策，因為他們必須在真實世界的生活裡做出確實的承諾，譬如對孩子和工作。他關心的是那些不能一天運動八小時的人，只要有任何成果僅限於實驗室老鼠的階段，或者是為期幾週的短期研究，抑或是那種被人觀察下的研究（德國物理學家海森堡〔Heisenberg〕曾說過，觀察會改變一切），他都抱持高度懷疑態度。同時他也對短期的對策不太感興趣，雖然它們或許有效，但如果沒有持之以恆，就不可能成為你生活的一部分。他會提供人們必要的工具來對抗暴飲暴食的文化，協助他們量身訂作出一套不會太自找麻煩的生活方式來求取健康的平衡，而且必須是長期有效的方法。

柏特博士也認為健康不能只著重飲食這塊領域。欲知詳情，請看他在TEDx以「我有豐富今天的生活嗎？」（Did I Enrich Today?）為主題的演講內容，該演講已經有二十三萬五千人觀看，或者上他的網站bertherring.com查詢。

梅根・拉莫斯（Megan Ramos）

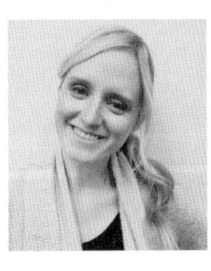

梅根・拉莫斯在和馮醫師共同創建飲食加強管理計畫之前，就以醫療研究員的身分跟他合作共事了十六年以上，曾協助過成千上百的病患將斷食融入平日生活，所以可想而知這世上恐怕沒有誰的臨床經驗比她更豐富。欲知詳情，請上網站intensivedietarymanagement.com。

湯瑪斯‧塞弗里德博士（Dr. Thomas N. Seyfried）

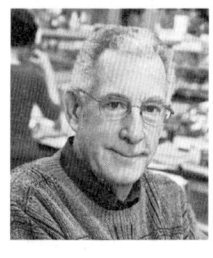

　　湯瑪斯‧塞弗里德是波士頓學院的生物學教授，一九七六年在厄巴納市（Urbana）的伊利諾大學（University of Illinois）取得遺傳學和生物化學的博士學位，大學讀的是新英格蘭大學（University of New England），最近也得到母校頒發的傑出校友成就獎（Alumni Achievement Award）。他是在伊利諾州立大學（Illinois State University）拿到遺傳學碩士學位。他曾經是耶魯大學醫學院（Yale University School of Medicine）神經學的博士後研究員，後來也從事教職，擔任神經學助理教授。越戰期間，湯瑪斯‧塞弗里德在美國陸軍第一騎兵師的表現優異，曾獲得無數獎章和嘉獎。

　　至於其他獎項和榮譽表揚則來自於以下各個組織，包括美國石油化學家協會（American Oil Chemists Society）、美國國家衛生研究院（National Institutes of Health）、美國神經化學協會（American Society for Neurochemistry），以及美國生酮飲食特殊利益團體癲癇協會（Ketogenic Diet Special Interest Group of the American Epilepsy Society）。塞弗里德博士過去曾為美國家族性黑蒙失智症和類似疾病協會（National Tay-Sachs and Allied Diseases Association）擔任過科學顧問委員會（Scientific Advisory Committee）會長，目前是多本刊物的資深編輯，包括《營養與新陳代謝》（*Nutrition & Metabolism*）、《神經化學研究》（*Neurochemical Research*）、《血脂研究期刊》（*Journal of Lipid Research*）和《ASN神經學》（*ASN Neuro*）。塞弗里德博士在同儕評審的刊物上發表過一百七十篇以上的文章，也是《癌症是一種代謝疾病：關於癌症的起源、管理和預防》一書的作者。你們可以在PubMed（ncbi.nlm.nih.gov/pubmed）網站上找到他所有的文章。

馬克・斯森（Mark Sisson）

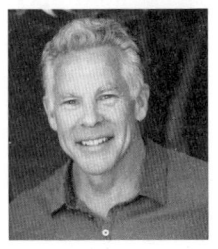

馬克・斯森是暢銷書《原始藍圖》（*The Primal Blueprint*，暫譯）的作者，《原始藍圖食譜》（*The Primal Blueprint Cookbook*，暫譯）是他的另一本著作，同時也是評價極高的健康與健身部落格 MarksDailyApple.com 的版主。此外，他也創辦了原始廚房（Primal Kitchen），這是一家專門設計、製造和分銷健康美味食品的公司，原料採用純淨的蛋白質、健康油脂，完全無糖。

勞勃・沃爾夫（Robb Wolf）

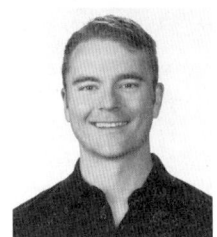

曾擔任生物化學研究學者的勞勃・沃爾夫，是《紐約時報》暢銷書《風靡全美！！舊石器時代健康法則》（*The Paleo Solution: The Original Human Diet*）的作者。勞勃也是羅倫・寇迪恩教授（Professor Loren Cordain；《原始飲食法》〔*The Paleo Diet*，暫譯〕的作者）的學生，他透過了他那頂尖的 iTune 播客以及書籍和研討會，改變了世上成千上萬人的生活。

勞勃曾經是《營養學和新陳代謝期刊》（*Journal of Nutrition and Metabolism*）的審查編輯，也是營養和運動員訓練期刊《效能菜單》（*The Performance Menu*）的共同創辦人，是《男人健康》雜誌（*Men's Health*）票選全美前三十大健身館之一 NorCal Strength & Conditioning 健身中心的合夥人，更是海軍特種作戰復原計畫（Naval Special Warfare Resiliency program）的顧問。他曾在數家公司的董事會或顧問委員會裡任職，包括 NASA、海軍特種作戰部隊（Naval Special Warfare）、加拿大輕裝步兵團（Canadian Light Infantry），以及美國海軍陸戰隊（United States Marine Corps）。

勞勃和他的妻子妮奇（Nicki）及兩個女兒柔依（Zoe）、莎崗（Sagan）現定居於內華達州雷內市（Reno）。欲知更多詳情，請上他的網站 robbwolf.com。

重新認識斷食

恐懼
全拋開

好處
多到爆

作息計畫表
隨時奉上

治療效果
有太多健康問題可以靠它解決
比如過度肥胖、糖尿病、癌症和阿茲海默症

Part One

什麼是斷食？

它為什麼對你有好處？

Chapter 1
什麼是斷食？

一提到斷食可以治療過度肥胖和第二型糖尿病，總是被人翻白眼。**挨餓？就靠這個？你要讓大家餓肚皮？**不，不是這意思，我不會叫大家餓肚皮，我是要他們斷食。

斷食在本質上跟挨餓完全不一樣，因為這是自主控制的。挨餓則是**非自願地**斷絕進食，不是刻意，也不可控。挨餓的人完全不知道什麼時候會有下一餐，以及在哪裡可以吃到下一餐。這多半發生在戰爭和饑荒時期，那時的食物非常短缺。而斷食卻是為了心靈、健康或其他理由而**自願**斷絕進食。食物隨時都有，只是你**選擇**不吃。不管你斷絕進食的理由是什麼，斷食都屬自願，這一點是最主要的區別所在。

挨餓和斷食不能混為一談，兩種用語絕對不能混用。斷食和挨餓對立於世界的兩端，這就像拿跑步當消遣跟有獅子追在你後面跑是不一樣的。挨餓是因為有外力逼迫你，而斷食卻是時間長度隨你決定，從幾個小時到連續幾個月都行。你可以自己決定什麼時候斷食，也可以決定什麼時候結束斷食。你可以因為任何理由或毫無理由地開始斷食或停止斷食。

斷食沒有標準的持續時間──因為它只是不進食，所以任何你沒在進食的時間，嚴格來說都算是斷食。舉例來說，你可能在晚餐和隔天早餐之間斷食，持續時間十二個小時左右。從這個角度來看，斷食應該被視為平常生活的一部分。想想早餐這個英文字 breakfast，意思其實就是這是一頓「打斷你斷食狀態（breaks your fast）」的膳食──而且是每天都在打斷。這字眼本身就含蓄地承認了斷食根本不是什麼殘忍又罕見的懲罰，而是每天都在做的事，哪怕時間很短。它並不奇怪，反而是日常生活的一部分。

有時候，我會稱斷食為古老的減重祕訣。為什麼呢？它絕對堪稱是一種古老的技術，年代有幾千年之久，這一點我們會在第二章的時候詳述。斷食的歷史跟人類歷史一樣古老，也比其他任何飲食技巧都來得久遠。不過，斷食為什麼是一種「祕訣」呢？

因為雖然斷食已經被奉行了上千年，卻幾乎被遺忘。市面上沒有任何有關斷食的書，有幾個網站致力於斷食的推廣，報章雜誌卻近乎隻字未提。就算提到，也會招致懷疑的目光。它是大隱隱於市的一種祕訣。但怎麼會這樣呢？

大型食品公司砸下廣告重金，漸漸改變了我們對斷食的看法。於是它不再是有益於淨化和健康的傳統辦法，反而被視為一種令人害怕、不計任何代價都得避開的東西。畢竟斷食非常不利於商業市場——如果大家都不吃東西，食物就很難賣出去。於是，斷食漸漸地、無可避免地成了禁忌。甚至現在會有營養權威跳出來宣稱，就算是漏掉一餐，都會對健康造成可怕的後果。

你一定要每天吃早餐。
一整天下來，一定要常吃點心。
你睡前一定要吃點宵夜。
你每餐一定都要吃。

這類訊息到處都是——電視上、報紙上、書裡。反覆聽到的情況下，久而久之，就會錯以為它們是絕對的真理，是經過科學證明的，無庸置疑的。但真相其實完全相反，固定進食和健康之間沒有任何關聯。

有時候權威專家會試圖說服你，說斷食會害你被飢餓毀掉，所以你不能斷食，或者斷食太困難了，又或者斷食根本是不可行的。但事實上完全相反。

> **馬克・斯森**　　　　　　　　　　　　　　　　　　**斷食明星隊**
>
> 我當然讀過很多斷食抗老化的理論，但我遲遲不敢親自嘗試，擔心可能會因此流失寶貴的肌肉。後來，在一次長途的海外飛行中，因為手邊沒有東西可吃，再加上自從前一天晚上就沒進食，於是我等於被迫斷食三十六小時。結果我發現自己精力旺盛、頭腦清楚。有鑑於這個經驗，我開始自我實驗能夠多久不進食（不覺得自己需要進食的這種感覺會持續多久），我發現還滿久的。此外，我也注意到我沒有失去肌肉或活力，這一點對我來說很重要。

你可以斷食嗎？可以──其實幾千年來，全世界已經有數百萬人都斷食過。

這不健康嗎？不，事實上，它對健康有**極大的**助益。

那體重會減輕嗎？如果你一天不吃任何東西，你覺得你的體重會減輕嗎？當然會。

斷食有效、簡單、有彈性、切實可行，而且保證管用。你去問一個小孩怎麼減重，她可能會告訴你，就少吃幾餐啊。所以有什麼大不了呢？當你斷食的時候，沒有人賺得到你的錢。食品公司賺不到，藥廠賺不到，所以大家才不想要你發現減重的古老祕訣是什麼。

每日斷食消逝了

一九七〇年代典型的美國人一天是吃三餐──早餐、午餐和晚餐，沒有點心。美國全國健康和營養檢查調查（National Health and Nutrition Examination Survey, NHANES）所匯集的資料顯示，平均而言，當時每天有三次進食機會。我是在一九七〇年代長大，所以記得很清楚，如果我們放學後想吃點零食，會發生什麼事呢？通常那隻想拿零食的手會被用力地拍打，然後告誡我們：「你晚餐會吃不下。」

1977-1978 ──────
1994-1996 ──────
2003-2006 ------

圖 1-1 成人平均進餐和吃點心的次數從 1977-78 年的一天三次上升到 2003-06 年的一天幾乎六次。

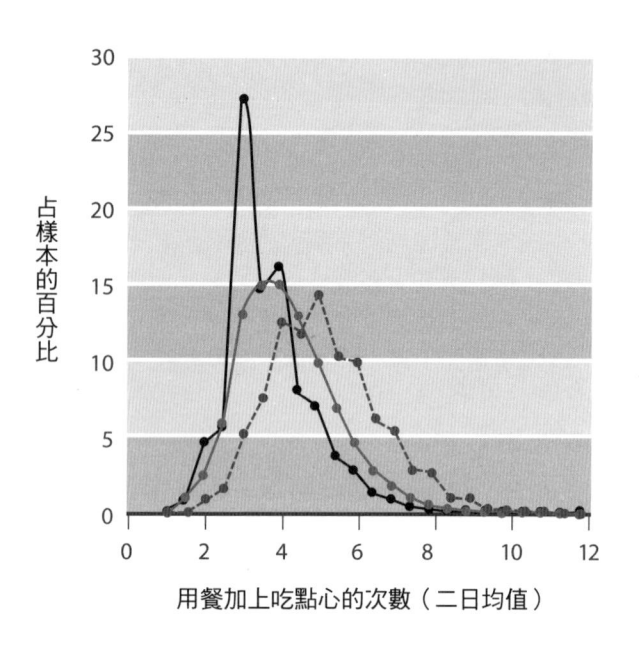

占樣本的百分比

用餐加上吃點心的次數（二日均值）

資料來源：Popkin and Duffey, "Does Hunger and Satiety Drive Eating Anymore?"

　　通常一天來說，可能是早上八點吃早餐，中午吃午餐，晚上六點吃晚餐。這意思是我們會在一天的十個小時內進食，所以有十四個小時的斷食時間來加以平衡。結果你猜怎樣？當時的過度肥胖問題和第二型糖尿病都不像今天這麼盛行。

　　再快轉到今天，我們不再試圖阻止別人吃點心，反而主動鼓勵成人和孩子吃點心。有些人甚至覺得多吃一些點心有助減重。聽起來就很可笑。試想我兒子典型的作息時間是這樣的：他一早起床吃早餐，到了學校之後，九點或十點再吃些點心，然後中午吃午餐，接著放學後吃點心，然後是晚餐，接

患者經驗分享　　　　　　　　　　**史考特**（明尼蘇達州明尼亞波利斯市）

我認為斷食最難的地方在於決心。我很難相信自己做得到，可是一旦起了頭，那種阻礙便消失了，一切就容易多了。

著踢足球半場休息時又吃一次點心,也許上床時間再吃宵夜。所以他一天要進食六或七次。這絕對不是特例。全國健康和營養檢查調查的資料顯示,美國人每天平均進食五到六次。

所以,我們沒有把一天當中進食和斷食的時間平衡好,反而可能十六到十八個小時都在進食,只斷食六到八個小時,也難怪過度肥胖會成為流行病。

要想知道斷食為什麼比多數人想像得還要有益於健康,就讓我們先看一下當我們進食或斷食時,身體會產生什麼變化。

我們進食時,會發生什麼事?

當我們進食時,我們攝取的食物熱量會比立刻用到的來得多。其中有些熱量需要被存起來日後使用。食物熱量的儲存和使用都會牽扯到一種重要的荷爾蒙,叫做胰島素,它的濃度會在用餐期間升高。碳水化合物和蛋白質都會刺激胰島素的分泌。油脂引發的胰島素較少,不過我們也很少單吃油脂就是了。

胰島素有兩個主要功能。第一個功能是讓身體馬上利用食物的熱量。碳水化合物會被吸收,立刻轉化成葡萄糖,血糖跟著升高。胰島素可以讓葡萄糖直接進入體內多數的細胞,再把它當成熱量。蛋白質則被分解成胺基酸,加以吸收。過多的胺基酸也可能被轉化成葡萄糖。蛋白質不會升高血糖,但它會升高胰島素。這個影響作用是變化無常的。很多人在得知有些蛋白質竟然可以像碳水化合物的食物一樣刺激胰島素的分泌,都感到很訝異。油脂則是被直接吸收成脂肪,對胰島素的影響微乎其微。

再者,胰島素可以幫忙儲存過多的熱量。儲存熱量的途徑有兩種,葡萄

攝取食物 → 胰島素升高 → 在肝臟裡**儲存糖** / 在肝臟裡**製造脂肪**

糖分子會鏈成一長串，名為肝醣，然後存放在肝臟。但是肝醣的存放量有限，一旦抵達上限，身體就會把葡萄糖轉化成脂肪。這個過程就叫做 *de novo lipogenesis*（實際意思就是脂質新生）。

新製造出來的脂肪會被儲存在肝臟或體內的脂肪沉積體裡。將葡萄糖轉化成脂肪的過程比儲存成肝醣要複雜多了，而且脂肪的生成數量並沒有上限。

我們斷食時，會發生什麼事？

我們進食時，身體會不斷利用食物的熱量和儲存食物的熱量，然而這個過程會在我們斷食的時候反其道而行。胰島素降低，指示身體開始燃燒先前儲存的熱量。肝醣（儲存在肝臟裡的葡萄糖）是最容易取得的熱量來源。肝臟裡頭存夠了二十四小時的供應量，用完之後，身體會開始分解體內儲存的脂肪做為熱量。

所以誠如你所見，身體只存在著兩種狀態——攝食（高胰島素）的狀態和斷食（低胰島素）的狀態。我們不是在儲存食物的熱量，就是在燃燒食物的熱量。如果進食和斷食可以平衡，淨體重就不會增加。

但是，如果我們一天有大多數時間都在儲存食物的熱量（因為我們處在攝食的狀態下），那麼久而久之，體重就會增加。屆時便需要靠重建平衡來增加我們燃燒熱量的時間（方法是進入斷食的狀態）。

喬治·卡希爾（George Cahill）是斷食生理學領域裡數一數二的專家之一，他曾很經典地描述從攝食狀態轉換成斷食狀態後，會歷經的幾個階段：

不攝取食物「斷食」 ➤ 胰島素降低 ➤ 燃燒被儲存的糖 / 燃燒體脂肪

1. **攝食階段**：血糖會因我們正在吸收所攝取的食物而升高，胰島素於是上升，以便把葡萄糖送進細胞裡做為熱量。過多的葡萄糖則被儲存在肝臟或轉化成脂肪。

2. **後吸收階段**（開始斷食後的六到二十四個小時）：在這個階段，血糖和胰島素會開始下降。為了供應熱量，肝臟開始分解肝醣，釋出葡萄糖。肝醣的儲備量大概可以用二十四到三十六小時。

3. **糖質新生作用階段**（開始斷食後的二十四小時到兩天之間）：在這個時候，原本儲存的肝醣已經用罄，肝臟透過一種叫做糖質新生（Gluconeogenesis）的作業過程（顧名思義，就是「製造新的葡萄糖」）從胺基酸裡製造新的葡萄糖。非糖尿病患者，血糖會降低，但還能維持在正常範圍值。

4. **酮症階段**（開始斷食後的兩到三天）：低胰島素會造成脂解作用，也就是分解脂肪，做為熱量。三酸甘油酯是被儲存的一種脂肪形態，這時候它會被分解成甘油主鏈（Glycerol backbone）和三個脂肪酸鏈（three fatty acid chains）。甘油可用來糖質新生，這樣一來先前被拿來使用的胺基酸便可保留下來進行蛋白質合成作用。脂肪酸則可以被體內多數組織直接當成熱量消耗，但腦部例外。身體會利用脂肪酸來製造酮體（ketone bodies），如果是酮體，便能夠穿過血腦屏障（blood-brain barrier），供應腦部使用。經過四天的斷食之後，供腦部使用的熱量大約有七五％來自於酮體。被製造出來的酮體有兩種主要類型：兩羥丁酸鹽（beta-hydroxybutyrate）和乙醯乙酸鹽（acetoacetate），斷食期間，它們可以陡升七十倍。

5. **蛋白質保留階段**（開始斷食後的第五天）：高生長激素會留住人體的肌肉量和瘦肉組織。基本新陳代謝的所需熱量幾乎全來自於脂肪酸和酮體。血糖會因為有甘油進行糖質新生而維持一樣。升高的去甲腎上腺素（norepinephrine；腎上腺素）可預防新陳代謝率的降低。蛋白質轉換量正常，但不是被當成熱量消耗掉。

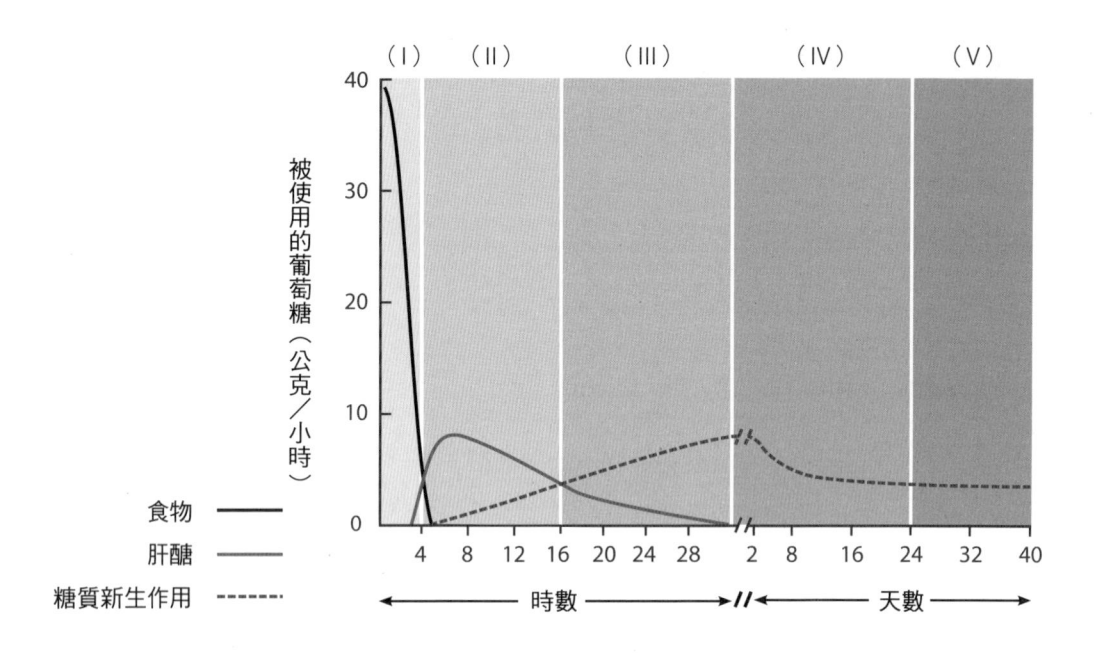

	攝食階段 （Ⅰ）	後吸收階段 （Ⅱ）	糖質新生作用階段 （Ⅲ）	酮症階段 （Ⅳ）	蛋白質保留階段 （Ⅴ）
血糖的源頭	食物	肝醣 糖質新生	糖質新生 肝醣	糖質新生	糖質新生
利用葡萄糖的組織	所有	除了肝臟以外的所有組織。肌肉和脂肪組織對葡萄糖的利用率降低。	除了肝臟以外的所有組織。肌肉和脂肪組織對葡萄糖的利用率介於第二和第四階段之間。	腦部、紅血球、腎髓質。肌肉只利用到少量的葡萄糖。	腦部對葡萄糖的利用率降低。紅血球、腎髓質。
腦部的主要燃料	葡萄糖	葡萄糖	葡萄糖	葡萄糖、酮體	酮體、葡萄糖

資料來源：Cahill, "Fuel Metabolism in Starvation"

圖 1-2　新陳代謝的五個階段。斷食期間，血糖值仍維持原樣，因為會分解先前儲存的肝醣，還有透過糖質新生作用製造新的葡萄糖。

基本上，這裡描述的是從燃燒糖轉變成燃燒脂肪的過程。脂肪只是身體裡被儲存起來的食物熱量。在食物取得不易的情況下，這些被儲存的食物熱量就會被自然地釋出，填補空缺。身體不會為了餵飽自己而去燃燒肌肉，除非被儲存的脂肪全數用光。（更多詳情請看第三章有關這部分的迷思。）

有一點要強調，那就是這些機制完全合乎自然，也完全正常。在人類歷史裡，多少會出現食物取得不易的時候，而我們的身體透過進化，建立起足以適應舊石器時代生活的機制，不然人類這個物種怎麼可能存活下來。啟動這些斷食療法，並不會對健康造成不利的後果，除非是在營養不良的情況下（如果你本來就營養不良，當然不應該斷食，不過極端的斷食法也可能導致營養不良）。身體不會「停工」，它只是改變燃料的來源，從食物換成我們身上的脂肪，這是在幾種荷爾蒙適應斷食之後聯手幫忙下的結果。

胰島素下降

胰島素下降是斷食期間一定會出現的荷爾蒙效應。所有食物都會造成某種程度的胰島素上升，精緻碳水化合物讓胰島素上升得最多，油脂最少，但不管怎麼樣，兩者都會讓胰島素上升。因此要降低胰島素，最有效的方法就是什麼食物都不吃。

在斷食初期，胰島素和血糖會降低，但仍在正常範圍值內，這是因為靠肝醣的分解和糖質新生作用在維持。等到肝醣用完了，身體就會改用脂肪做為燃料。較長時間的斷食會更急劇地降低胰島素。

定期降低胰島素可以改善胰島素敏感度（insulin sensitivity）——也就是你的身體會變得對胰島素比較有反應。與胰島素敏感度背道而馳的高胰島素抗性，正是第二型糖尿病的問題根源，而且與許多疾病都有關聯，包括：

- 心臟病
- 阿茲海默症
- 中風
- 高膽固醇

- 高血壓
- 非酒精性脂肪肝
- 痛風
- 胃食道逆流
- 癌症

- 腹部肥胖
- 多囊性卵巢症候群
- 動脈硬化
- 阻塞性睡眠呼吸中止症

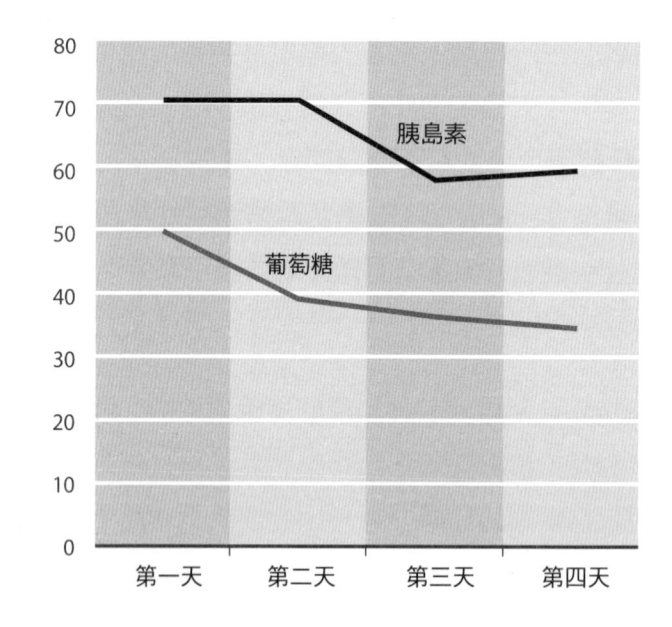

圖 1-3 長時間斷食四天後，胰島素和血糖都會降低。

資料來源：Zauner et al, "Resting Energy Expenditure in Short-Term Starvation Is Increased as a Result of an Increase in Serum Norepinephrine"

　　降低胰島素也可以順道擺脫體內多餘的鹽分和水分，因為胰島素是出了名的會將鹽分和水分滯留於腎臟。這也是為什麼低碳水化合物飲食會很利尿（多餘水分流失掉的關係）。事實上，低碳水化合物飲食一開始減少的體重都是水分。這種利尿有助於減輕脹氣，讓你覺得身體輕盈許多。有些人可能也會注意到血壓變低了。

電解質維持穩定狀態

電解質是血液裡的礦物質，包括鈉、氯化物、鉀、鈣、鎂和磷。為了維持健康，身體會嚴密控管它們在血液裡的濃度。針對斷食所做的長期研究，全都找不到電解質會失衡的證據——人體自有機制在斷食期間維持電解質的穩定狀態。

鈉和氯化物：這兩種礦物質主要來自於鹽分。人體每日所需要的鹽分很低，大部分人所攝取的鹽分都過量。如果是短期斷食，根本不用擔心缺鹽的問題。長時間斷食時（超過一個禮拜），腎臟有辦法重新吸收和保留體內所需的多數鹽分，不過也有很少數情況可能需要補充一些鹽分。

鉀、鈣、鎂和磷：鉀可能會在斷食期間稍微降低，但還是在正常值內。鎂、鈣和磷在斷食期間也都很穩定。這類礦物質被大量地儲存在骨骼裡——人體內九九％的礦物質都在骨骼裡。一般來說，有些礦物質會從糞便和尿液流失，但在斷食期間，流失量微乎其微。不過，小孩、孕婦和哺乳婦女對這些礦物質有持續的需求，所以不建議斷食。

其他維生素和礦物質：平日服用一般的綜合維生素補充劑，便足以供應微量營養素的每日建議量。曾有為期三百八十二天的斷食治療，只靠綜合維生素維生，卻對健康沒有不利的影響。事實上，這位仁兄整個斷食期間都覺得神清氣爽。

在研究調查裡，僅以水和維生素維生的斷食，已經由研究人員證實其血清電解質、血脂、蛋白質或胺基酸都無異狀。此外，他們也發現在這些長時間的斷食裡，飢餓感最終都會不見。

腎上腺素上升，新陳代謝加快

多數人都以為斷食期間，他們會感覺疲累，體力透支。但絕大多數的人卻有完全相反的經驗：他們倒是覺得活力充沛，精神奕奕。

部分原因在於身體仍有燃料在供應——只是改用脂肪當燃料，而不是食

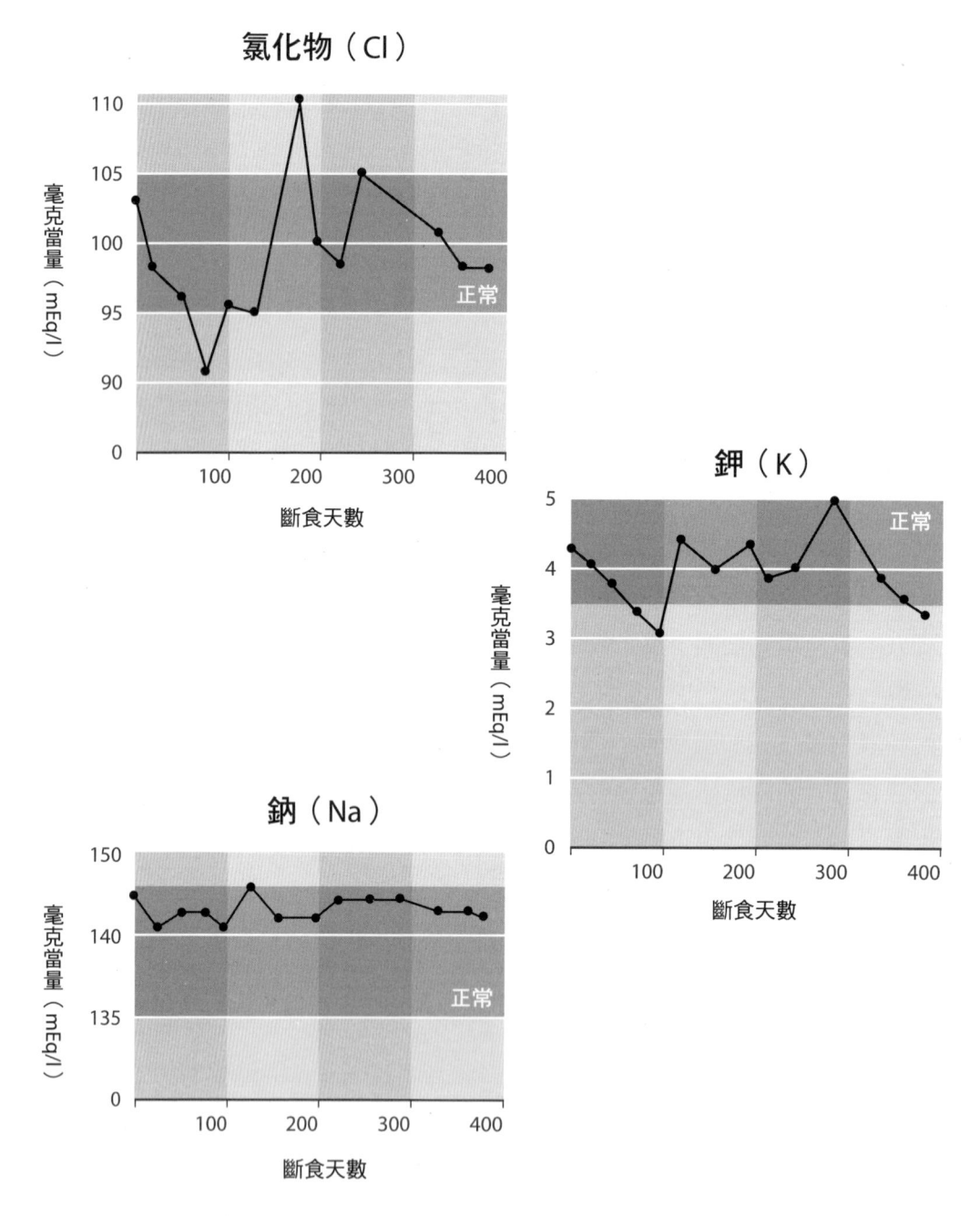

圖 1-4 長時間斷食期間，電解質還是維持穩定。

資料來源：Data from Steward and Fleming, "Features of a Successful Therapeutic Fast of 382 Days' Duration"

物。另一個原因是靠腎上腺素釋出先前儲存的肝醣和促進脂肪燃燒的緣故，儘管血糖還是高的。腎上腺素的上升會使我們變得很有精神，同時刺激新陳代謝。事實上，研究顯示，經過四天斷食之後，靜息能量消耗值（resting energy expenditure）的消耗上升了一二％。所以斷食不會讓新陳代謝變慢，反而刺激它加快。

生長激素上升

人體生長激素（human growth hormone, HGH）是由腦下垂體製造。顧名思義，對孩童和青少年的正常發育非常重要。它的濃度會在青春期達到高峰，再隨著年紀遞減。成年人身上的生長激素過低，會造成體脂肪過多，肌肉量減少，以及骨質密度的降低（骨質缺乏）。

生長激素連同皮質醇和腎上腺素，都屬於反調節荷爾蒙（counterregulatory hormone）。這些荷爾蒙會示意身體增加葡萄糖的供應——抵制胰島素的作用，讓血糖濃度上升。反調節荷爾蒙的濃度會在醒來的時候達到高峰，大約是早上四點左右，血糖會升上來，到了晚上，濃度就降低。它的升高是為了讓身體做好準備應付一天的到來，才好製造出更多葡萄糖，做為熱量之用。

生長激素也會提高以脂肪做為燃料的供應量，方法是提高關鍵酶的濃度，譬如脂蛋白脂肪酶和脂肝酶。由於身體若能燃燒脂肪就會降低對葡萄糖的需求，因此有助於血糖的穩定。

很多老化作用都是源於生長激素濃度變低，在濃度過低的老年人身上補充生長激素具有相當好的抗老化效果。某項隨機對照試驗發現到，在男性當中，六個月的生長激素治療，會使瘦肉組織（骨頭和肌肉）驚人地增加三・七公斤，至於脂肪質量則減少二・四公斤。在女性身上也發現類似結果。

但是外源性生長激素——也就是不是靠自己身體製造出來的生長激素——很可能會有一些討厭的副作用，血糖會上升到糖尿病前期的程度，血壓也會升高。另外理論上，攝護腺癌和心臟問題的風險也會升高。基於這些理由，鮮少有人注射人工的生長激素。但如果我們是在很自然的情況下提高生長激素呢？

　　進食會有效抑制生長激素的分泌，所以如果我們每天三餐都吃，就會讓你一天下來都沒有生長激素。更糟的是，過度飲食會抑制生長激素的濃度多達八〇％。

　　要刺激生長激素自然生成，最有效的方法是斷食。從某項研究可以看出，生長激素在為期五天的斷食裡上升了兩倍多（請參考圖1-5）。斷食期間，除了平常清晨突然激增的生長激素之外（脈衝式分泌），一整天下來仍會規律分泌（非脈衝式分泌）。不管是脈衝式或非脈衝式，生長激素都會在斷食期間上升。值得注意的是，低卡路里飲食並無法得到同樣的生長激素效果。

　　針對某四十天的宗教性斷食所做的研究顯示，生長激素從原本做為基準點的〇・七三 ng/mL 上升到最高九・八六 ng/mL。換言之，生長激素增加了一二五〇％，完全不靠藥物。一九九二年的一項研究顯示，兩天的斷食讓生長激素激增五倍之多。

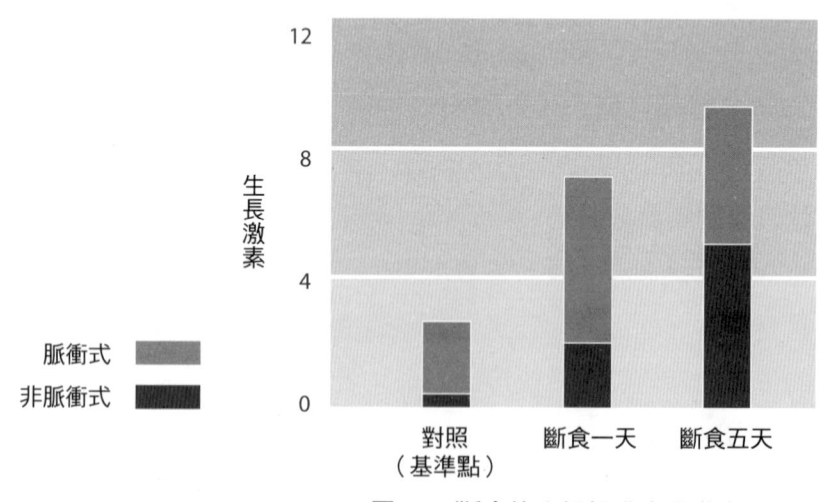

圖 1-5　斷食能大幅提升生長激素。

資料來源：Cahill, "Fuel Metabolism in Starvation"

對運動員的好處

所有這些荷爾蒙的變化對運動員來說尤其可能有利。因為第一，它們的基本生理作用就是在斷食期間維持住瘦肉組織（肌肉和骨頭），這對運動員來說很重要。第二，儘管個案研究的數量有限，但研究結果顯示，較高的生長激素或許可以縮短高強度鍛鍊後的復原時間。此外，上升的腎上腺素能讓你從事更高強度的運動。所以，運動員就可以接受更嚴苛的訓練，也能更快復原，許多菁英級的運動員都對「斷食狀態下的訓練」愈來愈感興趣。

早期就有很多人提倡在斷食狀態下接受訓練，而他們都是健美運動員，這一點絕非巧合。因為這種運動尤其要求高強度的訓練，以及極低的體脂肪。《吃、停、吃》（*Eat, Stop, Eat*，暫譯）一書的作者布拉德・皮隆（Brad Pilon），以及推廣 LeanGains 斷食法[1]的馬丁・柏克漢（Martin Berkhan），兩位都是健美運動員。

健康飲食的重要性

斷食當然不是萬靈丹——健康的飲食還是很重要。

現代醫學最大的挑戰來自於新陳代謝疾病：過度肥胖、第二型糖尿病、高血壓、高血脂、脂肪肝，統稱為代謝症候群。這些疾病只要有任何一個上身，都會大幅提高心臟病、中風、癌症和早逝的風險。而代謝症候群的根源來自於西式飲食，這種飲食含有大量的糖、高果糖玉米糖漿、人工香料、人工甜味劑，並過度依賴精緻穀物。

---

1. 一種不吃早餐的斷食法。

至於那些保留傳統飲食模式的社會,則免於新陳代謝失調之苦。這本書強調的就是傳統飲食模式裡,一個很特別、幾近被現代社會遺忘的切面:間歇性斷食。但這只屬於部分對策,要達到最佳的健康狀態,光把斷食加進生活作息裡還不夠,也得奉行健康的飲食模式才行。

什麼不是「健康飲食」

　　一般人通常把健康飲食模式簡單定義為巨量營養素(macronutrients)的組合。巨量營養素只有三種:碳水化合物、蛋白質和脂肪。專家推薦的許多「健康飲食」都是在明確規定這三種成分的比例,例如比較舊版的《美國人飲食指南》(Dietary Guidelines for Americans)會建議膳食脂肪不得超過總卡路里的三〇%。包裝食品上廣為採用的營養和卡路里標籤,很不幸地也在助長這個論點。

　　雖然這看起來好像很科學,但這些建議毫無基礎可言。根據巨量營養素做出的飲食指南,其基本假設是所有脂肪都一樣,所有碳水化合物都一樣,所有蛋白質也都一樣。但這顯然是錯的。特級初榨橄欖油絕對不同於全是反式脂肪的人造奶油,即使兩者都是純粹的油脂。而我們的身體對這兩者的反應也完全不同。來自野生鮭魚的蛋白質並不同於高度精煉過的麵筋(雖然是存在於穀物中,但也是一種蛋白質)。糖裡頭的碳水化合物,和甘藍菜或綠花椰菜裡的碳水化合物並不相同。白麵包跟白豆也完全不同。我們身體代謝這些食物的方式不同,很容易就能測量出來。

　　卡路里亦是同樣道理。飲食指南規定的卡路里上限不明就裡地認定所有卡路里都一樣。但一〇〇卡路里的綠色沙拉,並不像一〇〇卡路里的巧克力碎片餅乾那樣讓人發胖。

　　以巨量營養素做為基礎的飲食指南,或者只看卡路里攝取上限的飲食指南,都會把飲食搞得很複雜。我們不是在吃特定百分比的油脂、蛋白質和碳水化合物,而是吃食物。有些食物比其他食物更容易讓人發胖,因此在飲食建議上應該是強調該吃什麼特定食物或不該吃什麼特定食物，而不是營養素。

由於居高不下的胰島素是所有新陳代謝疾病的源頭，所以對於那些有代謝症候群的人，尤其需要想清楚食物是如何刺激胰島素的生成。當然，要降低胰島素濃度，斷食會是你軍火庫裡最終極的武器——畢竟所有食物都會多少刺激胰島素的生成，所以要降低胰島素的最好方法就是什麼都不吃。不過，我們又不能無限期地斷食，只好靠一些簡單的方法來降低胰島素。

攝取未加工的全天然食物

人類已經進化到能攝取的食物範圍很廣，且不會對健康造成傷害。因紐特人（Inuit people）的傳統飲食以畜產品為主，所以有很高比例的脂肪和蛋白質。另外像沖繩人（Okinawans）傳統上是以根莖植物為主食，這表示碳水化合物的比例很高。但這兩種人口少有新陳代謝疾病，只是隨著飲食的西化，病例才開始增多。

人類並沒有進化到可以攝取高度加工食品的程度。巨量營養素、纖維和微量營養素之間的天然平衡，會在加工過程中全數被破壞。舉例來說，在小麥粒的加工過程裡，所有油脂和蛋白質都會被移除掉，這意味生產出來的白麵粉成了純碳水化合物。小麥粒是天然食物，但白麵粉不是。它被磨到極度細密，可供血液系統快速吸收碳水化合物。其他多數穀物也都有同樣問題。我們的身體只是進化到足以處理天然食物，所以當我們餵它非天然食物時，下場就是生病。

想像車道上有一輛漂亮的紅色法拉利跑車。再想像我們在它身上加工，拆了它的車門和輪胎，裝上腳踏車輪胎和從卡車上拆下來、早已生鏽的藍色車門。它還是原來的車嗎？當然不是。

含碳水化合物的食物其實並無任何不妥，問題出在當我們開始改變這些食物的天然狀態，並大量攝取的時候。同理適用於加工過的油脂。加工過程會把相對無害的植物油變成了含有反式脂肪的油脂，而這種毒素目前已被公認具有危害性。

食物應該要能讓人認得出它天然的狀態、它以前活生生的樣子，或者剛從地上長出來的樣子。早餐穀類食品（Cheerios）不是從地上長出來的。如果有任何食物是預先包裝在袋子裡或盒子裡，就該避免食用。真正的食物——不管是綠色花椰菜還是牛肉——上面都不會有標籤。

健康飲食的祕訣是：只吃真正的食物。

減少糖和精製穀物

避開所有加工食品是比較可取的辦法，但基於很多理由，不見得百分之百做得到。因此，找出哪些食物才是真正的罪魁禍首是很重要的，這樣或許就能避開它們。

對每個人來說，特別是對有代謝症候群的人來說，最重要的就是對糖和精製穀物敬而遠之，譬如麵粉和玉米食品。它們比其他食物更讓人發胖，哪怕卡路里的含量一樣，這也是為什麼低碳水化合物飲食對減重來說會有效。

攝取更多天然油脂

幾十年來，膳食脂肪被認為是頭號大敵。（我們會在第五章的時候詳談低脂飲食有利於減重的錯誤觀念，也會在第八章時詳談低脂飲食對心臟有益的錯誤觀念。）但健康權威已漸漸體認到讓膳食脂肪成為眾矢之的，其實有失公允。事實上，雖然**健康油脂**（healthy fats）這個字眼一度被認為是自相矛盾的，但現在卻愈來愈被廣為接受。譬如，橄欖油、堅果和酪梨這類富含單一不飽和脂肪的食物，以前曾被避而遠之，現在卻被奉為「超級食物」（superfoods），因為它們都太健康了。而攝取野生鮭魚這類多脂魚，已經證明可以降低心臟病的罹患風險。而且有愈來愈多證據顯示，自然生成的飽和脂肪，譬如肉類和乳品類裡的脂肪，也都對我們的健康無害。

少攝取人工油脂

但並非所有油脂都無辜。部分氫化的植物油,譬如起酥油、油炸食品、人造奶油,以及像蛋糕餅乾之類的烘焙食品裡頭所找到的油脂,都含有反式脂肪,人體應付不來。反式脂肪會升高 LDL(壞)膽固醇,降低 HDL(好)膽固醇,增加罹患心臟病和中風的風險。

高度加工的植物油,譬如玉米油、葵花籽油和芥花油,曾經被認為「對心臟有益」。比如說,你很容易會誤以為玉米油是天然的油脂,但事實上玉米不是天生的油性物質。要裝滿整瓶的玉米油放在超級市場裡讓你低價購入,得先實際加工好幾噸的玉米才行。而且後來也有資料顯示,這些油的 Omega-6 脂肪酸含量很高。雖然 Omega-6 脂肪酸的攝取是必要的,可是我們攝取的量比過去多了十到二十倍。而當我們攝取的 Omega-6 脂肪酸和 Omega-3(這在富含油脂的冷水魚、堅果和種子裡頭都找得到)比例失衡時,下場就是全身系統性的發炎,這也是心臟病、第二型糖尿病、腸炎或其他慢性病的致病原因。

攝取健康的油脂,避免攝取像部分氫化油和高度加工植物油等這類人工油脂,才是健康之道。

營養均衡的基本原則可以用這些簡單法則來總結:
攝取未加工的全天然食物
避開糖
避開精製穀物
攝取富含天然油脂的飲食
用斷食來平衡進食

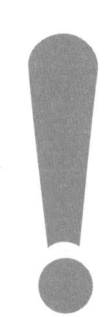

各種不同的斷食

斷食有很多種,沒有所謂「正確」的方法。絕對斷食是不進食也不喝水的,這可能是為了宗教目的,譬如穆斯林傳統的齋戒月。在齋戒月期間,從日升到日落的這段時間不能攝取任何食物或飲料。

從醫學角度來說，這種限制食物攝取的斷食因為也連帶限制水分的攝取，所以會出現脫水現象。這使得絕對斷食的生理難度會更高，也限制和縮短了斷食的時間。基於健康理由，通常都不建議絕對斷食。它所伴隨而來的脫水現象對健康並無額外好處，也更增添斷食的難度。而且絕對斷食的醫療併發症風險比較高。

我們會在後面一點的內容談到各種不同的斷食作息表。間歇性斷食可以配合短時間的斷食（不超過二十四小時）或時間長一點的斷食（超過二十四小時）來成功落實。此外，長時間斷食（超過三天以上）也是很安全的，它可以達到減重和其他有益健康的目的。

我們會在第十章的時候詳細解釋斷食的「理想進行方式」。但一般而言，我們鼓勵當事者多飲用不含卡路里的液體（水、茶、咖啡），以及充滿營養素的自製骨高湯。

斷食的整體效果

斷食的可能副作用是什麼？血糖升高？不是。血壓變高？不是。罹癌風險增加？也不是。事實上，斷食的影響完全相反──較低的血糖、較低的血壓和較低的罹癌風險，再附贈生長激素上升所帶來的各種好處。

斷食不會害你疲累，也不會害你流失肌肉，更不會出現那種你飢餓到蜷縮在沙發上奄奄一息的畫面。

它反而可能釋放出抗老的生長激素，而且不像得服用人工生長激素會帶來各種問題。在未來幾章裡，我們會深入探討斷食是如何幫助減重（第五章）和改善第二型糖尿病（第六章），如何提升腦力和減緩老化速度（第七章），以及為何有益心臟的健康（第八章）。這些好處不用靠藥物和補充劑，也不用付出任何代價就能得到。

莎曼珊斷食成功的故事

一九九九年，我被診斷出多囊性卵巢症候群（polycystic ovary syndrome，簡稱 PCOS），這是一種跟胰島素抗性有關的疾病，其他可怕的症狀還包括體重增加、多毛症、一種叫做黑色棘皮症的皮膚病，以及糖尿病的前期病症。我試了很多方法想治癒我的多囊性卵巢症候群——天然藥草、黃體素療法等等，全都沒用。

二〇一五年五月，三十七歲的我終於確診罹患第二型糖尿病。我一直在試著預防這種病上身，但終究逃不過它的魔掌。我祖母多年來飽受糖尿病之苦，曾經大量血栓，雙手和雙眼失去功能，最後死於併發症。我婆婆是在六十二歲的時候死於與糖尿病息息相關的心臟病。還有兩名年長的鄰居因糖尿病而將腿截肢。我早就知道糖尿病既邪惡又無情，它每天都在偷取你的健康，讓你的日子愈來愈悲慘，最後再宰了你。我估計自己六十歲就會歸西，幸運的話，也許可以撐到七十歲。

我的醫師一點希望都不捨得給我。她曾經說：「糖尿病是一種漸進性疾病。我開給你的藥大概可以幫你拖上十年，延緩糖尿病在你身上所造成的影響。但之後，糖尿病的一些症狀或全部症狀就會陸續出現在你身上，比如視力減退、腿部或腳部功能喪失，也可能失去四肢，雙手失去知覺，高血壓導致中風或心臟病發作，全身上下不同部位的疼痛⋯⋯」我問她可不可以透過飲食和運動來解決這些問題。結果她只是重複剛剛說的話：「糖尿病是一種漸進性的疾病。」

我只是想找到一線生機，哪怕只有微乎其微的機會可以戰勝這個病魔。但她只開給我四種藥方來治療我的糖尿病、高血壓和高膽固醇的毛病，而我根本不想吃藥。我只是很清楚一件事：在我認識的人裡頭，只要有服用糖尿病藥物的人，全都過得很悲慘，而且最後都死於糖尿病。

那天晚上，我花了好幾個小時在網路上搜尋，結果找到了傑森・馮醫師。他是我找到的人裡頭，唯一一個除了提倡改變飲食之外，還很明確地指出斷食才是關鍵所在的人，更遑論他還有博士頭銜。

我馬上著手展開淨水斷食。我的斷食大多維持三到五天，我想要很快看見成果，不能因為吃錯東西而前功盡棄。我的重點不在於減重，而是打敗糖尿病，但我第一個月還是瘦了五・四公斤，第二個月又瘦了二・七公斤，四個月內整整瘦了十三・五公斤，等於是從一一六公斤掉到一〇二・五公斤。雖然隔天斷食不會減緩你的新陳代謝，但多天斷食似乎還是會讓新陳代謝變得慢一點。不過，在改善胰島素敏感度上，長時間斷食比短時間斷食更值得嘗試。

除了定期斷食之外，我也改變了飲食。馮醫師提倡全天然食物，除了斷食之外，也要限制加工食品的攝取，但他沒有指明哪一種飲食法最理想，於是我選擇低碳水化合物飲食。先前我吃的每樣東西都有米飯或義大利麵，現在，我知道只吃肉和蔬菜也行。我開始吃碾碎的乾小麥、切碎和炒過的白色花椰菜、魚翅瓜（spaghetti squash，也稱為金絲瓜），或只是塗了奶油和放了調味料的蔬菜。我試著把起司和堅果放進每一餐裡，因為它們讓我有飽足感。我甚至學會如何利用辣醬、義大利黑醋、木糖醇，以及雞翅烘烤過程中會自行釋出的雞油來製作出帶有甜味的辣雞翅。

在第一個月的斷食療法中，我每天服用綜合維生素、鎂、維生素 B 群和維生素 D。到了第二個月，我只服用鎂、維生素 B 群、鉀，和喜馬拉雅山粉晶鹽（Himalayan pink salt）。它有助於緩解我足部和手部不明原因的冰冷問題。我更在第三個月的時候，開始每日補充五百到一千微克（mcg）的鉻。這些都幫助我的血糖在用餐後兩個小時內掉回餐前的指數，不必再等四個小時。二〇一五年九月，也就是我被診斷出患有第二型糖尿病並開始展開斷食計畫的四個月後，血糖指數有史以來首度掉到七十幾。這個指數對我來說太不尋常,以至於我必須趕緊回頭查看正常血糖值到底是多少!

我沒有料到會有這樣的結果,但斷食也解決了我的多囊性卵巢症候群。事實上,我從來沒有這麼健康過!就連我當年二十歲從軍那時,體脂肪只有二一%,每週五天、每天跑步五到八公里,都不曾像現在這麼健康過。

以下是我身上每個症狀的緩解情形:

我一開始斷食沒多久,左腿的刺痛、發麻、腫脹,以及燒灼感就都不見了。左大腿靠近臀部那塊地方的燒灼感,花了比較久的時間才消除。但四個月後,便完全解脫。我的手指以前會麻,現在發麻的感覺已經很少,只侷限在我的左小指。

我長期飽受酵母和細菌感染之苦,如今已經完全痊癒。多囊性卵巢症候群所引發的多毛症原本讓我臉上長出毛髮,現在都消失了,只剩下一些很細軟的毛。頭髮也變得柔軟有光澤,不再粗糙,也不再有很多頭皮屑。我的腰圍變小了,臀部也好看多了——這是我老公說的!就連我的經期也變得每個月準時報到,而且是七月初就開始,那時我才進行了兩個月的斷食療法。

短短一個月內,我的血壓就從一四二/九二掉到一二八/八三。到了九月,甚至掉到一〇一/七五——沒有靠任何藥物。那位醫師給我的處方箋,到現在都還放在信封袋裡。

Chapter 2
斷食簡史

這世上沒有什麼是新的,只有被遺忘的。 ——瑪麗皇后(Marie Antoinette)

從進化角度來看,一天三餐和整天下來零食不斷,都不是生存或健康的必要條件。古代的時候,食物的取得無法預測,而且毫無規律。旱災、戰爭、蟲害和疾病,都會限制食物的取得,有時甚至得挨餓。季節變化也一樣:夏天和秋天,水果蔬菜很充裕,但冬天和春天,卻很匱乏。缺糧的時間可能長達幾週或甚至幾個月,也難怪饑荒是天啟四騎士(Four Horsemen of Apocalypse)[1]裡的其中之一。

隨著人類社會的農業日益發達,饑荒期愈來愈少,最後完全消失。但是古老文明,比如希臘人,仍然認為定期斷食有莫大的好處。非自願性的挨餓機會漸漸消失,古老文明開始以自願性斷食取代,這種斷食通常被稱之為「淨化」、「排毒」或「純化」。從古希臘最早記載的歷史裡頭可以看出,希臘人對斷食的力量有不可動搖的信念。斷食也的確是世界上最久享盛名,也最廣為流傳的傳統自我療癒方法。幾乎地球上的每個文化和每個宗教都有斷食的習俗,斷食是經得起時間考驗的一種古老傳統。

宗教性斷食

斷食被廣泛運用在靈修目的上,所以目前仍是全球各大宗教不可或缺的

---

[1] 源自於《聖經》的〈啟示錄〉,暗指人類的四大禍害:戰爭、瘟疫、饑荒、死亡。

一部分。從古到今最具影響力的三個人物：耶穌基督、佛陀和先知穆罕默德，都相信斷食的療癒力量。以靈修的術語來說，斷食通常被稱為淨化或純化，但其實是一樣的東西。

斷食在不同宗教和不同文化裡都自成一派，且被一致認為對人體和靈性來說毫無害處，反而是一種很有深度、能提升本質的東西。與其說斷食是在治療疾病，倒不如說它是在療癒**身心的健康**。定期斷食，可以免於生病，通體舒暢。

在亞當和夏娃的故事裡，他們在伊甸園裡唯一被禁止的事情，就是去吃樹上的蘋果。但夏娃受毒蛇誘惑，背叛了神對她的信任。因此斷食也等於是一種遠離誘惑，回歸上帝的行動。

《聖經》〈馬太福音〉第四章第二節記載：「當時耶穌被聖靈引到曠野，受魔鬼的試探。他禁食了四十晝夜，已經餓了。」（在這裡我要提一個值得注意的觀點，那就是長時間斷食下，飢餓感通常會消失，這一點從古至今一再被提到。）在基督教的傳統裡，斷食和禱告常被用來淨化和更新靈魂。就象徵意義而言，信徒掏空自己的靈魂，才有可能接收到上帝。斷食並不是一種自我否定，而是一種近乎靈修的東西，為的是能與上帝交通，聽見祂的聲音。透過斷食，你把自己的軀體順服地交給聖靈，你的靈魂在上帝面前卑恭屈膝，做好準備，聆聽上帝的聲音。

希臘東正教的基督徒一年當中可能有一百八十天到兩百天都在進行大大小小的斷食。著名的營養研究專家安塞・基斯（Ancel Keys）認為克里特島

患者經驗分享   **史黛拉**（英國利茲）

斷食意外地使我發現到我與祖先之間強烈的心靈感應，尤其是視斷食為平常的古代穴居婦女。她，以及繼起的祖先們，不只活了下來，而且可能都身強體壯。我總是以無比歡喜的心情懷想他們。長時間不進食，是進化後的我們應該做的事情。

| 阿貝爾・詹姆斯 | 斷食明星隊 |

對這世上的數百萬人來說，定期斷食是很平常的事，而且幾千年來已經成為宗教的一部分。但在這之前，斷食只是一種生活方式。一來沒有可供儲存的穀物，再者也少有食物可以長期保鮮，因此我們的祖先大多是時而大啖食物，時而挨餓。當野味稀少、季節變換，或者摘不到任何東西可吃的時候，狩獵者—採集者一樣得挨餓，隨時可以進食並非一件正常的事。

（Crete）是地中海飲食裡的養生模範。但他完全忽略了他們飲食裡的一個重要因素：克里特島的多數居民都遵循希臘東正教的斷食傳統。這裡的居民之所以健康長壽，也可能是基於這個原因。

眾所皆知，佛教僧侶向來過午不食，禁食到第二天早上。除此之外，也可能連續好幾天或好幾個禮拜斷食，只靠水維生。他們斷食的目的是為了抑制人性欲望，以便擺脫欲望的控制，達到涅盤境界，終止所有苦難。這完全吻合他們對節制、苦行的核心信念。

印度教也欣然接受斷食，因為他們相信我們的罪會因身體承受苦難而減輕。此外，也把斷食視為一種對欲望克制力的鍛鍊，以及導向心靈平和的方法。換言之，就是為了靈性的成長，否定身體的物質需求。在印度教裡，一個禮拜會指定斷食幾天，一個月當中也有幾天得斷食。節慶時的斷食也很常見。阿育吠陀印度草藥醫學（Ayurvedic medicine）也把許多疾病歸因於體內毒素的累積，因此會把斷食當藥方開立，讓病人清除這些毒素。

穆斯林的齋戒月期間，斷食會從日出持續到日落。根據《可蘭經》，先知穆罕默德曾說：「齋戒月是一個受到祝福的月分。阿拉規定這個月分必須斷食。」先知穆罕默德也鼓勵每逢禮拜一和禮拜四都斷食。齋戒月是研究斷食最理想的時機。不過，它跟多數的斷食法不太一樣，它是禁水的，所以會導致輕微的脫水現象。

斷食的先驅

被公認是現代醫學之父的希波克拉底（Hippocrates of Cos, 460-370 BC.），是早期的斷食擁護者。他還在世的時候，人們就發現到原來肥胖是一種逐漸形成的嚴重疾病。希波克拉底曾寫道：「猝死多半發生在那些天生肥胖的人身上，而非瘦子。」他建議要治療肥胖，必須每餐飯後多活動，還有攝取高油脂的飲食。他也建議，「除此之外，他們應該隔天進食。」換言之，他認為二十四小時的斷食手段有助於治療過度肥胖。這再度證明了希波克拉底是值得我們尊敬的。而且他也認同鍛鍊體能和攝取健康油脂才是健康的生活方式。

古希臘作家兼歷史學家普魯塔克（Plutarch, 46-120）也響應這樣的說法。他寫道：「今天與其用藥物治療，倒不如靠斷食更為理想。」著名的古希臘思想家柏拉圖（Plato）和他的學生亞里斯多德（Aristotle），也是斷食的死忠支持者。

古希臘人相信我們的醫療方式可以從自然界裡觀察出心得。既然人類像多數動物一樣會在生病時沒有胃口進食，所以他們相信斷食是一種自然療法。事實上，斷食可被視為一種本能反應，因為所有動物，包括貓、狗、牛、羊、甚至人類，都會在生病的時候不願進食。回想你上次得到流感或感冒的時候，你最不想要的恐怕就是吃東西吧。所以斷食可被視為人類用來處置各種疾病的一種共通本能。它是根深柢固的人類遺產，像人類一樣古老。

古希臘人也相信斷食可以改善心智能力和認知能力，而且他們相信斷食期間，會更有能力解決問題和解開謎底。這不難理解。回想你上次吃過感恩節大餐後，是覺得精力百倍？神清氣爽？還是昏昏欲睡？腦筋遲鈍？大部分的人都會覺得想睡覺。吃完大餐後，血液會分流到消化系統，應付大量湧入的食物，腦部血液量跟著降低。結果呢？就是陷入食物昏迷（food coma）[2]。

---

2. 指在飽餐一頓後，陷入頭腦昏沉、昏昏欲睡的狀態。

也許會打點瞌睡。你再回想看看，你是不是有過好幾個小時沒吃的經驗？那時候的你會昏昏欲睡和反應遲鈍嗎？不太可能。你應該是覺得腦袋清楚，對周遭環境非常敏感吧。這不是巧合。在舊石器時代，我們需要保持頭腦冷靜，感官敏銳，才能找到食物。當食物稀少的時候，我們的警覺系統和精神注意力會自然而然地提升。

其他歷史上的知識巨人也都是斷食的支持者。帕拉塞爾斯（Paracelsus, 1493-1541 AD.）是瑞士德語區的一位醫師，也是毒物學的創始人，他的名言是：「劑量決定毒素。」他對自然界進行批判性觀察，為現代科學方法奠定了基礎。他的種種發現徹底改變了醫學。身為軍醫的他，拒絕採用老式做法，不願把牛糞塗在傷口上，堅持保持傷口乾淨，保護傷口。他也反對常見的放血療法。他沒有遵循一般常見的療法，反而倡導臨床診斷和開創了幾種新療法。他是一位才華橫溢和具有改革能力的科學家，他曾經寫道：「斷食是最厲害的療法——像是體內的醫師。」

班傑明‧富蘭克林（Benjamin Franklin, 1706-1790 A.D.）是美國的開國元勳之一，在很多知識領域上在全球享有盛名。他是數一數二的科學家、發明家、外交家和作家。當他把天分發揮在醫學上時，曾這樣寫道：「最好的藥物是休息和斷食。」

最後是馬克‧吐溫（Mark Twain, 1830-1910 A.D.），美國最著名的作家和哲學家。他曾寫道：「對一個普通的病人來說，餓點肚子真的比服用最好的藥物和看最好的醫師還管用。」

現代斷食

有趣的是，在十九世紀晚期和二十世紀初期，專業的斷食者是為了娛樂目的而斷食。其中

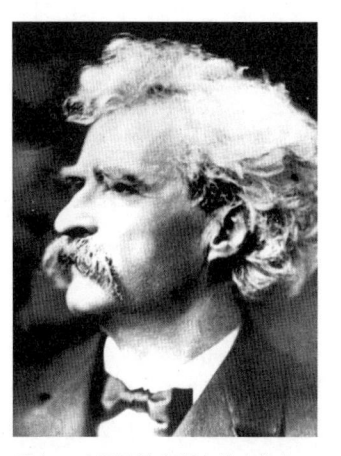

馬克‧吐溫是健康斷食的支持者。

一位斷食了三十天,過程中喝了自己大量的尿液(所以才說是為了娛樂目的挨餓啊)。卡夫卡(Franz Kafka)以斷食為主軸寫出短篇小說〈飢餓藝術家〉(A Hunger Artist)。但這股風潮很快消退,再也沒有流行過。我猜是因為看別人不吃東西,實在沒有什麼娛樂性。

斷食在二十世紀初開始出現在醫學文獻裡。一九一五年,《生物化學期刊》(*Journal of Biological Chemistry*)裡,有篇文章形容斷食是「一種萬無一失、無害、又有效的方法,可以幫助那些飽受肥胖之苦的人減重。」但那是一個充斥貧窮、傳染性疾病和戰爭的年代,肥胖幾乎不像現在這樣是什麼大問題。兩次世界大戰和中間所發生的經濟大蕭條,都造成了食物的短缺,所以肥胖的治療並非當務之急。

一九五〇年代末期,布魯姆博士(Dr. W. L. Bloom)重新點燃了醫界以短期斷食做為療法的興趣,而文獻裡也對較長時間的斷食作了清楚的描述。在一九六八年發表的某項研究裡。吉利蘭德博士(Dr. I. C. Gilliland)針對他在四十六名病患身上所做的實驗提出報告,「這些病患的減重療法是從十四天的絕對斷食開始。」

一九六〇年代晚期以後,醫界對於斷食療法的興趣似乎又開始消退,原因大半是肥胖並非是主要的公眾健康問題。那時候冠心病才是最大的健康殺手。因此,營養學方面的研究都把焦點放在膳食油脂和膽固醇上。商業利益這時也開始掛帥,所以想也知道,大型食品公司絕對不會支持可能威脅它們

艾咪・柏格   **斷食明星隊**

在人類的歷史裡頭,有大半時間以上,都很難在一天中取得大量食物。間歇性斷食很可能因此成了人類進化過程裡固定出現的經驗,所以我們的身體——和腦袋——有可能一直以為食物會有短缺的時候。

由於我們在二十一世紀很幸運地全年食物不缺,所以現在為了達到醫療目的,我們反而必須努力地欺騙自己現在是食物短缺的。

存在的任何活動。在飲食裡頭只算是附加物的斷食，因而開始被人遺忘。儘管斷食強調的是低脂和什麼都講究低的飲食法，也還是在一九八〇年代完全消失。

儘管斷食有悠久的歷史傳統，好處眾多，且成效頗佳，但曾被視為治療工具的它過去三十幾年來卻消失無蹤。就算偶而提到，也會被人訕笑。但事實上，這概念是很直白的。因為，如果像第二型糖尿病這類新陳代謝疾病是飲食過量才引起，那麼邏輯上，解決對策當然是少吃一點來加以平衡。這道理不是很簡單嗎？

Chapter 3
戳破斷食的幾個迷思

雖然斷食曾在歷史上大行其道，但今天在我們多數人當中，從小就有一些根深柢固的迷思，他們對斷食有危害性深信不疑，這些迷思一再被傳誦，以至於被誤認為是絕對可靠的真理。其中一些較常見的迷思包括：

斷食會害你處於「挨餓模式」
斷食會害你的肌肉被燃燒掉
斷食會引發低血糖
斷食會造成你暴飲暴食
斷食會使身體流失營養素
「這太瘋狂了」

雖然這些迷思在很久以前就被證明是錯的，但仍陰魂不散。大多數的人都誤以為斷食有礙健康。其實真相完全相反——它對健康的好處相當多，我們會在後面幾章逐一探索。但首先，我們要來揭開這些迷思。

迷思 #1：斷食會害你處於「挨餓模式」

「挨餓模式」就像神祕的鬼怪，老被拿來嚇唬我們，害我們連一餐都不敢錯過。但少吃一餐有這麼糟嗎？讓我們從不同的角度來探討這件事。假設我們每天三餐照吃，過了一年，起碼吃了一千多餐。所以，如果只是一天斷食，少吃那一千餐裡的其中三餐，要說會造成什麼無可彌補的傷害，也未免太荒謬可笑。

「挨餓模式」這個概念指的是我們的新陳代謝嚴重減緩，身體因為斷食「而關機」。我們就從基礎代謝率（basal metabolic rate, BMR）來解釋好了，BMR 是我們的身體正常運作下所必須燃燒的熱量——這些運作包括保持肺臟的呼吸狀態，腦袋的作業，心臟跳動，腎臟、肝臟和消化系統的運行等等。我們每天所燃燒的卡路里大多不是花在運動上，而是用來維持這些基本功能。

BMR 並非固定的數字，事實上，它會隨著很多變數在四〇％的範圍內上下變動。比如說，我十幾歲的時候好像從來不覺得冷。就算是在攝氏零下三十度的天氣下滑雪，身體仍能保持溫暖，因為我的 BMR 很高——表示我會燃燒很多卡路里來讓體溫上升。但隨著年紀漸長，我注意到我不再像以前那麼不怕冷。我進食的量也遠比十幾歲的時候少很多。我的 BMR 變低了，不再燃燒那麼多卡路里來維持我身體的基礎功能。一般說到新陳代謝隨著年紀漸長而趨緩時，就是這個意思。眾所皆知很多來自美國東北部和加拿大、俗稱「雪鳥」（snowbirds）的老人家，會在退休後移居到佛羅里達州和亞利桑那州居住，就是基於這個原因。

有充分證據證明，每日減少卡路里的攝取會造成 BMR 的大幅下降。在研究調查裡發現，以每日基本攝取量二五〇〇卡路里來說，如果降低到一天只攝取一五〇〇卡路里，一陣子之後，BMR 就會降低二五至三〇％。而在另一方面，針對過量攝取所做的研究要求實驗對象刻意吃進比平常更多的食物，結果造成 BMR 上升。

新陳代謝的減緩會使我們變得怕冷、容易疲倦、覺得飢餓，還有無精打采。這是因為我們的身體為了保留熱量而停止燃燒卡路里，於是身體沒辦法保暖，行動也變得無力。從減重的角度來看，新陳代謝的降低猶如雙重詛咒。畢竟節食本身就已經讓人覺得夠倒楣了，更糟的是，我們平均每天燃燒的卡路里還變低了，所以要減重更是難上加難，以前減掉的體重也很容易再上身。這就是降低卡路里的飲食法所面臨的主要問題。

假設你平常一天攝取二〇〇〇卡路里，現在減到只剩一五〇〇。由於你的身體無法永遠這樣入不敷出（畢竟脂肪總有一天會燒完），所以它會提前計畫，減少你的熱量消耗，結果就是 BMR 降低。過去一個世紀來，已經有無數實驗反覆證明了這件事。我們會在第五章的時候詳談這部分。所以大家都知道限制卡路里的每日攝取量會引發「挨餓模式」，也因為這樣的印象，很多人都以為**斷食**也有類似的下場，而且 BMR 會降低得更多。

幸好這種事情不會發生。因為要是短期斷食會降低我們的新陳代謝，人類這個物種早就無法存活。先試想在斷食／饑荒不斷重複上演的狀態下。回到舊石器時代漫漫長冬的我們，多日來無任何食物可吃，如果第一回合後，你的體力就隨著新陳代謝的降低而變得虛弱。那麼等又過了幾回合之後，你應該虛弱到根本沒力氣去打獵或採集食物了吧，於是你變得更虛弱；結果成了人類無法存活下去的一種惡性循環。但其實我們的身體不會因為短期間的斷食就關機。

事實上，新陳代謝在斷食期間會**加速**，而不是下降。這從生存的角度來說是合理的。如果我們不進食，身體就會利用儲存在體內的熱量做為燃料，好讓我們有力氣找到更多食物。人類已經進化到**不需要**一天吃三餐，也不需要每天吃。

當食物攝取量是零的時候（斷食期間），我們的身體顯然不會把 BMR 降到零——我們總得燃燒一些卡路里來維持生命吧。所以，我們的荷爾蒙會讓身體改變熱量的取得來源，從食物改成體內脂肪。畢竟，這也是我們身上之所以儲存脂肪的原因——是為了讓我們在沒有食物可吃的時候，把它當成食物，而不是放在身上好看而已。由於是用自己的脂肪在餵食自己，所以等

Chapter 3　戳破斷食的幾個迷思　75

於相當程度增加了「食物」的可得性，於是熱量的消耗也會跟著增加。

有多項研究證實了這個現象。其中一項研究是採每隔一天斷食，連續二十二天的方式，結果發現基礎代謝率沒有顯著下降，也沒有出現挨餓模式。脂肪的氧化作用——也就是脂肪的燃燒——從每日六十四公克上升到每日一〇一公克，等於提高了五八％。碳水化合物的氧化作用則從每日一七五公克降低到每日八十一公克，等於減少了五三％。這代表身體已經開始從燃燒糖轉換成燃燒脂肪，但整體的熱量燃燒並沒有下降。

另一項研究裡進行了為期四天的斷食，結果基礎代謝率**增加**了一二％。有助於身體做好行動準備的神經傳導物質正腎上腺素（也就是眾所皆知的去甲腎上腺素）則增加了一一七％以維持充沛的體力。血液裡的脂肪酸增加了三七〇％，原因是身體不再燃燒食物，改而燃燒體內儲存的脂肪。

我們會在第五章的時候詳細探究身體是如何儲存，及如何取得熱量的。

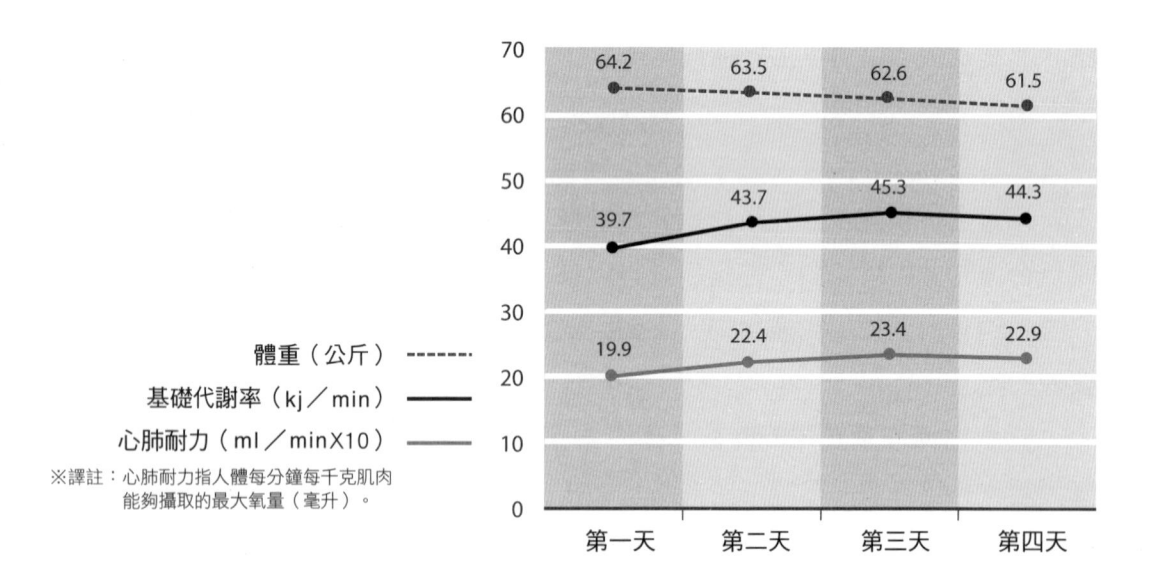

體重（公斤） -------
基礎代謝率（kj／min） ——
心肺耐力（ml／min×10） ——

※譯註：心肺耐力指人體每分鐘每千克肌肉能夠攝取的最大氧量（毫升）。

圖 3-1 斷食期間，基礎代謝率和心肺耐力都維持原樣。
資料來源：Zauner et al., "Resting Energy Expenditure in Short-Term Starvation Is Increased as a Result of an Increase in Serum Norepinephrine"

但現在你只需要知道人體在設計上是可以在斷食期間保持良好運作的——我們的身體不會關機或進入「挨餓模式」。

迷思 #2：斷食會害你的肌肉被燃燒掉

斷食會燃燒肌肉，這樣的迷思從來沒有停歇過，它的說法是如果我們不吃東西，身體就會馬上把肌肉當成熱量來源。這根本不會發生。

人體已經進化到足以熬過斷食。我們會把食物熱量儲存成身體裡的脂肪，然後在無食物可吃的情況下把它當燃料消耗。而另一方面來說，肌肉卻被保留下來，直到體脂肪已經低到身體沒有別的選擇，才會轉而燃燒肌肉。而這種情況只會出現在體脂肪低於四％的時候。（這數字可供你參考，傑出的馬拉松男性選手體脂肪大約在八％左右，女性則稍微高一點。）如果在缺糧的時候，我們沒有先燃燒脂肪，保留肌肉，人類這個物種不可能存活得這麼久。

回到真實的世界，針對斷食所做的研究顯示，擔心肌肉流失這件事根本是無稽之談。連續七十天的隔天斷食可以減輕體重六％，而脂肪體則能少掉一一·四％，瘦肉組織（肌肉和骨骼）沒有任何變化。

基本上，如果正常進食，熱量的取得都是來自於食物裡的碳水化合物、油脂和蛋白質。只要你開始斷食，身體就會提高碳水化合物的氧化作用，「氧

柏特・賀寧博士　　　　　　　　　　　　　　　　　　　　　**斷食明星隊**

「斷食不健康」的這種直覺反應大半是行銷手法造成的，因為它們鼓勵消費者購買食物。每年重金砸下的廣告都會極盡所能地說服消費者，只要有一刻不吃東西，就會拿不出好的表現。二〇一五年推出的士力架巧克力（Snickers）廣告便是最好的例子：巧克力棒標籤上的字眼盡是「昏昏欲睡」、「脾氣不好」、「沒有耐性」等等，暗示這些不快狀況都可以靠吃來克服，等於是大剌剌地宣布，這些巧克力棒可以提振精神。

碳水化合物 ——
脂肪＋酮類 ——
蛋白質 ------

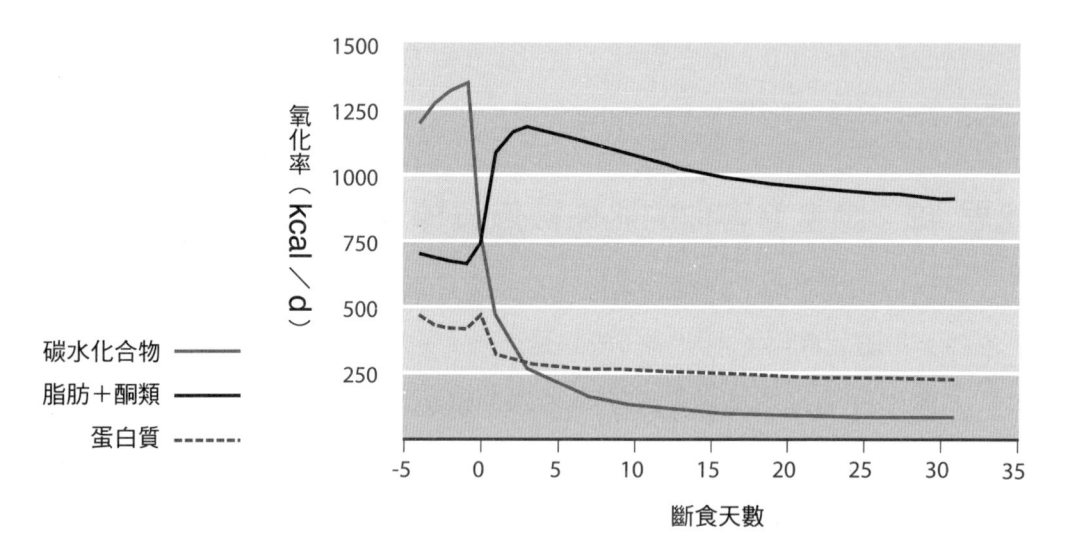

氧化率（kcal／d）

斷食天數

圖 3-2 斷食期間，身體會從燃燒糖（碳水化合物）轉變成燃燒脂肪，以利熱量的取得，不會用到蛋白質。

資料來源：McCue, ed., *Comparative Physiology of Fasting, Starvation, and Food Limitation.*

化作用」聽起來很酷，其實就是指身體在燃燒糖，在斷食的二十四到四十八小時內，它燃燒的是肝醣，直到用完為止。沒有糖可燃燒，身體便會轉而燃燒脂肪。脂肪的氧化率於是升高，碳水化合物的氧化率節節下降到零（請參考圖 3-2）。

在此同時，蛋白質的氧化作用——也就是以蛋白質做為熱量燃燒，譬如燃燒肌肉——其實是下降的。斷食期間，蛋白質從每天大約分解七十五公克變成每天分解十五到二十公克。我們沒有在斷食期間燃燒肌肉，反而開始保存肌肉。細胞定期更新期間所分解的胺基酸，會被重新吸收成新的蛋白質。

畢竟如果身上的籌碼沒了就轉而燃燒蛋白質，那你的身體當初為什麼還要把多餘的熱量儲存成脂肪？肌肉和其他蛋白質都是功能性組織，它們有很多用途，不是被儲存來當熱量的。肝醣和脂肪才是。把肌肉當熱量來燃燒，這很像是你在儲存木柴，結果天氣一冷，卻把沙發劈了，丟進火堆裡燒。

| 阿貝爾・詹姆斯 | 斷食明星隊 |

如果只燃燒體內脂肪，多數美國人的脂肪存量也足夠他們從紐約走到佛羅里達州，而且嚴格來說，這一路上一口食物都不用吃哦。

事實上，斷食最能刺激生長激素的分泌，而生長激素的提高有助於維持瘦肉組織。曾有研究在進行斷食的實驗對象身上使用會抑制生長激素的藥物，結果蛋白質的氧化作用升高了五〇％。

肌肉的增加或流失主要是靠運動，你不可能吃出更多肌肉。當然，營養補充劑公司會試圖說服你相信這一點。但服用肌酸（creatine）和乳清蛋白奶昔並不會長出肌肉，那是你一廂情願的想法，運動才是鍛鍊出肌肉的可靠方法。

如果你擔心肌肉流失，那就多運動。這不是火箭科學，沒那麼複雜。飲食和運動是完全不同的兩碼事，不要混為一談。別擔心你的飲食（或者缺乏飲食，也就是斷食）會對你的肌肉有什麼害處。肌肉是靠運動來的，缺乏運動才會造成肌肉退化。

	基準點	隔天斷食
	第一天	第七十天
體重（公斤）	96.4 ± 5.3	90.8 ± 4.8
身體質量指數（kg／m²） （Body Mass Index，簡稱BMI）	33.7 ± 1.0	31.4 ± 0.9
脂肪質量（公斤）	43.0 ± 2.2	38.1 ± 1.8
非脂肪質量（公斤）	52.0 ± 3.6	51.9 ± 3.7

圖 3-3 在七十天的隔天斷食期間，非脂肪質量並沒有流失。

資料來源：Bgutani et al., "Improvements in Coronary Heart Disease Risk Indicators by Alternate-Day Fasting Involve Adipose Tissue Modulations"

另一方面，如果你在意的是減重和第二型糖尿病，那麼你要擔心的是飲食而不是運動。你拚不過不良飲食的。

所以簡單這麼說好了，追根究柢，體脂肪是存起來等我們沒東西吃的時候拿來「吃」的，它不是擺著好看的，對吧？當我們斷食的時候，我們「吃掉」自己的脂肪。這是很自然正常的，這也是我們人體被設計出來的運作方式。不然舊石器時代周而復始的饑荒，早就把我們變成身上滿是油脂的大肥豬了。斷食期間，荷爾蒙跟著改變，提供我們更多體力（腎上腺素上升），並將精瘦的肌肉和骨骼保留住（上升的生長激素）。這都是很自然正常的，沒什麼好害怕。

迷思 #3：斷食會引發低血糖

有時候，人們擔心血糖會在斷食期間掉到谷底，以至於全身發抖、出冷汗。好在這種事不會發生。我們的身體會嚴密控制血糖值，它有很多機制可以把血糖維持在適當範圍內。斷食期間，我們的身體為了提供葡萄糖，會先開始分解肝臟裡的肝醣（記得嗎？那是被短期儲存的葡萄糖）。每當你夜裡睡覺，沒有吃任何東西時，為了保持血糖的正常，身體就會這樣運作。

如果你的斷食時間超過二十四小時，達到三十六小時，儲存的肝醣會耗盡。肝臟於是開始透過一種稱為糖質新生作用的過程來製造新的葡萄糖，而

艾咪・柏格	斷食明星隊

為宗教或靈修目的而斷食的人，他們都表示斷食期間頭腦尤其清楚，身心也處在極為健康的狀態，有些人甚至感受到一種狂喜。他們通常把這種狀態歸因於靈性上的啟蒙。但真相其實不玄，它是有科學根據的：**全是酮體的關係！**酮體對腦部來說是一種「超級食物」。當身體和腦部分別以脂肪酸和酮體為主要燃料時，舉凡因血糖大幅波動所引起的「腦霧」（brain fog）、情緒波動，和情緒不穩定，都將成為過去式，清楚的思維反而成了新的常態。

| 馬克‧斯森 | 斷食明星隊 |

> 早上起來的時候我覺得精神十足，不覺得一定要吃東西。差不多要到中午或一點的時候才會感覺到餓。我還是維持我的肌肉質量，而且我也發現我能以比預期中還少的卡路里運作得很好。

它的燃料正是脂肪分解下的副產品甘油。這表示我們不用靠攝取葡萄糖來保持血糖值正常。

另一個類似的迷思，是腦部細胞只能利用葡萄糖來當熱量。這是錯的。在動物裡頭，人的腦部很罕見地可以使用酮體做為熱量來源，而酮體是脂肪代謝後所生成的顆粒。這使得我們即使無法取得食物，還是可以讓腦部發揮最好的運作。酮體提供了我們所需的多數熱量。

試想，如果葡萄糖對腦部功能是絕對必要的，後果會是什麼。二十四小時不吃東西之後，以肝醣形式儲存在體內的葡萄糖完全被耗盡。這時候的我們會變成一個又哭又鬧的白痴，因為我們的腦袋關機了。在舊石器時代，面對尖牙利齒、肌肉賁張的野獸，智力是我們唯一的優勢。要是頭腦不好，人類早就滅絕了。

當葡萄糖取得不易時，身體會開始燃燒脂肪，製造酮體，酮體能穿過血腦屏障，餵飽腦細胞。腦部對熱量的需求有高達七五％可以靠酮體。當然，這表示有二五％還是得靠葡萄糖。所以，這是不是表示我們必須進食，才能讓腦部運作？

不見得。沒有食物可吃的時候，我們還是有很多燃料可用，包括以體脂肪形式儲存的葡萄糖，以及肝臟透過糖質新生作用所製造出來的葡萄糖。就算是拖長斷食時間，也不會讓血糖濃度下降到危險的程度。

迷思 #4：斷食會造成你暴飲暴食

斷食會引發補償性的暴飲暴食嗎？很多權威專家都警告，就算是少吃一餐，都可能讓你格外飢餓，於是禁不起誘惑，反而吃得過多，體重不減反增。

事實上，針對卡路里攝取所做的研究顯示，斷食後的第一天，食量的確可能增加。在斷食一天後的第二天，平均卡路里攝取從二四三六卡上升到二九一四卡，但如果你把那兩天本來要攝取的四八七二卡路里算進來，就會發現你兩天下來還是少了一九五八卡。你多吃進去的卡路里根本沒有補償到斷食當天所少吃的卡路里。

有趣的是，幾次斷食下來，你可能會發現結果跟你想的完全相反。我個人曾在飲食加強管理計畫門診裡與數百名斷食病人合作過，我的經驗是，久而久之，胃口會隨著斷食時間的拉長而縮小。

迷思 #5：斷食會使身體流失營養素

營養素有兩種：微量營養素和巨量營養素。微量營養素來自於飲食裡的維生素和礦物質，對整體健康來說屬於必要的營養素。巨量營養素則是指蛋白質、脂肪和碳水化合物。

微量營養素的缺乏在已開發世界裡很罕見。以短期斷食來說（不超過二十四小時的斷食），你有很多機會在斷食前和斷食後攝取富含營養素的食物來補償沒吃的那幾餐。而對較長時間的斷食來說，服用一般的綜合維生素是不錯的方法。三八二天最長的斷食紀錄，也是靠著服用綜合維生素來預防維生素不足。

在三大巨量營養素裡，碳水化合物並不是人體在運作時所必須要有的，所以不可能出現碳水化合物缺乏症。但是有某些蛋白質和脂肪是我們必須從飲食裡攝取的，它們被稱為必需胺基酸（蛋白質的構成要素）和必需脂肪酸。這些都不能靠身體自己製造，一定得從食物裡攝取。

身體通常會經由尿液和糞便流失必需胺基酸和必需脂肪酸，在斷食期間，身體為了盡量保留住必要的營養素，會降低這些流失量。腸子的蠕動通常會在斷食期間減緩——因為沒有食物進到胃裡，所以形成的糞便量較少，這可以防止蛋白質從糞便裡流失。必需營養素也會從尿液流失，尤其是氮素。尿液裡的氮素代表了蛋白質的代謝。斷食期間，隨著蛋白質的代謝減緩，尿液裡的氮素也大幅降低到微乎其微。為了進一步保留住蛋白質，身體會把舊的蛋白質分解成胺基酸，再回收利用，製成新的蛋白質。不讓體內的必需營養素排泄出去，反而是將它留住，這樣一來，身體才能在斷食期間循環利用眾多的必需營養素。

當然，不管身體有多擅長補償作用，斷食都意味著我們沒有攝取必需脂肪酸和胺基酸。所以在斷食前和斷食後，最好採取低碳水化合物飲食，增加油脂和蛋白質的攝取，這樣一來，身體就會有更多存貨，以備不時之需。

孩童、懷孕婦女和哺乳婦女，對營養素的需求比其他人大。在這種情況下，回收利用舊的蛋白質和脂肪仍然不敷使用，需要靠新的營養素來增長和建構組織。所以斷食對這些人來說不是一個好選擇。（至於誰不該斷食，這部分的細節請參考第十章的內容。）

迷思 # 6：「這太瘋狂了」

這似乎是那些想不出理由反對斷食的人常有的反應。但道理已經很明白，歸根究柢，過度肥胖涉及到的是某種形式的暴飲暴食。不管你相信造成過度肥胖是因為攝取太多卡路里、碳水化合物，還是油脂，它都是不爭的事實。所以無論何種情況，斷食的效果都是無庸置疑的。畢竟，如果你什麼都不吃，你不覺得自己的體重一定會下降嗎？

所以現在只剩下兩個問題：

- **它健康嗎?** 答案是肯定的。我們會在後面章節告訴你為什麼它很健康。
- **你可以斷食嗎?** 當然可以。全球已有數百萬人為了減重(以及其他許多理由)而斷食。這本書就是來幫助你走出第一步。

Chapter 4
斷食的好處

斷食最明顯的好處是減重。但除此之外，還有其他一籮筐的好處，而且其中很多好處早在未現代化之前就廣為人知。人們靠斷食一段時間來達到身心健康的目的，這曾經是很平常的事。這種斷食往往被稱為「淨化」、「排毒」，或「純化」。而且大家都相信它可以清掉體內毒素，返老還童。他們的認知百分之兩百正確。斷食可以：

讓頭腦更清楚、更專心

減掉體重和體脂肪

降低血糖

改善胰島素的敏感度

提振精神

促進脂肪燃燒

降低血膽固醇

預防阿茲海默症

延年益壽

抗老化

降低發炎反應

我們會在後面章節詳談這些對健康的好處。但是，為什麼斷食優於其他飲食法呢？我們將在這一章仔細探討斷食的優勢何在。

飲食法令人失望

同樣有上述健康好處的其他飲食法，最大的問題出在它們都很難落實，這是我和過度肥胖的病人及第二型糖尿病患者共事時發現的。

過度肥胖和第二型糖尿病的問題都在於胰島素過高。既然精緻碳水化合物是胰島素居高不下的主因，所以一開始我自然都要求病人從低碳水化合物飲食著手。但蛋白質，尤其是動物蛋白質（乳製品和肉類），也會刺激胰島素生成，因此過度攝取這些食物都有礙療程進展。至於加工食品也是罹病的關鍵因素。所以，最理想的飲食是全天然的非加工食物，它的精緻碳水化合物必須很低，天然油脂很高，蛋白質適量。

同儕審查下的眾多研究已經證實這種飲食法對第二型糖尿病有最好的效果，而且非常安全。所以我在跟病人合作飲食加強管理計畫時，都會先從這種飲食法著手。我建議他們降低攝取糖分和精緻碳水化合物，改吃天然未加工的食物。我發表演說、講課、追蹤進度、懇求他們、循循善誘。逐頁檢討食物日誌。**但就是不管用。**

這種飲食法是很有效，但前提是一定要照表操課。但這對我的很多病人來說，都太麻煩又太複雜了。他們交還給我的食物日誌上滿滿記載著麵條和麵包，但還是信誓旦旦地說，他們有遵守低碳水化合物飲食的原則。不知怎麼搞的，他們就是不認為皮塔餅（Pitas）、印度烤餅（Naan），和其他大餅是「麵包」。他們無論如何也搞不懂我對他們的要求是什麼。他們終究不是那種對營養學很執著的人，不會每分每秒都在研讀醫學期刊。他們有自己的全職工作，有家人要照顧，所以試圖瓦解他們五十年來的飲食習慣，難度實在太高。此外，由於這些飲食幾乎都跟傳統飲食完全相反，因此他們往往很難接受這種飲食對他們真的有好處的說法。

但我不能放棄。他們的健康——還有他們寶貴性命，的確得靠妥善的治療才能活下去。而第二型糖尿病是很討厭的疾病，它是北美地區目前為止造成眼盲、截肢,和腎臟衰竭的主因。除此之外,糖尿病也是心臟病、中風,和其他心血管疾病的背後凶手。第二型糖尿病是飲食疾病,所以解決對策也得靠飲食。最重要的一點是,它是一種治得好的疾病。

我需要一套新的策略,但終極目標不是降低碳水化合物的攝取,應該是降低胰島素。而減少碳水化合物的攝取,只是達成此目標的其中一個方法。可是所有食物都會多少刺激胰島素的釋出,所以要降低胰島素,最有效的方法就是什麼都不吃。換言之,斷食。

我根本沒有必要再另起爐灶。人們通常會被最新和最屌的飲食趨勢或未來的超級食物所吸引,比如藜麥、巴西莓（acai berries）,或羽衣甘藍脆片（kale chips）。但人類歷史經過了幾千年之後,我們還有可能再找到「一個超屌的東西」嗎?沒有「它」我們就會活不去的東西嗎?這幾千年來,沒有「它」,我們不也活下來了?

斷食是這世上最古老的飲食干擾法。它跟其他飲食法完全不同,它不是最新也不是最屌的,卻通過了時間的考驗,而且真實存在。它不是要你做點什麼的那種飲食法,而是要你什麼都別做。在很多層面上,它都不同於傳統飲食。斷食明顯的好處非常多。

好處 # 1：它很簡單

健康飲食究竟是由什麼構成,這方面始終沒有共識,因此我的病人經常一頭霧水。他們應該攝取低脂?低碳水化合物?低卡路里?低糖?還是低升糖飲食?

斷食則採取完全不同的做法,要弄懂它,其實很簡單。它簡單到你用兩句話就能解釋清楚:什麼都不吃,只喝水、茶、咖啡或骨高湯。就這

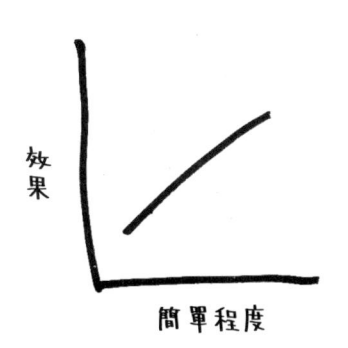

這是從 www.behaviorgap.com 的「有效簡單」（Effective Simplicity）概念衍生而來,由知識共享署名許可（CC BY）授權使用。

> **麥可・羅斯西奧博士**　　　　　　　　　　　　　　**斷食明星隊**
>
> 一開始我是為了把斷食運用在腸胃的治療上，才對它感到興趣。我有很多病人都有嚴重的食物敏感症，儘管他們的飲食都很健康。這些病人的潛在性發炎或感染問題總是揮之不去。斷食可以瞬間緩解症狀，從源頭治本。

麼簡單。

市面上林林總總的飲食法之所以失敗，是因為效果不好。不過，要是人們無法遵守它們所訂的規矩，失敗也是正常的。斷食最明顯的好處就是它很簡單，所以才有效。舉凡涉及到飲食方面的規定，都是愈簡單愈好。

好處＃2：它不花錢

我喜歡病人食用本地的草飼有機牛肉和有機蔬菜，避吃白麵包和其他高度加工食品。但真相是，這類健康食物通常非常昂貴，可能比加工食品貴上十倍。

穀類享有政府津貼的補助，所以售價比其他食物來得低廉。這意味著〇・五公斤新鮮的櫻桃可能要價六・九九美元，而一整條麵包卻只要價一・九九美元。特價時，一整盒通心粉可能只賣你〇・九九美元。所以按預算來看，買通心粉和白麵包來餵飽全家人，當然容易多了。

如果有一種飲食法是你負擔不起的，那麼不管它多有效，都變得不重要。對於那些沒有經濟能力負擔這類飲食法的人來說，是價格因素害它變得無效。但也不能因此就讓這些人註定這輩子擺脫不了第二型糖尿病和可能的殘疾。

斷食不用花錢。事實上，它不只不用花錢，還很省錢，因為你不需要買任何食物。沒有昂貴的食物，沒有昂貴的補充劑，沒有代餐棒、代餐奶昔或藥物。斷食的價格是零。

好處 # 3：它很方便

常吃家裡手作從無到有烹調出來的餐點，當然很健康。但是有很多人，包括我在內，其實都沒時間或沒有意願在家下廚。我們周旋在工作、學校、家人、孩子、課後活動，以及工作之餘的活動這些事情當中，剩下的時間真的很有限。而烹調涉及到食材的準備、購買、烹飪和清理，這一切都需要時間，而時間似乎是一種永遠短缺的商品。

過去幾十年來，外食比例不斷上升。縱然有很多人試圖推動「慢食」運動（slow food movement），但顯然被速食店打得節節敗退。

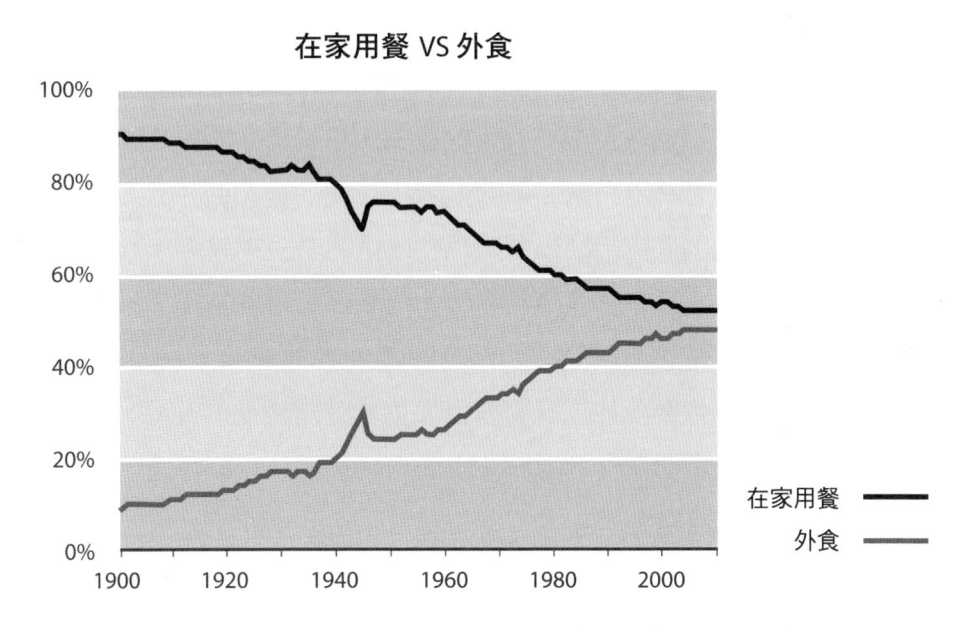

在家用餐 VS 外食

圖 4-1 過去一百年來，在家用餐的次數不斷下降，外食則不斷上升。

資料來源：Derek Thompson, "Cheap Eats How America Spends Money on Food." *The Atlantic*, March 8, 2013

所以，如果要求人們一定要居家烹調，不管你的用意有多好，都不會是致勝之道。但斷食完全相反。你不用花時間買雜貨，不用準備食材，不用煮,不用清理。你的生活變簡單了。

沒有什麼事情比斷食更簡單,因為斷食什麼事也不用做。大部分的飲食法都會叫你做點什麼,斷食卻叫你什麼也別做。有什麼事情比這還簡單?

好處 # 4:你可以盡情享受生活中的小確幸

有些飲食法會建議人們絕對不要吃冰淇淋或甜點,這對減重顯然是很好的建議,但我不認為這種建議夠務實。當然,你可能有辦法六個月或長達一年時間完全戒除甜點,但如果是永遠呢?你真的想這樣嗎?你要想清楚哦。想像一下你好友婚宴上那些美味的蛋糕和香檳。我們真的得永遠摒棄這一點點的小確幸嗎?從今以後只吃生日沙拉,沒有生日蛋糕?只享用感恩節羽衣甘藍脆片?只能吃甘藍菜?沒錯,人生會變得不再繽紛。永遠可是長得很呢。

我的意思並不是說你應該每天吃甜點,只是有了斷食之後,就可以跟大餐抵銷平衡,偶而享用甜點,畢竟生活都是周而復始的。大餐之後斷食,斷食之後大餐。這也是我們從以前到現在的生活方式。縱觀人類歷史,舉凡生日、結婚、假日,還有其他特殊場合,向來都有盛宴為伴,只是斷食應該接在這些盛宴之後。

如果你有婚禮要參加,絕對有權盡情享受婚禮上的一切,大啖美味的結婚蛋糕。要是你定期斷食,當你在享受人生裡這些小確幸時,就不會有罪惡感了,因為你彌補得過來。

斷食最重要的一點,就是你要把它恰如其分地融入自己的生活作息裡。比如說,有些時候不適合斷食,畢竟誰會想在派對上當一個掃興的人——這不能吃,那不能喝。你可以盡情享用,只是你得靠斷食來加以平衡。斷食這種東西真的就是平衡的問題。它是一種反面的概念,就像進食的反面。為了保持健康,你要平衡進食和不進食的時間。當這兩者失去平衡時,我們就會出問題。

好處 # 5：它很有效

很多第二型糖尿病患都有病態的肥胖問題，對胰島素有高度抗性。有時候就連嚴格的生酮飲食（這種飲食法只攝取很低的碳水化合物、適量的蛋白質，和很多的油脂）都無力扭轉形勢。要降低胰島素和胰島素抗性，最快又最有效的方法就是斷食。它的效果好到無可匹敵，足以突破減重的停滯期，降低身體對胰島素的需求。

從治療的角度來看，斷食的關鍵好處在於它沒有上限——斷食的時間毫無上限。世界上最長紀錄的斷食是三八二天，過程中，病患沒有出現任何不良副作用。所以，若是偶而斷食對你來說無效，那麼你可能得增加斷食的頻率或時間長度，直到達成目標為止。

相較之下，藥物這種東西終究都有劑量上限，超過上限，雖然藥效會更好，但可能有毒。在這個時候，若是你的感染還是沒好，便可能需要改變用藥。低碳水化合物飲食或低脂飲食也是一樣道理。你的低碳水化合物或低脂飲食一旦降到零攝取的程度，這種飲食便無法再繼續下去了。它們都有個底限。一旦你抵達底限，便得改變飲食方法，才能得到額外的效果。

斷食沒有上限，所以在治療上很有彈性。換言之，你可以一直斷食到看見你想要的效果為止。它的劑量可以無限上綱。反問自己這個問題：如果你不吃東西，你會不會瘦？當然會，就連小孩都知道你的體重一定會降下來。所以斷食的功效無庸置疑，它是市面上最有力的減重方法。只是要顧慮安全

柏特‧賀寧博士   斷食明星隊

採取斷食作息一個多月下來的總結好處，包括食慾變小、多餘脂肪減少、發炎指數降低（這可以從症狀的嚴重性或 C 反應蛋白〔C-reactive protein，簡稱 CRP〕來判斷），糖尿病患者的血糖降低（這可以從血糖值和糖化血色素〔HbA1c〕來判斷），以及高血壓患者的血壓降低。

上的問題和你有沒有照做而已。對病情比較複雜或嚴重的肥胖症來說，我們只要提高劑量就行了。再者，不管是低脂飲食、低碳水化合物飲食、原始人飲食法——幾乎所有飲食法都只是對某些人有效，其他人卻無效，而當某種飲食法對你無效時，你其實也沒什麼方法可以讓它變得有效。但斷食不一樣，你只要增加斷食的時間就行了。斷食得愈久，便愈有可能減掉體重——它終究會成功。

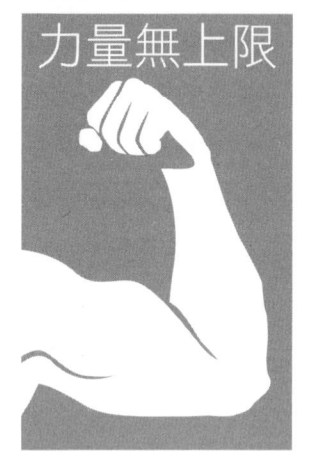

好處 # 6：它很有彈性

　　有些飲食計畫提倡你一早起床便進食，然後一天當中每隔兩個半小時就吃點東西。有些人靠這種飲食法成功，但是要找到或準備好一天可吃六到七次或八次的東西，真的很惱人。我沒辦法想像自己的生活每兩個半小時就得被打斷去吃點東西，這對工作時間本來就很忙碌的我們來說，干擾性太大，而且根本沒有必要。

　　斷食可以在任何時間執行，沒有什麼硬性規定。你可以斷食十六小時，也可以斷食十六天。你可以在時段上混搭，不需要什麼固定模式。你可以這禮拜斷食一天，下禮拜斷食五天，再下禮拜斷食兩天。人生本來就是變化莫測，斷食可以讓你隨心所欲地運用。

　　任何地方都可以斷食，不管你住在美國、英國，或阿拉伯聯合大公國都無所謂。你也許住在北極的極地荒漠，也許住在沙烏地阿拉伯的沙漠，這統統沒關係。再重複一次，因為斷食強調的是什麼都不必做，等於簡化了我們的生活。它讓事情變得簡單，而其他飲食法卻顯得很複雜。

　　無論是什麼原因，只要你覺得不舒服，就可以停止斷食。它完全可逆。

| 患者經驗分享 | 史黛拉（英國利茲） |

> 斷食可以很靈活。一天當中隨你安排斷食時間，不用一成不變。比如說，假如我星期四有重要會議——覺得先吃早餐比較好——我可以改變斷食時間的長度，或者把它改到這禮拜的其他天來進行。

若是基於個人理由，你想停止斷食幾個禮拜，也無妨。你若想在聖誕假期或夏季搭船出海度假，好好享受人生，當然也可以。只要假期結束後再回頭來斷食就行了。

和減重手術（有時候稱之為「胃間隔手術」）比起來，雖然這種手術幫助過很多人減輕不少體重，至少是短期內，但它有很多併發症，而且幾乎都是不可逆的。手術本身是不可逆的，它是永久性手術。若是效果不好，只能算你運氣不好。但斷食不一樣，它完全操之在你，任何時候你想斷食或停止斷食都可以。

好處＃7：它能配合任何飲食法

這是最大的好處：斷食可以配合任何飲食法來運用。這是因為斷食不要你做什麼事，它要你什麼都**別做**。所以它是減法，不是加法。這使得斷食完全不同於你所想到的其他飲食法。

你不吃肉？你還是可以斷食。
你不吃小麥？你還是可以斷食。
你對堅果過敏？你還是可以斷食。
你沒有時間？你還是可以斷食。
你沒有錢？你還是可以斷食。

你常旅行？你還是可以斷食。
你不下廚？你還是可以斷食。
你八十歲了？你還是可以斷食。
你有咀嚼的問題？你還是可以斷食。
有什麼比這更簡單？

伊莉莎白斷食成功的故事

我在南非長大，大半輩子都體重過重，因為溜溜球減肥效應的關係，體重高高低低過幾次。二〇〇二年，我展開了為期兩年的無脂、高碳水化合物飲食計畫。二〇〇四年，我被診斷出第二型糖尿病、膽固醇過高，還有高血壓的毛病，於是開始服藥。我父親和我的手足也都因為同樣問題在服藥。

體重高達一〇五公斤的我，決定放棄無脂、高碳水化合物飲食法，改採低碳水化合物、嚴格攝取卡路里的飲食方法。於是我的體重降到七十五公斤，維持了十八個月，但由於這種飲食法太嚴苛，很難持續下去，於是無可避免地，我又復胖了。二〇一〇年年底，我嚇壞了，因為超音波顯示，我有非酒精性脂肪肝的問題。

二〇一一年四月，醫師在我的第二型糖尿病處方箋上加開了胰島素的注射針劑。他說我必須增加胰島素的劑量，直到我的血糖降下來為止，其他什麼也沒解釋。於是我照他的話做。二〇一一年底，我每晚注射一百二十個單位的長效性胰島素，每餐之間則注射八十個單位的速效型胰島素。除此之外，我在早上和晚上也都得服用其他糖尿病藥物。

從開始注射胰島素之後，不管我怎麼努力或多賣力運動，體重都無法減輕，即使我不再攝取碳水化合物也一樣。我知道這跟胰島素有關。快轉到二〇一五年一月：我受夠了，又開始拒吃碳水化合物，並決定去上一種三十分鐘高強度的間隔性訓練課程。我的血糖掉到了二・三mmol/L。這時我因緣際會地讀

二〇一五年一月	
體重	96公斤
空腹血糖值	9.5mmol/L
糖化血色素	7.6%
胰島素劑量	360單位/每天

到馮醫師的一篇文章，是他在開普敦（Cape Town）的低碳水化合物、高脂會議（Low Carb High Fat Convention）上所發表的，文中提到第二型糖尿病可以逆轉。我看著他在 YouTube 上的影音介紹，那是我第一次發現到這裡頭的內容很有道理，我立刻決定先停掉胰島素的注射。但是，我在南非找不到任何營養師或醫師可以幫我。

於是我上馮醫師的部落格，詳讀他的飲食加強管理計畫。同年二月底，我開始斷食，同時搭配低碳水化合物飲食。我把胰島素的劑量減半，先進行一週三天的斷食。斷食那幾天，我早上只喝咖啡加鮮奶油，其餘時間只喝加檸檬片的水。後來我知道其實不用吃早餐，於是我開始在非斷食日，只在傍晚的時候吃一餐。

我的血糖持續下降，於是我停了胰島素的所有針劑，並持續攝取低碳水化合物、舊石器時代飲食（換言之，真正的食物）。我的體重緩緩下降，磅秤上的指針來到八七・八公斤。我已經減掉六・二公斤的體脂肪（占總脂肪的二・九％），我的腰圍少了三十五公分。

六月初，我的體重減輕到七九・七公斤，我的體脂肪少了一三・〇三公斤（七・三％），腰圍少了四六・五公分。

我繼續我的斷食療法。八月的時候，我終於找到一位醫師可以幫助我走完最後一里路。我的斷食成果在很多方面令很多人感到驚訝，包括一些在醫界服務的朋友，當初他們曾礙於禮貌，不敢當面告訴我我瘋了。

現在是二〇一五年十一月。我的體重降到六十八公斤，體脂肪少了二〇・六二公

二〇一五年六月	
體重	79.7 公斤
空腹血糖值	7.6mmol/L
糖化血色素	6.2%
胰島素劑量	無

斤（一二‧四％），腰圍少了七七‧五公分。

　　我明白我一直在跟我最愛的碳水化合物搏鬥，尤其是麵包和水果。但我知道我的進食方法——只吃真正的食物配合斷食療法——是可以永續進行的。誠如馮醫師所說，難免會有盛宴當前的時候，但遇上饑荒（斷食），就足以平衡了。減輕了這麼多體重之後，我整個人有精神多了。就算是在斷食期間，也是活力充沛。

二〇一五年十一月	
體重	68公斤
空腹血糖值	5.9mmol/L
糖化血色素	5.3%
胰島素劑量	無

Chapter 5
為減重而斷食

　　長期減肥是一件徒勞無功的事。所有飲食法——不管是地中海飲食法、阿金博士飲食法，還是老式的低碳水化合物、低卡路里飲食法——似乎都只能有短期的減重效果。經過起初的幾次成功經驗之後，會開始出現停滯期，接著是可怕的體重反彈。儘管低碳水化合物飲食法的短期減重效果已經被證明比其他飲食法來得好，也逃不過相同的停滯期和反彈期。不管你有多麼認真奉行飲食法的規定，也不管飲食策略是什麼，都會發生這種無情的體重反彈現象。

「少吃多動」不管用

　　你有沒有聽過一句話叫「事實擺在眼前」？更精闢的說法是「事實勝於雄辯」。意思是要真正判斷某件事是不是成功，一定要看最後的結果。你認定某件事管用，不見得它就真的管用。

　　同理適用在過度肥胖的問題上。過去五十年來，有關營養方面的主流模式一向是「控制卡路里的攝取與消耗」。它的概念是，你攝取的卡路里要少於你消耗掉的卡路里，體重才會持續減輕。一般人相信卡路里較高的膳食脂肪尤其會害人發胖（相較於每克碳水化合物或蛋白質只有四卡路里熱量，每克脂肪的熱量高達九卡路里）。

　　低脂低卡路里飲食法配合增量的運動，是最受普遍推薦的減肥法⋯⋯目的無非是增加卡路里的燃燒量，降低卡路里的攝取量⋯⋯所以，可以簡單總結為「少吃多動」的減肥法。這看起來應該很有效，我們也想像得出它有效的原因。但真的是這樣嗎？這套減肥法的成效究竟如何？

你我都知道，過去幾十年來，這套方法雖然被廣為提倡，但過度肥胖的問題仍在全球各地肆虐蔓延。位於亞特蘭大市（Altanta）的美國疾病控制預防中心（Centers for Disease Control and Prevention）一直在密切追蹤美國的肥胖症趨勢，根據資料顯示，二〇一五年，沒有一個州的肥胖率**低於**二〇%。但在二十年前，也就是一九九五年，沒有一個州的肥胖率**超過**二〇%。

所以我們得到兩個不爭的事實：

事實一：過去二十年來，傳統的減重建議要求大家少吃多動。
事實二：過去二十年來，肥胖的比例爆炸性增加。

有鑑於這兩個事實，推論只有兩種可能。第一，我們的標準膳食建議很好，只是大家沒有遵守。這純屬想像吧？！畢竟一說到健康，大家都很聽醫師的話，我們都曾親眼見過，只要有醫師開始推薦什麼，大家就會一窩蜂地跟進。當醫師勸導大家別抽菸時，他們就不再抽菸。一九六〇年代中期，數據資料顯示，肺癌和抽菸之間有明確的關聯性，美國醫事總署（Surgeon General of the United States）首度發布公共衛生警告。沒多久香菸消費量開始下滑，後來醫事總署提出二手菸的報告，下滑量更是加劇。

當醫師建議大家小心自己的血壓和膽固醇時，他們就會注意自己的血壓和膽固醇。但不知怎麼搞的，當醫師建議大家少吃多動時，他們竟然沒有照辦？不可能吧！

這種思考模式也就是眾所皆知的「譴責受害者」。我們假設某建言是好的，所以要是沒效，一定是這個人沒有確實照建言行事，等於把錯從建言者身上轉嫁到落實者的身上。

過去的香菸消費量

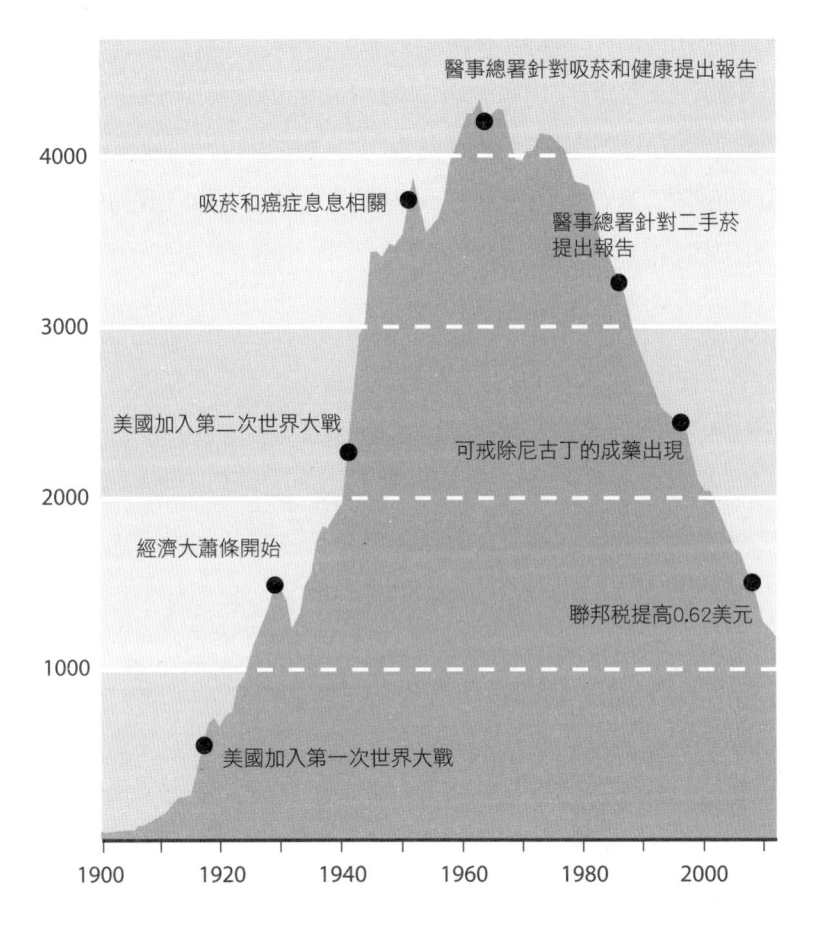

圖表標註（由上而下、由左而右）：
- 醫事總署針對吸菸和健康提出報告
- 吸菸和癌症息息相關
- 醫事總署針對二手菸提出報告
- 美國加入第二次世界大戰
- 可戒除尼古丁的成藥出現
- 經濟大蕭條開始
- 聯邦稅提高0.62美元
- 美國加入第一次世界大戰

圖 5-1 1900-2012 年，成年人香菸的每人平均消費量。當醫師告知大家抽菸有害健康時，人們便乖乖聽話，吸菸率開始下降。

資料來源：SurgeonGeneral.gov

　　事實上，美國人曾遵照政府的營養指南行事。美國農業部（USDA）製作的第一本《美國人飲食指南》是在一九七七年發行。它建議美國人調整飲食，以便完成兩大明確目標：增加碳水化合物的攝取量，減少總體油脂的攝取量。雖然卡路里的降低並不在目標內，但膳食油脂減少，自然也會降低卡路里的攝取,因為相較於碳水化合物,油脂的熱量更高。

自一九七〇年開始,人們的蔬菜、水果和穀物的攝取量增加了,紅肉、雞蛋和動物脂肪的攝取量則下降,這個趨勢完全吻合美國農業部的建議。可是美國農業部所承諾的好處卻未完全實現。

第二個可能的推論(也只剩下這個推論了)是,**少吃多動的這個建議根本是錯的**。科學研究證實了這一點。

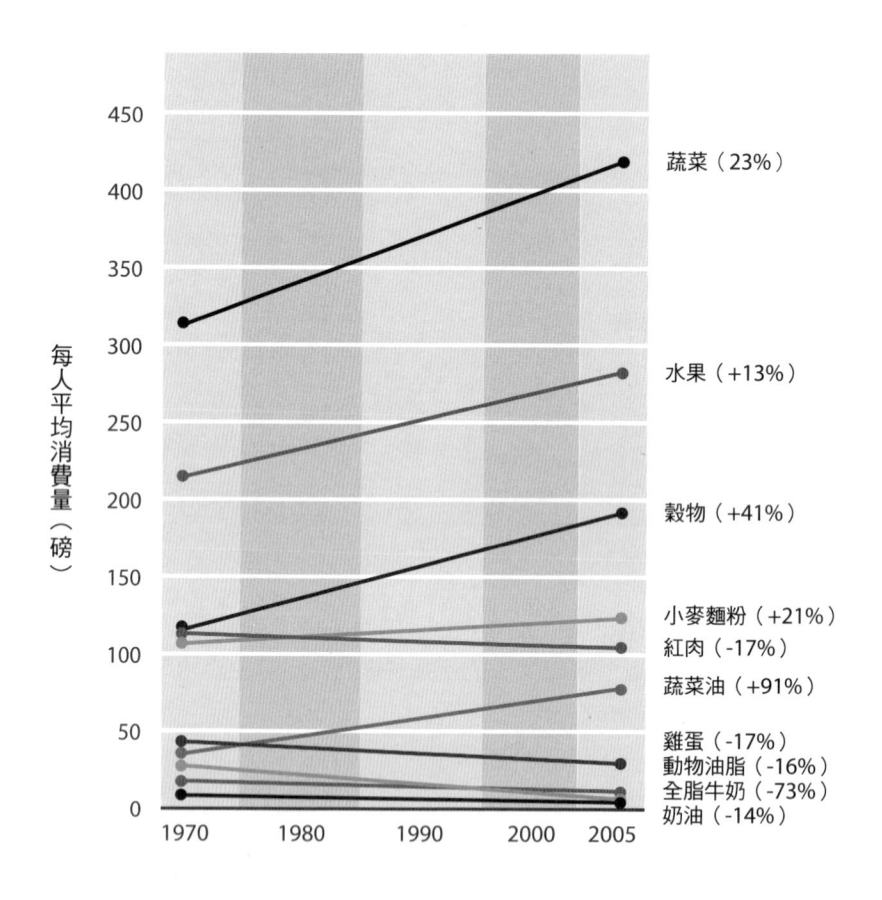

圖 5-2 自一九七〇年以來,美國人大半遵從政府的飲食建議。但在此同時,過度肥胖卻像流行病一樣爆開來。

資料來源:Wells and Buzby, "Dietary Assessment of Major Trends in U.S. Food Consumption, 1970-2005"

幾十年來，我們都心知肚明低卡路里減肥法（降低卡路里攝取量，增加卡路里燃燒量）的成功率有多低。根據一九五九年所做的研究指出，它的失敗率高達九八％。靠這種低卡路里減肥法減重的人，只有二％的減肥者可以成功維持兩年九公斤的減重效果。

特別是最近，二〇一五年，英國的研究專家九年來持續追蹤十七萬五千多名肥胖男性和女性的減重率，結果發現光靠減少卡路里攝取而達到正常體重的機率，以女性來說是〇・八％，男性是〇・四七％。所以使用傳統卡路里減重法，最可能發生的情況就是九九・二％的失敗率。

就算是針對低卡路里減重法做過的最完善研究，結果也證實它是行不通的。女性健康倡議協會（Women's Health Initiative）做了一種大型的隨機對照試驗，曾針對近五萬名婦女展開七年半的追蹤研究。其中一組婦女遵循低脂、低卡路里飲食，她們攝取很多穀物、水果和蔬菜，每日總熱量降低三六一卡，油脂熱量的攝取從三八・八％降到二九・八％。此外，她們也把運動量提高一四％。另一組則是依照平常的飲食。原本預計那組降低卡路里、增加運動量的婦女每年可以平均減重十六・三公斤，或者說七年下來，應該可減重一一四・三公斤。另一組的體重則不會有變化。

但最後結果卻令所有相關人士跌破眼鏡。兩組實際減重成果的差異不到九〇七公克！更糟的是，降低卡路里、增加運動量的那組婦女，她們的腰圍從八十九公分增加到九十公分。這些婦女長久以來都小心翼翼地遵循「少吃多動」的原則，結果卻比以前還胖。最為人所知的例子是長壽的實境電視秀《超級減肥王》（The Biggest Loser），許多肥胖的參賽者在節目裡比賽，看誰減重最多。儘管短期成效常常令人驚豔，但參賽者幾乎都在節目結束後復胖。第三季的優勝者凱依・希巴爾德（Kai Hibbard）曾說參加那個節目「是我此生犯過最大的錯」。第二季的蘇珊・曼東卡（Suzanne Mendonca）說這節目從來沒辦過團圓秀，因為「我們都復胖了」。

女性健康倡議協會實驗：少吃多動

碳水化合物% ——
油脂% ——
卡路里（100s）- - -
體育活動 — — —

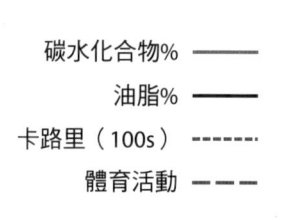

圖 5-3 女性健康倡議協會研究的參與者，連續七年降低卡路里和油脂攝取量，同時增加碳水化合物的攝取量和運動量。

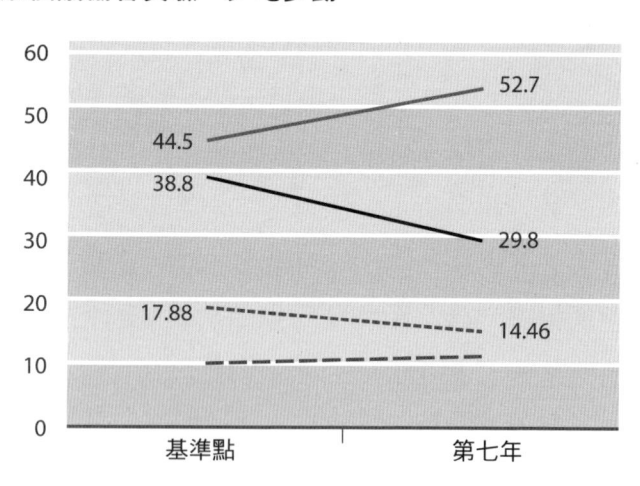

基準點　第七年

碳水化合物%：44.5 → 52.7
油脂%：38.8 → 29.8
卡路里（100s）：17.88 → 14.46

資料來源：Data from Howard el al., "Low-Fat Dietary Pattern and Weight Change over 7 Years: The Women's Health Initiative Dietary Modification Trial"

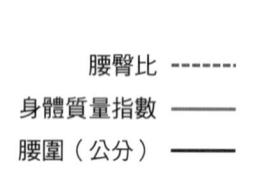

腰臀比 - - - -
身體質量指數 ——
腰圍（公分）——

圖 5-4 雖然採取低脂低卡路里飲食（請參考圖 5-3），女性健康倡議協會研究的參與者在 BMI 或腰臀比上的改變並不大，腰圍卻稍微增加。

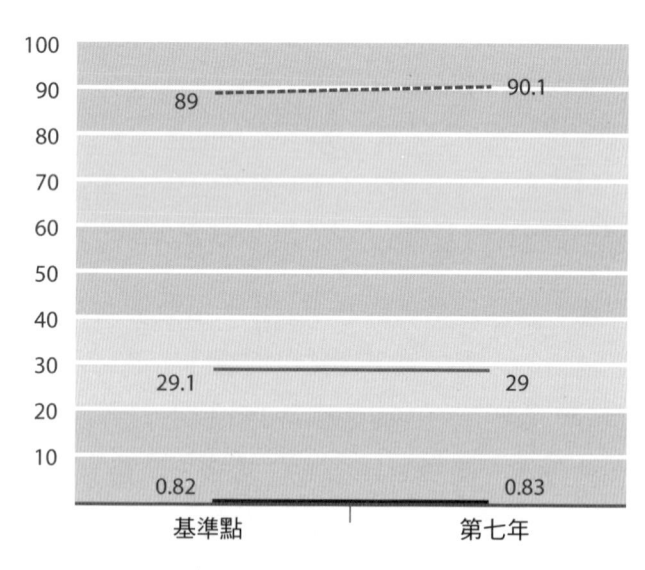

基準點　第七年

腰圍：89 → 90.1
BMI：29.1 → 29
腰臀比：0.82 → 0.83

資料來源：Data from Howard el al., "Low-Fat Dietary Pattern and Weight Change over 7 Years: The Women's Health Initiative Dietary Modification Trial"

圖 5-5　九年來，遵守低熱量飲食的婦女並沒有比那些採正常飲食的婦女在減重上占到更多便宜。

資料來源：Data from Howard el al., "Low-Fat Dietary Pattern and Weight Change over 7 Years: The Women's Health Initiative Dietary Modification Trial"

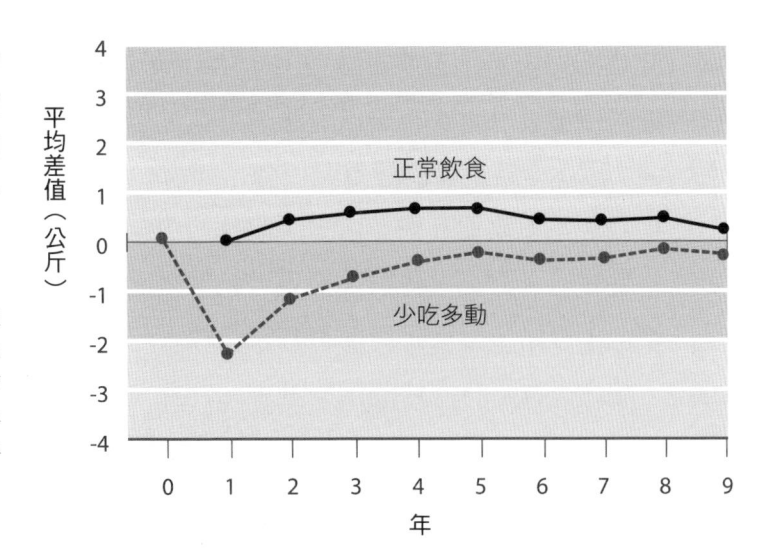

　　怎麼會這樣呢？《超級減肥王》裡的飲食法限制參賽者只能攝取七〇％的卡路里基本需求量，這表示你一天只能吃一二〇〇到一五〇〇卡路里，再加上一個禮拜六天、每天好幾個小時的激烈體能運動。這就是典型的「少吃多動」減肥法，也是世界各地的營養學家和保健專家推薦的。也難怪二〇一五年的《美國世界新聞報導》（*US News & World Report*），會將《超級減肥王》的減肥法名列減重飲食的第三名。

　　一項針對《超級減肥王》參賽者所做的研究指出，在三十週的拍攝期間，平均而言，參賽者的體重從一四九公斤掉到九一・六公斤，等於平均減重五七・六公斤！體脂肪從四九％掉到二八％。減掉的幾乎都是脂肪質量，不是瘦肉組織或、又稱「非脂肪質量」（有些瘦肉組織難免會隨脂肪消失，不過通常都是皮膚和結締組織，不見得是肌肉）。哇！效果很驚人吧！

　　可惜的是，這些效果無法持久。

　　奇蹟式的減重過後，六年過去了，在十四名接受研究調查的參賽者裡頭，有十三名的體重反彈回來，失敗率高達九三％。體重反彈的主要原因，是參賽者的新陳代謝大幅減緩（我們會在本章後面一點的地方加以解釋）。丹尼・卡希爾（Danny Cahill）是第八季的優勝者，他在參賽期間減重一〇八・四公斤,但是他現在的身體平均每天燃燒的熱量比以前少了八百卡路里。這對持續減重來說是難以克服的障礙,也因為如此,他跟其他多數參賽者一樣,原本辛苦減掉的體重又反彈了回來。

但我恐怕不需要多費唇舌地說服你「少吃多動」這一招沒有效,因為你可能早就知道。對絕大多數人來說,光憑自己的經驗就足以證實這場壯舉的一敗塗地。沒錯,很多研究都證實它沒效,而且重要的是,數以百萬的人試過這方法之後也都有同樣的慘痛經驗。九九%的失敗率?這數字我覺得一點也不誇張。

「少吃多動」這一招分明是場殘忍的大騙局。說它殘忍是因為所有的衛生保健來源都告訴我們它很管用,於是我們深信不疑。結果這招失敗了,我們卻全怪到自己頭上。

但或許有人會說,真要強辯的話,要是你分毫不差地照著「少吃多動」來

《超級減肥王》參賽者在節目裡減掉的體重

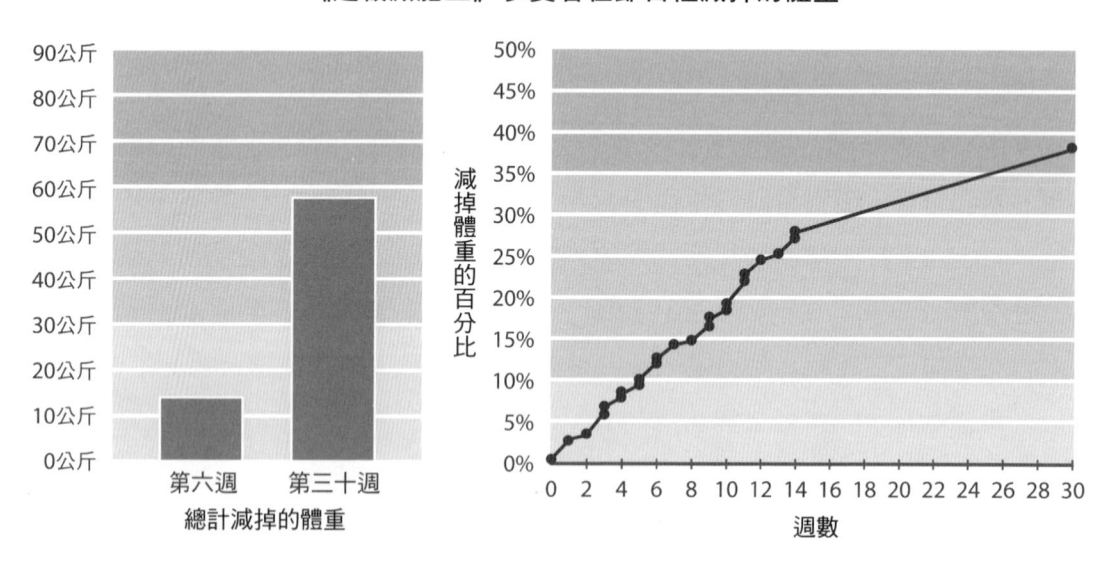

圖 5-6 在三十天的拍攝期間,《超級減肥王》的參賽者展現出驚人的減重成果。

資料來源:Johannsen et al., "Metabolic Slowing with Massive Weight Despite Preservation of Fat-Free Mass"

做，的確是有效。不過，這其實已經無關緊要。無論它是一個沒人確實遵守的好建議，還是被人盲從的爛建議，結果都一樣：它沒有減重的效果。如果最後的成效不佳——的確不佳！——那麼這建議就是爛的。畢竟事實擺在眼前！

所以該怎麼辦呢？唯一合理的結論是，改變方法。我們需要一套新的策略——斷食。

《超級減肥王》參賽者在節目結束後體重反彈回來

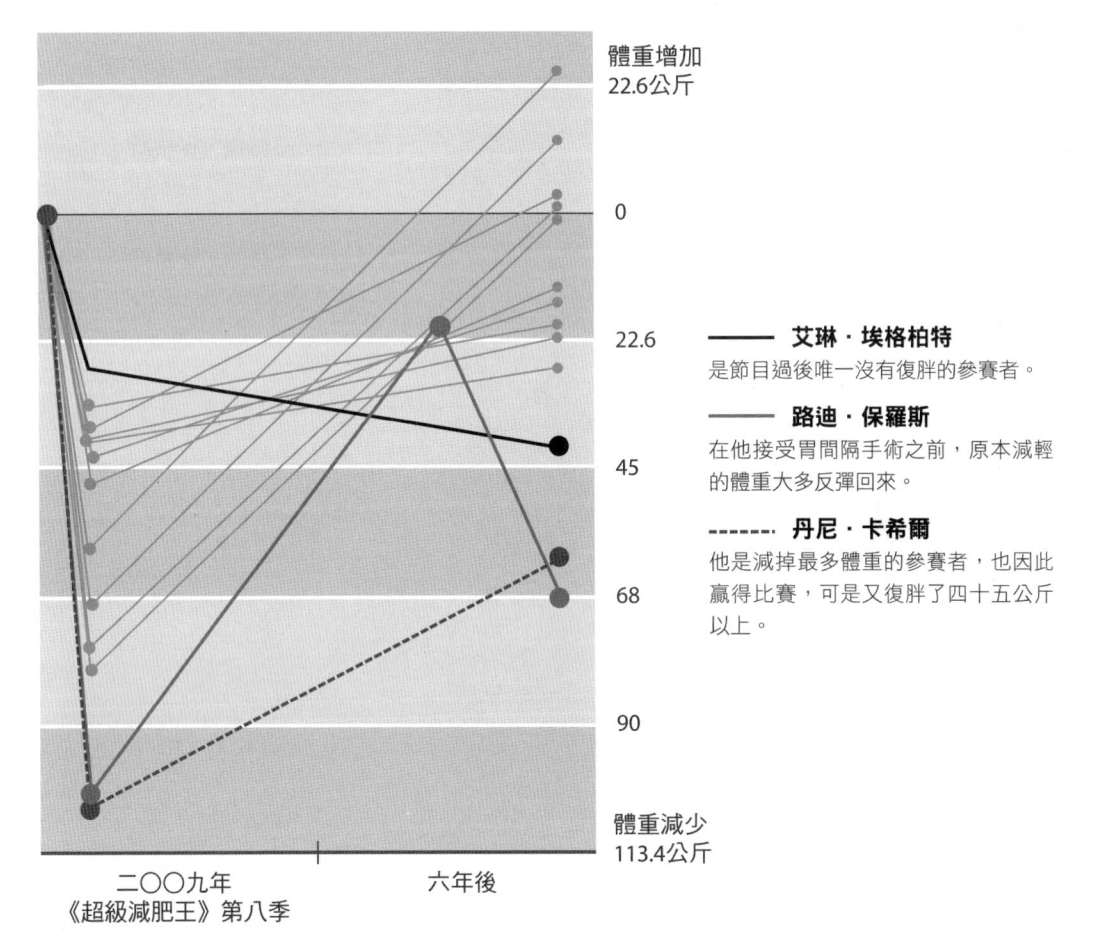

體重增加 22.6公斤

0

22.6 —— 艾琳・埃格柏特
是節目過後唯一沒有復胖的參賽者。

45 —— 路迪・保羅斯
在他接受胃間隔手術之前，原本減輕的體重大多反彈回來。

68 ------ 丹尼・卡希爾
他是減掉最多體重的參賽者，也因此贏得比賽，可是又復胖了四十五公斤以上。

90

體重減少 113.4公斤

二〇〇九年　　　　　六年後
《超級減肥王》第八季

圖 5-7　六年過後，幾乎所有《超級減肥王》的參賽者都復胖。
資料來源：Kolata, "After 'The Biggest Loser', Their Bodies Fought to Regain Weight"

《超級減肥王》參賽者的新陳代謝變緩

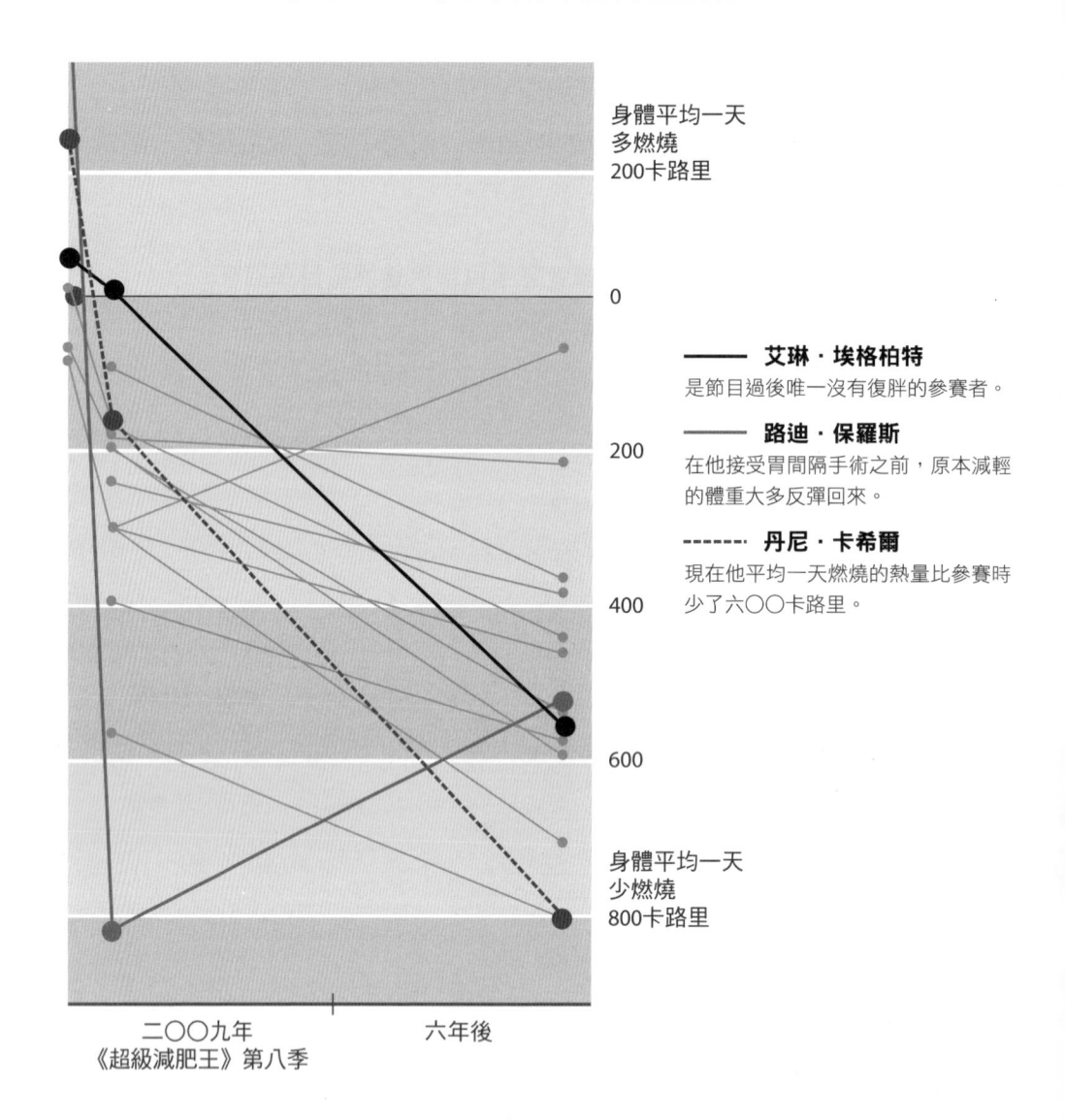

身體平均一天
多燃燒
200卡路里

―――― 艾琳・埃格柏特
是節目過後唯一沒有復胖的參賽者。

―――― 路迪・保羅斯
在他接受胃間隔手術之前，原本減輕的體重大多反彈回來。

------ 丹尼・卡希爾
現在他平均一天燃燒的熱量比參賽時少了六○○卡路里。

身體平均一天
少燃燒
800卡路里

二○○九年　　　六年後
《超級減肥王》第八季

圖 5-8 變緩的新陳代謝使得多數的《超級減肥王》參賽者不可能維持原來減輕的體重。

資料來源：Kolata, "After 'The Biggest Loser', Their Bodies Fought to Regain Weight"

為什麼「少吃多動」沒效——
我們身體到底是如何利用熱量的？

「少吃多動」對減重之所以沒效，是因為對於身體如何運用卡路里有錯誤的觀念：單室模式（single-compartment model）。根據這個模式，人體會把所有食物都變成熱量，再把這些要用的熱量儲存在我們所認定的單室（single compartment）裡。然後身體會利用單室裡的熱量來從事運動和進行基礎代謝（記得嗎？這是指人體的基本功能，譬如呼吸、從血液裡排掉毒素、消化食物等，所有這些活動都需要熱量供應）。

這模式就像浴室裡的水槽，熱量像水一樣流進流出。過多的卡路里被滯留在水槽裡，只要我們身體需要更多熱量，便可以輕易取得——比如說運動會把水槽裡的熱量排掉一點。而這些熱量的儲存形式沒有任何區別。無論是儲存成葡萄糖，隨時可以立刻用掉；還是用於中間時段的肝醣；抑或是長期儲備的脂肪，全被一律平等看待。

但大家都知道，這種模式純屬虛構，它只存在我們的想像裡。

雙室模式（two-compartment model）的說法還比較精確點，因為體內的熱量是以兩種不同形式在儲存：肝臟裡的肝醣和體脂肪。

當我們進食時，身體會從三個主要來源擷取熱量：葡萄糖（碳水化合物）、脂肪和蛋白質。其中只有兩種會被存起來，以後再用。人體沒辦法儲存蛋白質，所以當場利用不到的多餘蛋白質，會被轉化成葡萄糖。葡萄糖可以以肝醣形式存在肝臟裡，但肝臟的存放空間有限，一旦肝醣存滿了，過剩的卡路里就必須以體脂肪的形式來存放。膳食脂肪不用經由肝臟，便可直接吸收進

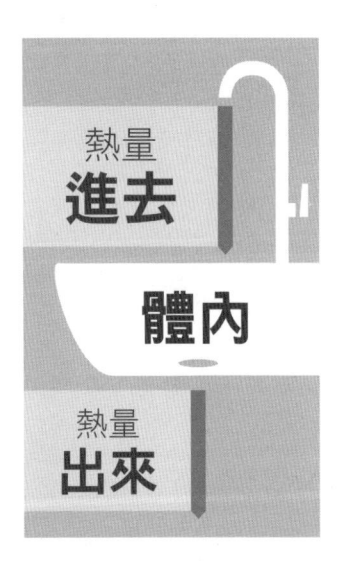

儲存／使用熱量的單室模式。

血液裡。而用不到的脂肪則被儲存成體脂肪。這也是為什麼大家一開始都推薦低脂飲食的原因之一，但是，這些被攝取進體內的卡路里最初落腳的地方，都不是體重增加的主要因素。

你可以把肝醣想像成一臺冰箱。它是設計來短期儲存食物，方便你把食物拿進拿出，但儲存空間有限。另一方面來說，體脂肪比較像是地下室的冰櫃，是設計來長期儲存食物，但要拿進拿出比較費功夫，可是它的空間大很多。再說，若是有必要，你還可以在地下室裡多放幾個冰櫃。當我們採買雜貨時，我們會先把食物放在冰箱裡，等冰箱滿了，再把多出來的食物放進冰櫃——換言之，我們先把熱量以肝醣形式儲存，等存放肝醣的空間滿了，再存成體脂肪。

體脂肪和肝醣都會在缺乏食物的時候被拿來當熱量使用，可是它們的用法並不一樣，也不在同一時間用。

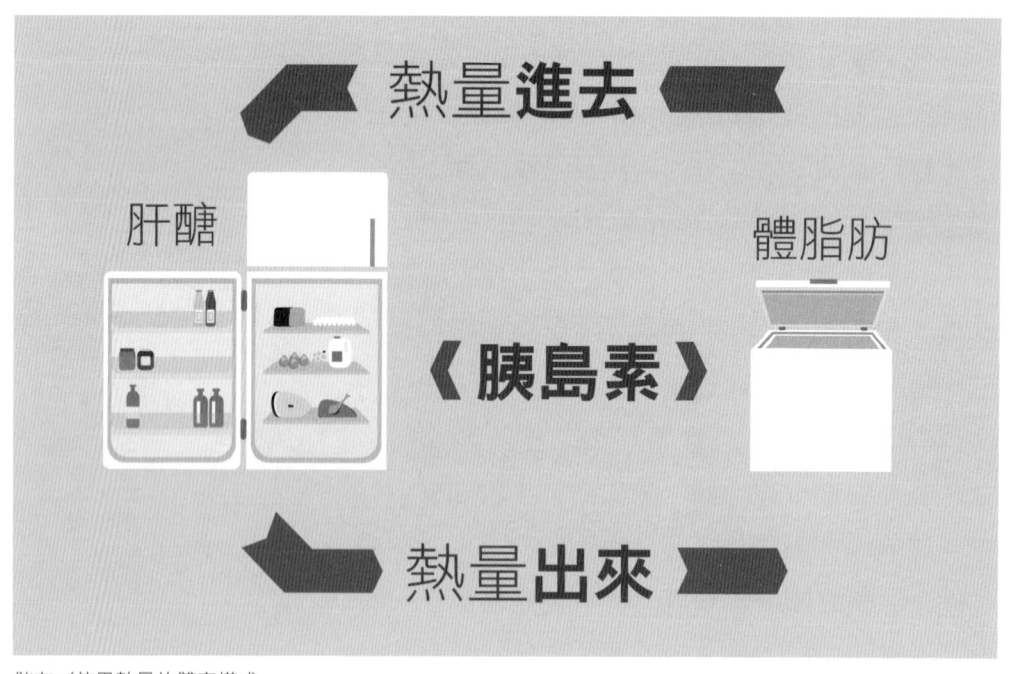

儲存／使用熱量的雙室模式。

人體偏愛使用肝醣做為熱量，甚過於體脂肪。這很合理，因為燃燒肝醣比較容易——用類比的方式來說，去廚房冰箱拿取食物，比走到地下室的冰櫃去拿，要來得方便多了。所以只要冰箱裡還有食物，我們就不會費力地去冰庫裡找。換言之，如果你需要二〇〇卡路里的熱量來散步，只要肝醣還夠，身體就會從肝醣那裡索取熱量——它不會自找麻煩地去取用體脂肪。

雙室，也就是冰箱和冰櫃，不會同時間被使用，而是會**依序**使用。在使用冰櫃裡的東西之前，你需要（多半是）先用光冰箱裡的東西；在你燃燒脂肪之前，得先把多數的肝醣燃燒完。基本上，人體可以燃燒糖或脂肪，但無法兩者同時燃燒。

胰島素是減重和復胖的關鍵因素

能不能輕鬆地走到存放脂肪的冰櫃那裡，得由胰島素來決定。冰櫃是被鎖在地下室的鐵門後面，還是擱在冰箱旁邊？胰島素的濃度是決定性要素。

當我們不進食的時候，胰島素會低下來，這讓我們很容易找到儲存脂肪的冰櫃——身體能很輕鬆地運用這些被儲存的脂肪。胰島素低的時候，你甚至不必完全清空存放肝醣的冰箱，便能打開儲存脂肪的冰櫃，因為它太容易取得了。想像你家裡的冰箱，你需要先清空冰箱裡所有東西，包括半瓶番茄醬和半罐優格，才能從冰櫃裡拿出那包漢堡肉嗎？當然不用！同樣道理，胰島素低的時候，就算還有一些葡萄糖，身體還是可以燃燒脂肪。這表示如果

柏特・賀寧博士 　　　　　　　　　　　　　　　　　　　　**斷食明星隊**

一兩週下來，連續每天十九小時斷食、可以攝食的時間區間為五小時，結果我驚訝地發現到原本過重的體重明顯消失了。當時我只過重九公斤，但這一直很困擾我，因為不管我怎麼少吃多動，都無法消除多餘的體重。後來那幾年，我不時回頭採用這套進食模式來擺脫因恢復一天三餐而累積出來的體重。我發現這種拉長進食間隔時間的方法，每次都很管用。

| 患者經驗分享 | 艾瑞克（猶他州奧格登） |

> 我曾做過間歇性斷食，整整一個半月都只吃晚餐那一頓。結果體力變好，健身時，也能增加抓舉的重量。我每週平均減重一到二公斤，我做過 DXA 掃描，證實我減掉的是脂肪，不是肌肉。除了減重之外，腹部也明顯少了幾公分。而且我有第二型糖尿病，間歇性斷食使我的血糖一直保持在正常範圍內。

你縮減卡路里的攝取，胰島素降低了，身體就會為了彌補食物熱量的短缺，而從冰庫裡拿出脂肪來用，儘管你存在冰箱裡的肝醣還沒完全用完。而你存在冰箱裡的肝醣清得愈乾淨，便愈有可能去動用冰櫃裡的脂肪，而愈容易走到冰櫃那裡，就愈有可能動用冰櫃裡的東西。

胰島素濃度低的時候，不只能接近存放脂肪的冰櫃，也能實際取用脂肪來做為熱量。若胰島素異常低下，脂肪就會不斷被燃燒。我們常在第一型糖尿病患者身上看到這種情況。當胰臟裡製造胰島素的細胞被破壞，就會發生這種事。病人——通常是孩童——會因胰島素的濃度掉到一個完全檢測不到的程度，而燃盡身上儲存的所有脂肪，不管攝取多少卡路里，都無法增胖。這種病若不治療，是會致命的，而胰島素的注射可以讓他們再度正常儲存脂肪。

反過來說，胰島素過高則會防止身體取用冰櫃裡的脂肪，就好像冰櫃被鎖在鐵欄杆後方，它會禁止脂肪分解——阻止身體燃燒脂肪。胰島素的升高

圖 5-9　照片裡是一九二二年一名患有第一型糖尿病的女孩，在胰島素治療前和治療後的對比。

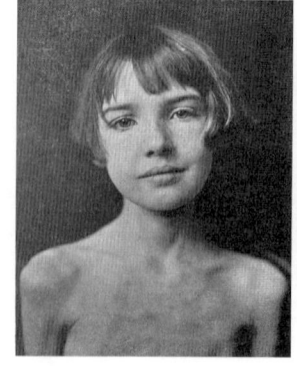

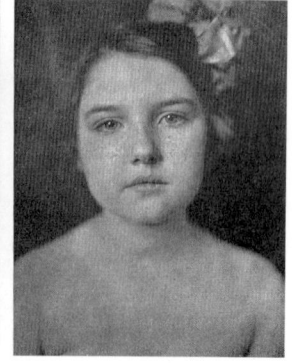

"Cases before and after insulin treatment" by Wellcome Images is licensed under CC BY.

（通常是在飯後）就是在示意我們的身體去儲存那些攝取進來的熱量。因此邏輯上，也會停止燃燒體內儲存的脂肪（既然食物就能提供熱量了，又何必自找麻煩地去燃燒脂肪呢？）

但這不只在飯後才會發生，我們也在一些胰島素過高的疾病裡頭看到這種現象。比如說，常用來治療糖尿病的胰島素注射液，通常會造成脂肪不斷累積，因為身體沒辦法燃燒脂肪。（這對第一型糖尿病患者來說是好事，因為他們身上本來就沒什麼脂肪，但對第二型糖尿病患者來說則不太妙，因為他們的脂肪往往太多。）胰島素抗性有時候也稱為前期糖尿病或者代謝症候群，它最常見的情況就是胰島素一直異常地居高不下。

胰島素抗性

胰島素的功能之一，是把葡萄糖從血液裡搬進細胞，供應熱量。如果你有胰島素抗性，你的細胞不再對胰島素敏感，就算胰島素的分泌量正常，也沒辦法把葡萄糖搬進細胞裡，於是造成血液裡葡萄糖的堆積。基於補償作用，身體就會製造出更多胰島素來強制押解葡萄糖進入細胞，結果造成胰島素居高不下，阻礙脂肪的燃燒。（我們會在下一章針對第二型糖尿病和斷食進行詳細說明。）

但是，一開始是什麼造成胰島素抗性？

線索就在它的名稱裡。胰島素抗性之所以形成，是因為細胞必須對抗過多的胰島素。所以，問題的根源在於胰島素的居高不下，結果造成惡性循環：胰島素太多引發抗性，而胰島素抗性又引發更多的胰島素，結果刺激出更大的抗性。每循環一回，抗性就更嚴重。要成功破解胰島素的抗性循環，絕不是繼續提高胰島素的濃度，而是大幅**降低**胰島素。

這聽起來好像很反常，但試想一下抗生素也有類似問題。首度使用抗生素時，可以立刻殺死大部分細菌，但有少數細菌因為具有自然抗性而存活了下來。由於其他細菌被消滅了，於是它們得以在沒有競爭的情況下獨享資源，開始壯大。這些具有抗性的細菌不斷繁殖蔓延，使得抗生素普遍變得愈來愈沒效——只剩少數細菌還能對付。在這種情況下，抗生素抗性其實是抗生素自己造成的。

你要怎麼阻止抗生素抗性呢？直覺反應是使用更高劑量的抗生素來殺死具有抗性的細菌。但這只會暫時奏效，因為弄到最後，更高劑量的抗生素只會引發更高的抗性。最後造成了抗生素濫用和抗性生成的惡性循環。解決的對策其實剛好相反：我們必須嚴格限制抗生素的使用，這樣一來，具有抗性的細菌才不會繼續增長。

同樣道理也適用於胰島素抗性。當我們的細胞變得對胰島素不再那麼敏感時，身體就會本能地提高胰島素的製造量。這只會暫時有效，但久而久之，只會造成更高的胰島素抗性，引發胰島素愈來愈多和抗性愈來愈高的惡性循環。所以解決對策完全相反：既然胰島素抗性的形成是為了因應居高不下的胰島素，我們就得創造出濃度始終**很低**的胰島素環境。

如果我們不能打破胰島素抗性的循環，胰島素便會一直居高不下。這會阻礙我們的身體去燃燒先前被小心儲存起來的體脂肪。我們的身體不斷收到信號，把熱量儲存成脂肪，從沒被告知去燃燒脂肪。所以該燃燒哪種燃料，這個決定權的關鍵要角是胰島素。

高胰島素＋減少的卡路里＝變緩的新陳代謝

為了了解這一切跟減重有何關係，我們先回到單室和雙室模式上。還記得嗎？傳統上建議的「少吃多動」減肥法根據的是單室模式。這個（錯誤的）概念認為所有熱量都是平等的，都被儲存在同一個地方。所以，如果你消耗的卡路里多過於你攝取的卡路里，一定會燃燒到體脂肪。但事實上，身體會把熱量儲存成肝醣和體脂肪——這就是所謂的雙室理論。要燃燒體脂肪，得先發生兩件事：你一定要先燃燒掉大部分的肝醣，再者胰島素濃度一定要降低到足以打開儲存脂肪的倉庫。

但這兩種工作都不是那麼簡單。當體內的肝醣過低時，你的身體會感應到，於是你開始變得焦躁不安。它會啟動飢餓信號，讓你很想吃東西。要是你吃得不夠多，無法填滿肝醣的倉庫，而你的胰島素依然居高不下，體脂肪就無法釋出。這時對身體來說，剩下的唯一選擇就是降低新陳代謝，這樣一來，燃燒的熱量會比較少。

如果食物或肝醣都能取得，我們就不會去使用較難取得的體脂肪，這樣才能確保身上的脂肪只用在必要的時候。但幾十年下來，葡萄糖的供應向來充沛，脂肪的儲存量迅速激增，因為我們從不曾讓冰箱空下來。換言之，食物送進冰櫃之後，就沒有機會再拿出冰櫃。而且隨著胰島素抗性的出現，胰島素居高不下，要取用脂肪庫存也就愈來愈難。

我們的身體一直想維持一定的體重。任何變化，不管是高於或低於原來體重，都會啟動適應機制，設法回到原本的體重。這也是為什麼減重之後，我們會變得比較容易餓，新陳代謝會毫不留情地減緩下來。我們就得吃得再少一點來維持減輕後的體重。所以是我們的身體叫我們增肥，回到以前的體重。

身體之所以減緩新陳代謝、增加飢餓感，原因是胰島素一直居高不下。你的身體沒有別的選擇，只好降低新陳代謝——試著保留熱量，因為它沒辦法接近儲存脂肪的冰櫃。這也是為什麼胰島素抗性對過度肥胖來說是很重要的關鍵要角：居高不下的胰島素會叫你的身體留住脂肪，同時啟動機制降低身體的新陳代謝。這當然會破壞你在減重上的努力，先是體重停滯，接著無情地爬升回來，儘管你的飲食方法並無不當。對我們當中的有些人來說，改變飲食方法顯然還不夠。

我們舉個例子來說好了。假設你每天攝取二〇〇〇卡路里的熱量，你的體重一直很穩定，所以你一天是燃燒二〇〇〇卡路里。四五〇公克的脂肪

| 患者經驗分享 | 羅賓（馬里蘭州弗里蘭） |

> 我的胰島素抗性讓我無法維持住已經減輕的體重。我六十一歲了，我這輩子沒有一天沒有進食，所以要我斷食，真的有點怕怕的。我的第一次斷食持續了六天（大約是一個月前），這才明白陣發性的飢餓感只是短暫的，很快就消失，所以還算可行。我那個禮拜就減了三·六公斤。從那時候起，我每個禮拜都會有幾次二十四到三十六小時的斷食。短短幾週，我又減了一·八公斤。我的糖化血色素從五·七降到五·二。我的空腹血糖從平均九七降到七五。太棒了！吉米、馮醫師，謝謝你們，謝謝你們，謝謝你們。

有三五〇〇卡路里，如果你身上有四十五公斤脂肪，表示你儲存的脂肪有三十五萬卡路里可以燃燒。

現在假設你想減重，你把你的每日熱量攝取降低到一二〇〇卡。一開始，你會流失掉一些脂肪來彌補少攝取的卡路里。但是，如果你有胰島素抗性，那麼居高不下的胰島素會害你很難接近儲存脂肪的倉庫。高胰島素會指示身體儲存熱量，而不是燃燒熱量。身體以前習慣燃燒二〇〇〇卡路里，但現在只有一二〇〇卡可以燃燒，為了配合，它被迫降低熱量的消耗，基礎代謝率於是降低到一二〇〇卡路里。

誠如你所見，最大的問題不在於沒有足夠的卡路里可用。你有三十五萬卡路里的脂肪存在冰櫃裡，問題是身體無法取用這些卡路里。所以，主要問題是如何取得這些被鎖在脂肪裡的熱量。胰島素是你必須考慮到的關鍵要素，而不是卡路里的攝取量。

這說明了何以《超級減肥王》的參賽者，就跟所有採用「少吃多動」減肥法的人一樣會復胖：他們的新陳代謝為了因應卡路里的降低而趨緩。再加上節目裡所要求的重度運動訓練表也礙難長久照辦。於是，在減緩的新陳代謝和減少的運動量這兩者夾擊下，我們看到了屢見不鮮的體重停滯期。一旦卡路里的消耗量掉到比攝取量少，我們最耳熟能詳的復胖就跟著出現。那還辦什麼團圓秀啊！

試想一下這種感受。你像那些參賽者一樣每天少攝取八〇〇卡路里的熱量，意思是你會全身發冷、昏昏欲睡、感覺疲憊，因為你的身體開始減緩新陳代謝，以便保留熱量。過了一陣子，你再也受不了，於是把卡路里的攝取稍微增加了一點，但你還是吃得比以前少。可是，因為新陳代謝變慢，所以有點復胖。最後你復胖到原來的體重，你的親朋好友都在無聲地指控你沒有乖乖減肥。

這一切都在意料之中，因為眾所皆知低卡路里飲食法的失敗率高達九九％。也難怪《超級減肥王》的減肥法也有類似的慘痛結果。

解決對策：斷食

我們進食的時候，胰島素會上升，阻礙脂肪的燃燒。而身體也不會去燃燒葡萄糖，因為反正有食物的熱量可以自由取用。但在三種巨量營養素當中（碳水化合物、脂肪和蛋白質），碳水化合物最會刺激胰島素的生成。尤其是精緻碳水化合物和糖，對胰島素的刺激效果最大，所以降低這類攝取的飲食法，對中斷胰島素抗性循環和減輕體重來說，是一個很棒的起點。可是對有些人來說，光這樣還不夠。既然所有食物都會升高胰島素，那麼最好的方法就是完全戒除食物。所以我們一直在尋找的答案，簡而言之，就是斷食。

斷食 VS. 低碳水化合物飲食

低碳水化合物和斷食都能降低胰島素，那麼為什麼成功的減重方法不能單靠禁食所有碳水化合物，反而要採取斷食呢？這純粹就是夠不夠力的問題。降低精緻碳水化合物會降低胰島素，但是蛋白質，尤其是動物蛋白質，也會升高胰島素。而什麼都不吃的斷食，可以讓胰島素不斷降低，所以斷食的效果比較夠力。

相較於標準飲食法（碳水化合物占總卡路里的五五％），碳水化合物極低的飲食法（碳水化合物只占總卡路里的三％）可以有效地幫第二型糖尿病患者降低血糖,儘管兩種飲食法攝取的總卡路里數都一樣。換言之,限制碳水化合物的攝取所帶來的血糖降低好處,根本不是因為限制卡路里的攝取。這是一個很有用的知識,尤其之前聽過太多健康專家信誓旦旦地說:「問題全出在卡路里上。」

若不採取斷食,碳水化合物極低的飲食法效果也不錯,大概是斷食效果的七一%。但有時候低碳水化合物還不夠。我有很多病人都有限制攝取碳水化合物,但血糖還是偏高。那你還有什麼其他更夠力的方法?答案是斷食。

胰島素是肥胖症和糖尿病的主要驅動因素,極低的碳水化合物飲食法對胰島素的降低幅度可以達到五〇%以上。但另外的五〇%可以靠斷食。這就是它夠力的地方。

說到降低胰島素,斷食是效率最高、成效最好的方法。但請注意,我並沒有說它最容易。但是,你想要的是一個容易的方法?還是有效的方法?

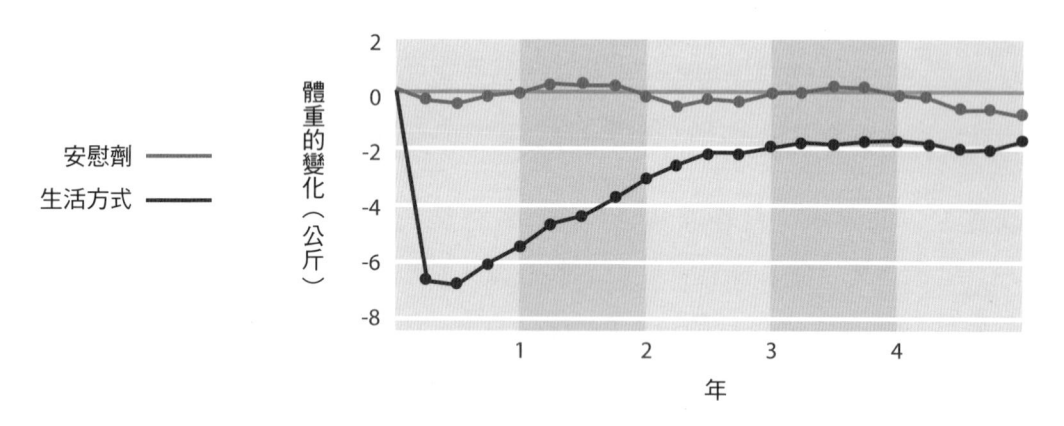

圖 5-10 糖尿病預防計畫(Diabetes Prevention Program)是一個透過飲食和運動或藥物治療來預防糖尿病的實驗,參與者的體重會隨著時間而產生變化。生活方式的改變一開始會達到減重目的,但最後體重還是會回來。

資料來源:Diabetes Prevention Program Research Group, "Reduction in the Incidence of Type 2 Diabetes with Lifestyle Intervention or Metformin"

| 患者經驗分享 | 珍妮（德州沃斯堡） |

我從二〇一一年就開始採用低碳水化合物／高脂飲食法，起初我瘦了二十七公斤。但後來我很失望，因為我復胖了，儘管我有確實遵守那套飲食法。於是我開始合併使用隔日二十四小時斷食法，結果現在我的體重又掉下來了，不到三個月就減了十公斤！我覺得我好像終於找到了我在減重拼圖裡遺落的那一塊，我的健康又操之在我了。

斷食可以停止胰島素抗性，而減少熱量卻做不到

有人認為斷食是因為降低了卡路里的攝取才有這些好處。若果真如此，為什麼降低卡路里攝取的飲食法和斷食這兩者之間的效果差別這麼大？像「少吃多動」這類低卡路里飲食法幾乎每次都失敗以終。單純降低卡路里的攝取不行，但斷食卻往往很有效。這是為什麼呢？

簡單回答這個問題好了，如果你按時進食，就算是攝取較少的卡路里，也不會像斷食那樣可以享有荷爾蒙變化上的好處。斷食期間，新陳代謝會保持穩定，甚至加快速度，以便維持正常的熱量燃燒，這跟低卡路里飲食期間新陳代謝的狀況完全不同。斷食期間，腎上腺素和生長激素也會上升，以便維持體力和肌肉。血糖和胰島素則會降低，身體會從燃燒糖改成燃燒脂肪。這些運作都可以幫忙解決長期的胰島素抗性問題。

最近的隨機對照臨床實驗就清楚說明了這兩種方法的差別性。該研究在一〇七名婦女身上針對每日降低卡路里攝取和間歇性斷食兩種方法進行成效的比對。其中一組的每日卡路里攝取量從二〇〇〇卡降低到一五〇〇卡；另一組則是一個禮拜有五天可以正常攝取卡路里（二〇〇〇卡），其餘兩天只能攝取二五％的卡路里（五〇〇卡）──也就是 5：2 斷食法。這表示一週下來，兩組人的平均卡路里攝取量幾乎是一樣的。降低卡路里攝取的那一組人平均每週攝取一〇五〇〇卡，斷食組的人則是平均每週攝取一一〇〇〇卡。兩組人都採用地中海飲食，其中油脂占三〇％。

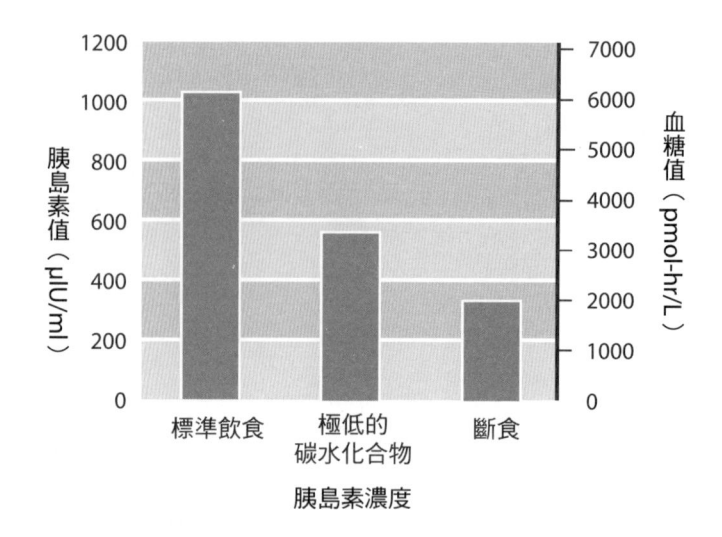

圖 5-11 針對第二型糖尿病所做的研究指出，相較於標準飲食，攝取極低碳水化合物的飲食法的確可以降低胰島素，但斷食的效果會更好。

資料來源：Data from Nuttall et al., "Comparison of a Carbohydrate-Free Diet Vs. Fasting on Plasma Glucose, Insulin and Glucagon in Type 2 Diabetes"

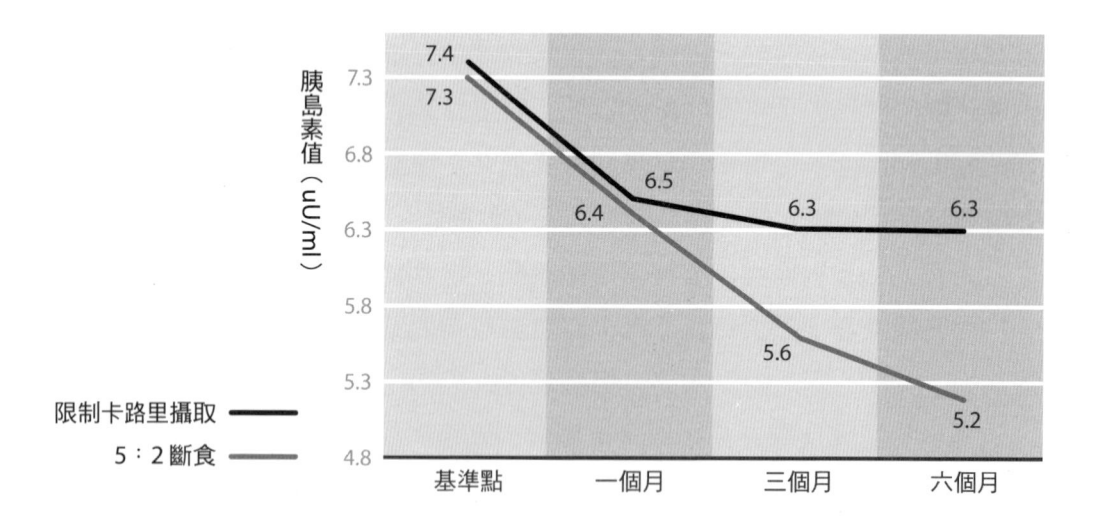

圖 5-12 長時間下來，斷食遠比限制攝取卡路里更能有效地降低胰島素。

資料來源：Harvie et al., "The Effects of Intermittent or Continuous Energy Restriction on Weight Loss and Metabolic Disease Risk Markers: A Randomized Trial in Young Overweight Women"

經過六個月後，兩組人在減重和脂肪量的降低上幾乎有類似的結果，但是採 5：2 斷食法的人大幅改善了胰島素濃度和胰島素抗性，至於降低卡路里攝取的那一組則沒有。

長遠來說，這是降低卡路里攝取的飲食法所遭遇到的一個大問題。胰島素抗性高只會造成胰島素居高不下，惡性循環下，胰島素抗性變得更高。而胰島素的飆高也將無可避免地造成過度肥胖。

多數飲食法因為無法降低胰島素抗性，才會引發復胖問題。但斷食不一樣，它的低胰島素時間拉得比較長，所以可以打斷胰島素居高不下和胰島素抗性的惡性循環。

從另一個角度來看這件事，多數飲食法都忽略了體內平衡的生物原理。人體會去適應環境的變動。舉例來說，若是你身處暗室，突然走進陽光下，一定會瞬間眼花，但過了一會兒就適應了。減重也是一樣道理。如果你在飲食上一直採用降低卡路里攝取的方法，身體就會盡快適應它。為了配合卡路里攝取量的減少，熱量消耗（新陳代謝）會跟著降低。於是，先是出現體重停滯期，接著就復胖了。這不是因為你停用了這種飲食法，而是你的身體適應了它。

為了預防身體適應新的減重方法，留住減重的成果，我們需要依賴間歇性的策略，而不是固定不變的策略。這才是關鍵所在。「始終限制某些食物」

阿貝爾・詹姆斯　　　　　　　　　　　　　　　　　　　　　　**斷食明星隊**

在 ABC 電視臺節目《飲食爭霸戰》（*My Diet is Better Than Yours*）裡擔任王牌教練的我，曾與參賽者科特・摩根（Kurt Morgan）合作過，他剛開始參賽時，體重重達一六〇公斤，體脂肪高達五二％。經過十四週的野外飲食法（wild diet）配合間歇性斷食，科特驚人地減掉約四〇公斤。更重要的是，科特的體脂肪從五二％降到三〇％——減脂效果幾乎比在節目上較勁的其他飲食法多了兩倍。以我個人經驗來說，高脂、低碳水化合物飲食計畫搭配間歇性斷食和策略性的肌力訓練，可以快速地大幅減脂。

並不同於「有時候限制所有食物」，成功與失敗之間的差別就在這裡。

減重手術：有利斷食的一個論據

有一種很徹底的減重方法，經證實比「少吃多動」還有效：減重手術，普遍稱之為「胃間隔手術」。有研究直接比較了《超級減肥王》的參賽者（如果你還記得的話，他們都是採用「少吃多動」減肥法，但最後又都復胖了）和有一樣減重效果的減重手術病人，結果發現那些參賽者所經歷的新陳代謝減緩問題，都沒有出現在減重手術病人的身上。

減重手術有成功逆轉第二型糖尿病的效果。在某項研究裡，處於青春期的第二型糖尿病患者在接受了減重手術後，高達九五％的病患成功逆轉了這個疾病。而在同一個研究裡，三年過後，有七四％的病患發現自己不再有高血壓的問題，六六％的病患發現血脂異常不再出現。

為什麼減重手術的效果這麼好，其他飲食法卻失敗了？這當中有些推測。第一個推測是，當健康的胃大部分被移除時，就會得到這樣的效果。因為正常的胃會分泌一些荷爾蒙，所以理論上，移除了部分的胃，一定可以降低某些玄妙的荷爾蒙，所以才會有效。

這說法實在太牽強。像胃束帶手術（gastric banding）這類更新式的減重手術，是用束帶將胃綁成一圈，而不是移除部分的胃，但它也一樣可以成功扭轉第二型糖尿病，並降低胰島素抗性。所以，並不是因為少了胃分泌出來的那些荷爾蒙才有這樣的成效。

另一個推測是脂肪細胞的減少也會有這樣的成效。脂肪細胞會主動分泌很多種荷爾蒙，譬如瘦體素（leptin）。這是一種體重的調節器。但如果脂肪細胞本身是造成肥胖的一個要角，那麼移除脂肪細胞，應該也會很有成效才對。可是以機械方式移除皮下脂肪的抽脂手術，並不會帶來新陳代謝方面的成效。在某項研究裡，移除十公斤的皮下脂肪，並無法大幅改善血糖問題。它對新陳代謝的改善也沒有幫助，只是門面的美容而已。

當我們燃燒脂肪時，會發生什麼事：
酮體和酮酸血症

你可能聽過生酮飲食——近幾年來它普受歡迎，大家都知道它可以解決很多健康方面的問題，包括過度肥胖在內。而且正如你所見，生酮飲食和斷食有一些共通點。

酮體是生酮飲食名稱的由來。它們是身體燃燒脂肪時所製造出來的物質，會在葡萄糖缺乏的時候被拿來供應腦部。生酮飲食會使身體改燃燒脂肪而不是葡萄糖，製造出酮體。當然，斷食也會引發身體燃燒脂肪，也會製造出酮體。

體脂肪大多是由三酸甘油酯組成，它是由一個甘油主鏈連上三個不同長度的脂肪酸所組成的分子。

脂肪燃燒時，三酸甘油酯會被分解成甘油主鏈和三個脂肪酸。包括肝臟、腎臟、心臟和肌肉在內的體內多數器官，都能直接使用脂肪酸。但有些細胞沒辦法燃燒脂肪，包括腎臟內部（腎髓質）和紅血球。

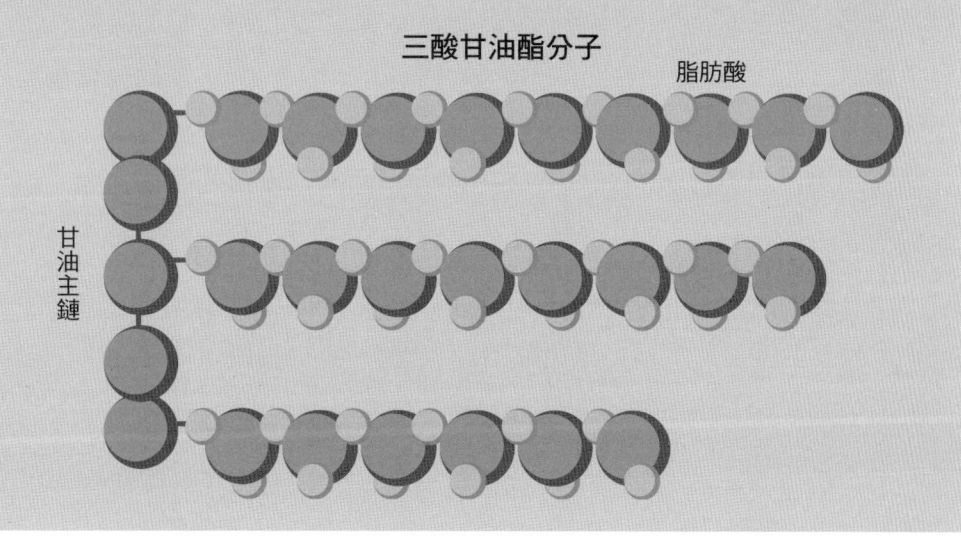

三酸甘油酯分子

為了供應那些細胞所需的葡萄糖，肝臟會利用甘油主鏈來製造出新的葡萄糖分子。不過更重要的是，腦部也沒辦法使用脂肪酸。可是脂肪燃燒期間所生成的酮體可以彌補這個缺口，於是腦部改由靠酮體來驅動，高達七五％的熱量所需改靠酮體來供應，大幅降低了腦部對葡萄糖的需求，並啟用從甘油裡頭製造出來的適量葡萄糖。透過這種方法，三酸甘油酯提供了脂肪酸、酮體和葡萄糖這三種形式的熱量，足以供應整個身體所需。所以沒錯，斷食期間，腦部還是需要靠葡萄糖來正常運作，但我們不需要攝取葡萄糖，只要靠體脂肪便能製造出足夠的葡萄糖來為整個身體提供動能。這是一種正常的狀況，也是我們身體被設計出來的運作方式。

如果你有第一型糖尿病，可能有人會警告你糖尿病酮酸血症的危險性。這跟酮症不一樣，後者只是一種製造酮體的單純狀態。但糖尿病酮酸血症是即使你血糖已經很高了，身體卻還在製造酮體。

在這種情況下，胰島素應該升高來處理血糖的問題，可是製造胰島素的胰臟 β 細胞被毀壞了，無法製造出足夠的胰島素。（這也是為什麼第一型糖尿病患者需要服用胰島素，因為他們的身體無法製造出足夠的量。）由於缺乏胰島素，身體會製造出很多酮體。但因為血液裡已經有許多葡萄糖，而腦部又偏愛使用葡萄糖，於是酮體沒辦法被當燃料燃燒，反而堆積在細胞外面，就像一堆堆還沒用的木柴一樣。這是很危險的狀況，甚至危及生命。

在非糖尿病的正常情況下，酮體雖然升高，但會被持續燃燒供腦部使用。如果你沒有第一型糖尿病，別擔心：你不會得到酮酸血症。

但這不是什麼魔法，也不是什麼難解的奧祕。減重手術之所以有效，純粹是因為它能啟動突然和劇烈的卡路里驟減效果。而所有這些好處也都能透過斷食手段獲得。簡單地說，**減重手術只是靠手術強制斷食。**

減重手術會使病人驟減食物的攝取量，若是吃得太多，就會引發反胃和嘔吐。這種驟然降低卡路里的手段，也會像斷食期間那樣出現荷爾蒙變化，以保持代謝率的穩定。所以不會像那種比較漸進式的降低卡路里做法，在體重降低時，代謝率也跟著降低。長期的研究發現，減重手術後代謝率的降低不會超出減重後的預期程度。（一百三十六公斤體重所消耗的熱量一定比九十公斤體重多，所以代謝率的些微降低是在預期中的。當我們提到新陳代謝的減緩時，我們指的是比這還要低的代謝率。）腎上腺素和生長激素會增加，幫忙維持瘦肉組織和保持高代謝率。胰島素和血糖也降低。但那種每天「少吃多動」減少攝取卡路里的方法，並無法提供這些在荷爾蒙上的好處，而斷食可以。

直接比較研究顯示，在減重和降低血糖這兩方面，斷食其實優於減重手術。這兩種減肥法也都對第二型糖尿病很有效。所以重點來了：**如果減重手術的好處是來自於卡路里的驟然劇減，那麼為什麼不乾脆斷食算了，那就不用去做減重手術了？基本上，斷食就是不用動手術的減重手術啊。**

動任何手術都得付出代價。減重手術後，普遍會出現併發症。手術後三年內，有一三％的青春期患者會嚴重到得再動手術。最常見的併發症是傷疤會使食道逐漸縮小，造成進食困難。要處理這毛病，得漸進式將很粗的管子

馬克・斯森   **斷食明星隊**

斷食因為一開始那幾天會流失很多水分，所以往往可以很快減輕重量（可能是因移除了過敏食物，或者是釋出了肝醣及其積水，而降低了發炎的現象）。要減輕體重，關鍵方法是別在斷食結束後馬上大吃大喝，並且是維持適度的運動。

滑進病人的喉嚨裡，予以擴大。這過程往往得重複多次。

所以，為什麼不乾脆斷食好了？我想不出任何理由不斷食。一般人總以為，身為醫師的我若是建議病人把健康的胃切除，重新接通腸道，就是很棒的醫師，代表我很為病人著想。但要是我建議他們靠斷食來達成減重手術所能達到的目的，而且又沒有併發症，也不用花錢，那我一定是瘋了。這結論實在很怪。斷食明明安全多了，也簡單多了，而且效果就算沒有更好，也是一樣好啊。

也許人們不願意斷食的最常見原因是它太難了。沒錯，他們常常在還沒嘗試斷食之前，便先做出這樣的判定。人們總是對我說：「我沒辦法斷食二十四小時。」於是我問他們：「你怎麼知道不行？你試過嗎？」他們的答案通常是：「沒試過，我只是知道我一定辦不到。」

事實上，幾乎每個人**都能**斷食。全球其實已經有數百萬人基於宗教目的

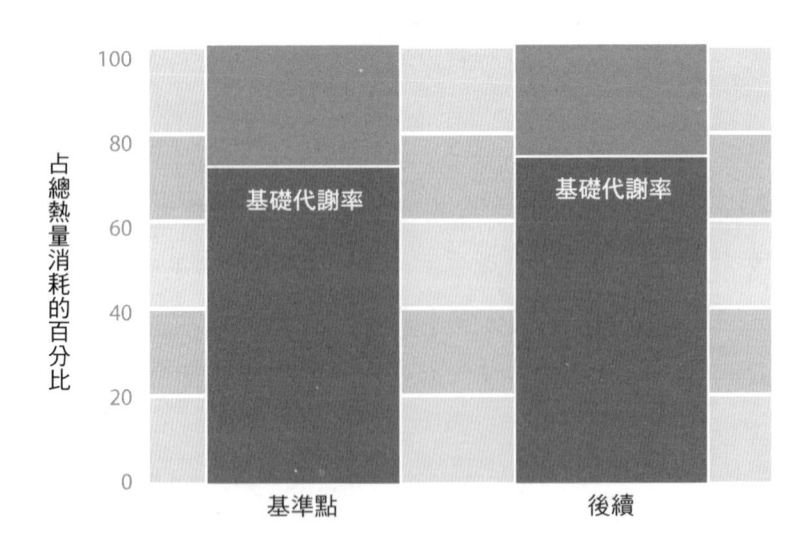

圖 5-13 減重手術的病人和那些只是降低卡路里攝取的人不同，他們的基礎代謝率不會降低（請參考圖 5-8）。

資料來源：Das et al., "Long-Term Changes in Energy-Expenditure and Body Composition After Massive Weight Loss Induced by Gastric Bypass Surgey"

定期斷食,還有在血檢之前或做大腸鏡檢查之前,標準程序都需要二十四小時的斷食。只要他們願意嘗試,他們可以做到。斷食就像其他事情一樣,做愈多次就愈容易。它不需要什麼特殊技巧——它不要你做任何事,它要你什麼都別做。你只要不吃就行了。它是減法,不是加法。所以它跟你聽過的其他醫療保健之道(服用維生素、服用藥物、動手術)完全相反。這也可能是斷食為什麼這麼有效的原因。這裡借用一下《歡樂單身派對》(Seinfeld)的說法好了,大家都想看有主題有主線的喜劇故事,但這是一部沒有主題沒有主線的喜劇故事。[1]

當然減重手術有很多已經證明的短期好處,至於長期好處,問題可能比較多。不過,這種手術並非必要的。試想有一種減重手術沒有手術後的併發症,也不用花錢,不需要去住昂貴的醫院或動用到手術設備,更不需要找受過特別訓練的外科醫師來動刀。只要透過被我們稱為「內科減重手術」的斷食,就能辦到。

為減重而斷食,應注意什麼?

斷食計畫所得到的減重成績因人而異。你會發現跟肥胖糾纏得愈久,就愈難減重。像胰島素這類藥物更可能讓減重難上加難,所以你必須堅持下去,耐心以對。

當斷食期間所減輕的體重開始等同於進食期間增加的體重時,恐怕就會經歷到減重的停滯期。(不想要有停滯期的唯一方法是繼續斷食,一次斷食幾週或幾個月,否則難免會出現這種兩邊抵銷的狀態。)改變你的斷食方法或飲食法可能有幫助。有些病人會把斷食時間從二十四小時拉長到三十六小時,或者嘗試四十八小時的斷食。有些則會試著一天只吃一餐,也有的人會

---

[1]《歡樂單身派對》不同於其他情境喜劇,它每集故事自成一體,以四位主要人物的日常生活、工作、異性關係等等做為情節,鋪陳笑料。

嘗試連續斷食一整週。這些改變都會有效，重點在於改變斷食的方法。

此外，斷食最為人所知的是，它可以在剛開始的時候快速減重，通常頭幾天平均每天減重〇・五到一公斤，只可惜它減的不全是體脂肪。斷食期間平均每天約可以減掉〇・二五公斤的體脂肪，所以，如果你一天減掉〇・五公斤以上的體重，除了〇・二五公斤的體脂肪之外，其他減掉的都是水分，只要一進食很快就會補回來。這沒什麼不正常或不尋常。當水分回來的時候，別感到失望或認定斷食不管用。

斷食和皮質醇

皮質醇是一種荷爾蒙，會在壓力狀態下釋放出來，不管是生理上還是心理上的壓力。它會啟動戰或逃反應（fight-or-flight），這是一種生存適應理論。

但皮質醇也是肥胖的主要驅動因子之一。事實上，人造的皮質醇，是一種叫強體松（prednisone）的類固醇藥物，具有增重作用，尤其是對軀幹而言。由於斷食可能被視為某種潛在的壓力源，所以有人擔心它可能使皮質醇上升。

但針對間歇性斷食所做的研究顯示，皮質醇的濃度普遍不受影響。為期兩週的間歇性斷食並不會升高皮質醇，就算是為期七十二小時的斷食也無法大幅提升皮質醇。每個人的皮質醇濃度互有差異，但大體來說，斷食期間皮質醇的升高程度尚不足以構成問題。以我自己的經驗來說，斷食的人絕大多數都沒有皮質醇升高的問題。但這不表示從來沒有人遇過這方面的問題，我偶而也得治療幾名自覺斷食對他們的皮質醇造成不良影響的病人。像這樣的情況，就有必要改變他們的飲食方法。

Chapter 6
為第二型糖尿病而斷食

　　世界衛生組織（World Health Organization, WHO）於二〇一六年公布了它對糖尿病做的第一份全球報告。從報告裡顯然看得出來，糖尿病是一場來勢洶洶的浩劫。自一九八〇年以來，飽受糖尿病之苦的人數上升四倍。為何這種古老的疾病會成為二十一世紀的瘟疫？

　　人類對糖尿病的認識有幾千年之久。根據西元前一五五〇年古埃及藥典《埃伯斯紙草文稿》（*Ebers Papyrus*）的記載，這種病症被形容是「多尿」。大約在同時期的印度古籍也討論了 *madhumeda* 這種病，這大概可以翻譯成「甜尿病」的意思。病人會毫無來由地消瘦，不管嘗試餵他們什麼，都長不胖。奇怪的是，螞蟻很喜歡他們的尿，因為尿液莫名地甜。到了西元前二五〇年，曼菲斯市的阿波羅尼奧斯（Apollonius of Memphis）希臘醫師稱此病症為 *diabetes*，名稱本身暗指排尿過多。可是為什麼這幾千年來，醫學、科技和營養學愈來愈進步，這種古老的疾病卻反倒愈來愈猖獗，甚至主宰著我們現代的衛生醫療體系？

　　糖尿病有兩種類型，第一型和第二型。從很多方面來看，這兩種類型完全相反。第一型糖尿病是自體免疫疾病，人體自身的免疫系統莫名攻擊和破壞胰臟裡的胰島素製造細胞，造成胰島素的嚴重不足。

　　但另一方面，第二型糖尿病是屬於飲食和生活形態疾病。我們的身體為了因應始終過高的血糖而製造出過多的胰島素，結果造成胰島素抗性⋯⋯這就像我們待在一個有特殊味道的房間，久了之後，就聞不出那個味道了。身體如果長期曝露在過多的胰島素裡，也會變得對胰島素的信號無感。第二型糖尿病和過度肥胖之間有明顯的關聯。減輕體重往往可以逆轉這類型的糖尿病。

由於第一型糖尿病患者的問題出在缺乏胰島素，所以對他們來說，注射胰島素是可以救命的療法。但如果是第二型糖尿病，給病人胰島素就不見得有效——畢竟他們的身體已經製造出很多胰島素（事實上，是過多了）。對他們來說，飲食療法最有可能成功治癒他們。第二型糖尿病飲食療法可以往回追溯到好幾個世紀以前，只可惜過去的經驗教訓大多被遺忘了。

早期的糖尿病治療

在十九世紀中期之前，這兩種糖尿病都沒有特效藥可以治療。第一型糖尿病是到一九二一年發現了胰島素之後，才脫離致命疾病的行列。第二型糖尿病在二十世紀之前其實並不常見，理由有二：第一，這種病通常是在五十歲後被診斷出來（事實上，它以前被稱為成年人糖尿病），而病患的平均壽命比現在低。第二，當時食物不像現在這麼充裕和隨手可得。食物不足加上平均壽命較低，於是第二型糖尿病顯得很罕見，所以鮮少有人努力去尋找對它有效的治療方法。當時一般人都普遍同意，若是不對糖尿病做任何具體或有效的治療，最後一定致命。

而這一切在阿波里奈・鮑查德（Apollinaire Bouchardat, 1806-1886）為糖尿病患者創建了一套治療性飲食之後，開始有了轉變。鮑查德有時候被人奉為現代糖尿病學之父，他創建的飲食法是根據他在普法戰爭期間的觀察所

患者經驗分享　　　　　　　　　　　　　　　　**克萊爾**（澳洲阿德雷得）

低碳水化合物、高脂飲食幫我了一半的忙，另一半的忙則是靠斷食完成！我終於解決了二十年來的胰島素抗性問題。如今我減輕了十三・六公斤，雖然四十歲，但穿的是美國四號尺寸的衣服。

得，他發現定期挨餓會使尿液排出的葡萄糖較少。他的著作《是尿裡有糖還是糖尿病》（De la Glycosurie ou Diabète Sucré，暫譯）周詳地陳述了整套飲食方法，並要求病患禁食糖和澱粉。這跟低碳水化合物飲食法有異曲同工之妙，而最近低碳水化合物飲食也被再度公認對第二型糖尿病具有療效。

就在步入二十世紀的時候，著名的美國醫師弗雷德利・麥迪森・艾倫（Frederick Madison Allen, 1879-1964）和艾略特・喬斯林（Elliott Joslin, 1869-1962）開始大力提倡糖尿病加強型飲食療法。艾倫認為糖尿病是一種疾病，原因是「過度緊繃」的胰臟應付不了過度飲食的需求。我們現在都認為第二型糖尿病的胰臟是「被操到筋疲力竭」，而艾倫的看法與我們的多少不謀而合。艾倫的假設是，大幅減少飲食攝取量，可以讓功能失調的胰臟將工作負擔減輕到足以應付得過來，病人才能存活到胰臟完全損壞為止。

在一九二一年發現胰島素之前，艾倫的「挨餓療法」被普遍認為是最理想的療法（或者說飲食法也行）。這種飲食法的卡路里攝取量極低（平均每天攝取八〇〇卡路里），碳水化合物的攝取也受到嚴苛的限制（平均一天低於一〇公克）。住院接受治療的病人從早上七點到晚上七點，每兩個小時喝一次威士忌和黑咖啡，其他食物全在禁食之列（不清楚為什麼艾倫博士認為威士忌是必要的），一直持續到尿液裡完全沒有糖為止。經過這個階段之後，低碳水化合物食物才被慢慢重新放回飲食裡，然後是蛋白質，而前提是尿裡的葡萄糖濃度得保持在很低的情況下。許多報告指出這種嚴苛的食物攝取方式，曾經讓許多成年病患瘦到只剩三十公斤。然而，有些糖尿病患對於這種療法的反應竟出奇地好，明顯不同於以往。因尿裡有糖而引發的多尿和口渴症狀，都有了相當程度的改善。

艾倫於一九一五年在《美國醫藥科學期刊》（American Journal of the Medical Sciences），發表了他針對四十四名病患首度做的病例分析。在一九一四年到一九一七年之間，他又治療了九十六名病患，平均住院天數六十九天,最長天數是三〇四天。當時常有醫師建議「求助無門」的糖尿病患去找艾倫治療。但是我們不太清楚病人出院之後,是否會繼續遵守這種斯巴達式的飲食法。艾倫在他一九一九年出版的《糖尿病治療的全飲食規定》(Total Dietary Regulation in the Treatment of Diabetes,暫譯)裡,發表了七十六名病患的詳細臨床成果。

事實上,對艾倫的療法反應良好的病人,很有可能都是得了第二型糖尿病,或者不完全的第一型糖尿病。艾倫這套療法的有效性,因為對第一型和第二型糖尿病的區別缺乏了解而大打折扣。第一型糖尿病患者通常都是體重嚴重不足的孩童,至於第二型糖尿病患者則大多是體重過重的成年人。而卡路里極低的飲食對那些營養嚴重不良的糖尿病患者來說,有致命的危險。事實上,很多孩童因為這套飲食法而餓死。但艾倫和喬斯林卻諉稱這是營養不足(inanition)的關係,理論上來說,就是飢餓引發的衰竭。這種結果實屬悲劇。但別忘了,當時第一型糖尿病幾乎等同於致命性疾病,所以艾倫和喬斯林其實算是最後一搏地搶救他們的性命。大家都明白——艾倫也很明白——他的治療只是在死於糖尿病和死於挨餓或營養不良之間,做出絕望的取捨而已。但對糖尿病患來說,這終究是帶有一線曙光的可行療法,因此算是一大躍進。艾倫的飲食法成了許多學術醫學中心的標準療法,而且被普遍認定有數十萬名病患因它而被延長壽命,能活著歡慶撐到胰島素注射治療的問世。

喬斯林是第一位專精於糖尿病的美國醫師,而且很可能是歷史上最著名的糖尿病專家,他在波士頓創辦了全球知名的喬斯林糖尿病中心(Joslin Diabetes Center),並執筆寫了最具權威的教科書《糖尿病的治療》(The Treatment of Diabetes Mellitus,暫譯),這本書直到今天都還在市面上流通。他發現艾倫的療法對他的一些病人來說,有相當大程度、甚至幾近奇蹟式的改善,於是在一九一六年寫道:「經過這兩年的斷食經驗之後,所有人或許就會承認,暫時性的營養不良對糖尿病的治療是有幫助的。」

一九二一年,弗雷德利・班亭(Frederick Banting)和約翰・馬克勞(John Macleod)在多倫多大學(University of Toronto)發現胰島素。此發現令大眾欣喜無比,大家都相信糖尿病終於有藥醫了,於是對飲食療法的興趣頓時消失。但不幸的是,糖尿病的故事並未結束,這只是春天來臨的假象。

雖然胰島素可以從瀕死邊緣救回第一型糖尿病患者,但對第二型糖尿病患者的整體狀況來說幫助不大。不過還好二十世紀初期,第二型糖尿病跟過度肥胖一樣仍稱不上是常見的疾病。但是到了一九七〇年代晚期,過度肥胖

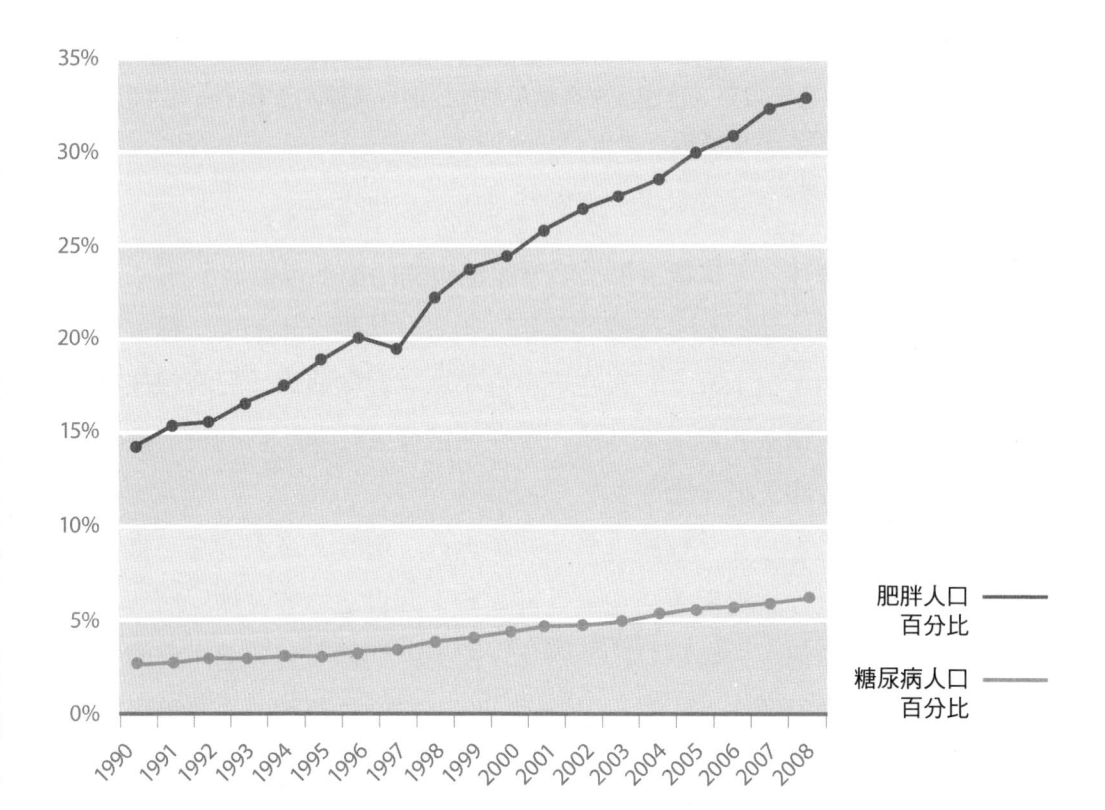

圖 6-1　自一九九〇年以來,隨著肥胖人數的增加(BMI 超過 30 的人),罹患糖尿病的人數也節節高升。

資料來源:"Diabetes and Obesity Growth Trend in the U.S.," *Diabetic Care*, blog, http://blog.diabeticcare.com/diabetes-obesity-growth-triend-u-s/. Data from cdc.gov

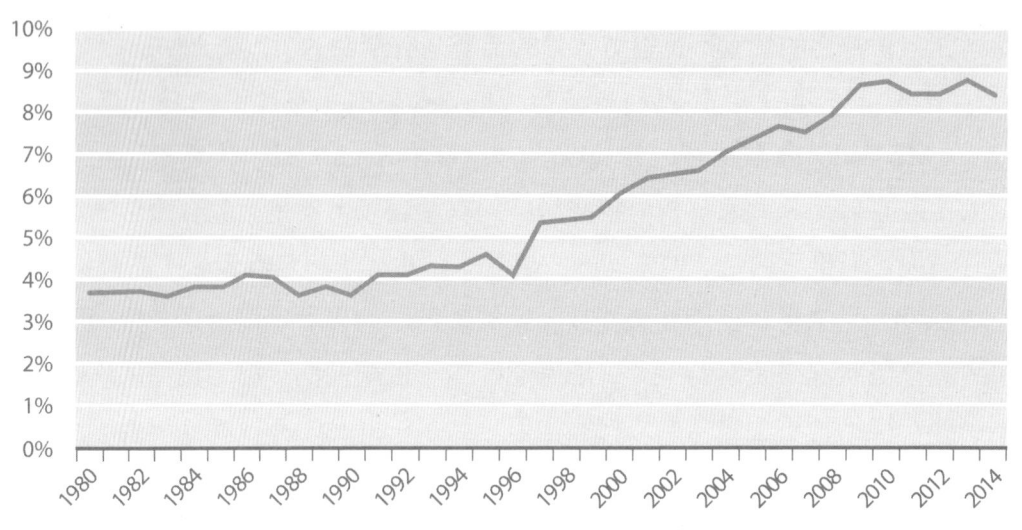

圖 6-2 自一九八〇年以來，美國人罹患糖尿病的比例一直穩定上升。一九九〇年代晚期，這個比例突然急劇增加。
資料來源：Data from cdc.gov

的比例開始持續攀升。十年後，第二型糖尿病也開始勢不可擋地上升。

過去三十年來，第二型糖尿病的罹患人數不分性別、年齡層、種族、人種，和教育程度地大幅上升。它正在攻擊愈來愈年輕的病人：兒科糖尿病門診原本都是第一型糖尿病患者來就診，現在卻被像流行病一樣的第二型糖尿病淹漫，而且患者都是肥胖的青少年。

雖然自十九世紀以來，醫學進步，知識爆炸，但令人諷刺的是，當今的糖尿病問題卻比以往來得嚴重。在十九世紀和十九世紀之前，糖尿病雖然致命，卻是罕見的疾病。快轉到二〇一六年，罹患前期糖尿病和糖尿病的美國人竟然比沒罹患的還要多：二〇一二年，一四・三％的美國成人有糖尿病，三八％的美國成人有前期糖尿病，總計五二・三％。糖尿病患者人數在世界各個角落不斷攀升。這些病人幾乎都體重過重，飽受糖尿病併發症之苦。糖尿病是世界上最古老的疾病之一。然而，就在多數疾病都隨著先進的醫藥知識而獲得改善時，糖尿病卻每況愈下，甚至到了全球流行病的程度。

為什麼呢？為什麼我們無力阻止糖尿病的蔓延？

被遺忘的古老智慧：第二型糖尿病和飲食之間的關係

今天，糖尿病專家都認為第二型糖尿病是一種漸進式的長期性疾病。但是，縮減胃尺寸、嚴格限制食物攝取量的減重手術，卻證明這觀念是錯的。因為做了手術之後，就算是還沒減掉大量體重，第二型糖尿病往往也可以在幾週內獲得改善。

誠如我們在第五章所討論，斷食和減重手術都能大幅驟減食物的攝取量，所以難怪斷食也能有類似效果。事實上，這一百多年來，眾所皆知可以靠斷食來治療第二型糖尿病。當時喬斯林認為真相已經大白，根本不需要再做什麼研究。有趣的是，內臟脂肪，也就是儲存在器官裡和器官周圍的脂肪，可能也在第二型糖尿病裡扮演了重要的角色。它對健康的危害較大，而且不幸的是，它比皮下脂肪更常見。斷食和減重手術兩者都可以優先降低內臟脂肪。

拿戰爭期間的挨餓對第二型糖尿病的影響來說好了。在第一次和第二次世界大戰時，第二型糖尿病的死亡率大幅下降，那是因為戰時有食物配給

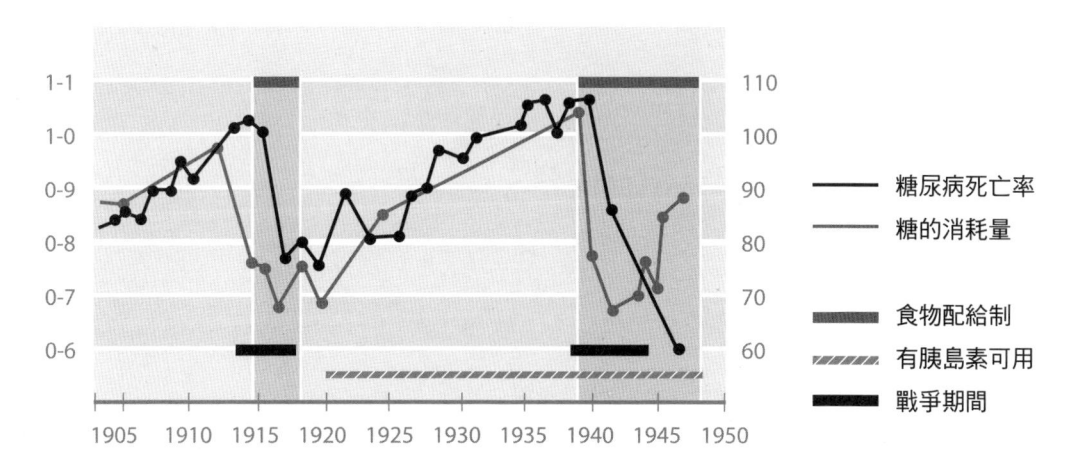

圖 6-3 戰時實施食物配給制時，糖尿病的死亡率獲得了改善。

資料來源：Cleave, *The Saccharine Disease*

制，於是造成卡路里攝取量持續縮減。圖 6-3 顯示，戰時糖的配給制和糖尿病死亡數量的降低是同時發生的。但別忘了，不是只有糖有配給制，幾乎所有食物都需要配給，才會持續大幅降低卡路里，而這跟艾倫那惡名昭彰的挨餓飲食法有異曲同工之妙。

想像二次世界大戰期間，一個英國成年人每週的配給量：

培根	114 公克
糖	228 公克
茶	57 公克
起司	57 公克
奶油	57 公克

我想我那十三歲的兒子恐怕會在一餐之內就嗑完這裡一週的分量，然後還要求送上甜點！

值得注意的是，當時糖尿病患者被迫放棄他們的糖配給量，改以奶油補償他們。然而，儘管一九二〇年代初期，市面上已經推出胰島素來治療糖尿病，但在兩次世界大戰之間的空檔期，隨著人們重回以前的飲食習慣，死亡率又攀升回來了。

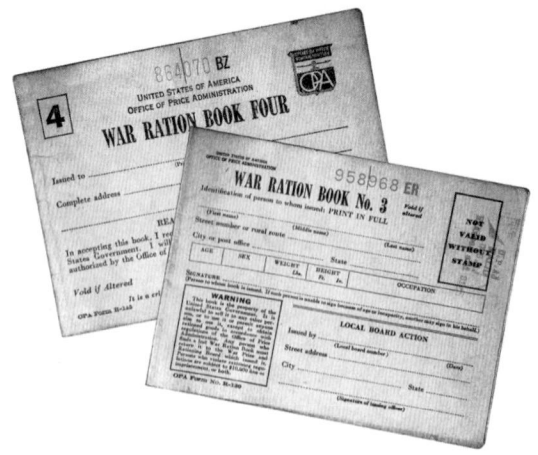

美國在二次世界大戰期間的配給購貨證。

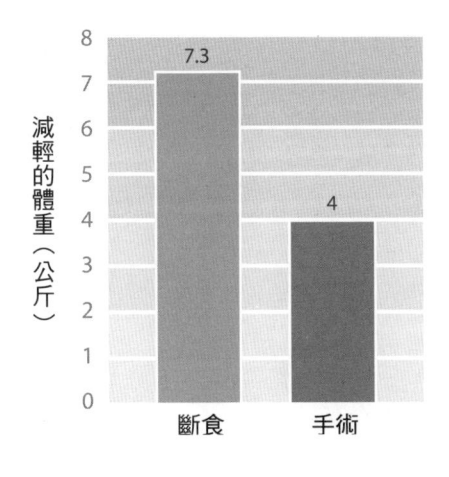

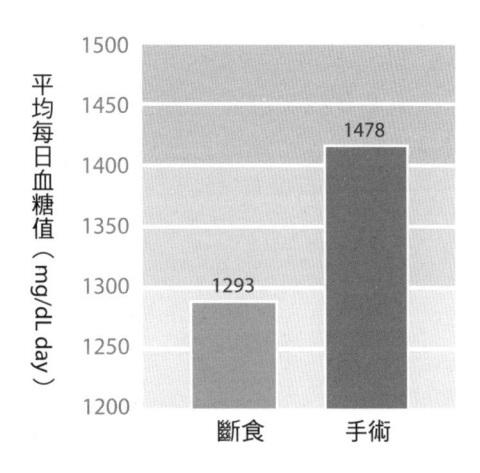

圖 6-4　斷食減輕體重和降低血糖的效果比減重手術理想。

資料來源：Lingvay, "Rapid Improvement in Diabetes After Gastric Bypass Surgery: Is It the Diet or Surgery?"

有研究針對斷食和減重手術進行比較，結果發現斷食對第二型糖尿病的治療可能比減重手術還管用。而在一對一的比較裡，斷食比減重手術更能減輕體重和降低血糖。

這些結果顯示，第二型糖尿病是一種可以治療和逆轉的病症，並非大家所認為的是漸進性的長期疾病。這點改變了一切。

斷食為什麼對第二型糖尿病有效

大家都知道而且也都承認，第二型糖尿病是胰島素抗性所造成的疾病。胰島素的主要功能之一，是把血液裡的糖搬進組織裡，做為熱量使用。當胰島素抗性產生時，正常濃度的胰島素沒辦法把葡萄糖搬進組織細胞裡。為什麼？

用比喻的方式來說好了。想像細胞是地鐵列車，葡萄糖分子就是在等著上車的乘客。胰島素會提供信號開啟列車的門，乘客（葡萄糖分子）才能按順序走進空車廂，通常你並不需要太多推力就能把葡萄糖塞進細胞裡。

圖 6-5 胰島素抗性的模式：當細胞滿載著葡萄糖時，若是胰島素釋出信號要讓更多葡萄糖進去，它就會有抗性。

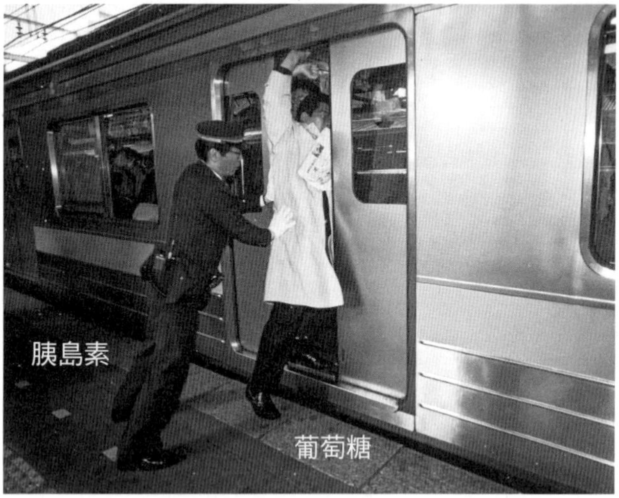

胰島素

葡萄糖

但要是車廂不是空的呢？要是它早就載滿乘客呢？胰島素釋出信號要列車開門，可是在月臺上的乘客擠進不去。從外面來看，就像是這輛列車（細胞）對胰島素的信號產生了抗性。

所以，你要怎麼把更多人塞進列車裡？其中一個辦法是找地鐵推擠員（subway pusher）來把乘客塞進去。這是一九二〇年代紐約市的做法。後來這種做法在北美漸漸式微，但日本仍然奉行，而在那兒，他們被委婉地稱為「乘客整理工作人員」（passenger arrangement staff）。

胰島素就是人體裡的地鐵推擠員，努力地把葡萄糖塞進細胞裡，不管後果如何。要是靠正常量的胰島素都無法把葡萄糖塞進去，身體就會強制執行，分泌更多胰島素。但胰島素抗性的主因，是因細胞已經塞滿了葡萄糖。

患者經驗分享　　　　　　　　　　　　　　　　　　蘿拉（田納西州納什維爾）

我是採用馮醫師的斷食建議，才擺脫了注射胰島素一事，如今只需要服用美福明（metformin）。我發現只要我每天斷食二十到二十三小時——基本上就是只吃晚餐——我可以連美福明都不必服用。我發現如果我維持這樣的斷食作息表，狀況就會還不錯。

> **患者經驗分享**　　　　　　　　　　　　　　　　　　**莉莉亞娜**（安大略省多倫多）
>
> 長期斷食降低了我早上（剛起床）的血糖，而且前所未見地降到了 4.7。在我十五年的糖尿病病史裡，從來沒見過這麼漂亮的數字。

　　由於細胞裡充斥著葡萄糖，甚至溢了出來，於是造成血糖濃度上升，導致第二型糖尿病。如果你現在提供更多胰島素，或者提供可刺激胰島素生成的藥物，那麼沒錯，你是可以暫時性地把更多葡萄糖推進細胞裡，但總有個自然上限吧。到達了那個上限，就算有額外的胰島素，也沒辦法把更多葡萄糖搬進細胞裡。

　　這正是第二型糖尿病的典型病程。一開始，這種病只要靠一點藥物劑量刺激胰島素生成就能解決。過了幾年之後，這點劑量不夠，於是增加劑量。又過了幾年，第二次增加劑量，然後是第三次，目的無非是要提高胰島素的生成，最後胰島素的劑量愈來愈高。但這種療程顯然不是在幫忙解決潛在問題，第二型糖尿病反而變得愈來愈嚴重。藥物治療只能幫忙控制血糖，卻沒辦法解決第二型糖尿病的病因。

　　如果核心問題是出在細胞裡的葡萄糖已經滿到要溢出來了，那麼解決辦法不就很明顯：把所有葡萄糖趕出細胞啊！若只是塞進更多，就像胰島素療法那樣，只會害病情更惡化。所以你要怎麼擺脫體內過多的葡萄糖？（請記住，根本問題在於組織細胞裡的葡萄糖——沒有它，血液裡的葡萄糖就不成問題。）

　　其實要解決體內葡萄糖超載的問題，只有兩個方法。第一，你必須阻止葡萄糖再進入體內。你可以透過很低的碳水化合物飲食，或者生酮飲食來做到。事實上，很多人都是靠這類飲食逆轉了自己的糖尿病。就這一點而言，斷食也同樣能清除碳水化合物，以及其他所有食物。

　　第二，你的身體需要把過多的葡萄糖燃燒掉。斷食一樣可以做到。你的身體需要熱量來保持重要器官的運作，譬如心臟、肺臟、肝臟和腎臟。你的腦部尤其需要靠基本熱量供它妥善運作，就算是睡眠的時候。斷食期間，不會有葡萄糖被攝取進來，所以你的身體沒有別的選擇，只能回頭去利用以前儲存的葡萄糖。

歸根究柢，第二型糖尿病是葡萄糖過多的疾病，它充斥在我們的血液裡，也充斥在我們的體內。如果你不吃東西，血糖就會降低。一旦血糖始終保持在正常範圍內，你就不會被認定是糖尿病患。瞧！糖尿病不就被逆轉了嗎？我們的計策成功了！

小心監控是必要的

如果你正在服用第二型糖尿病或其他病症的藥物，在你開始斷食之前，一定要先跟你的醫師談過。專供糖尿病患者服用的藥物大多是依據患者目前的飲食習慣來降低血糖。所以，如果你改變了飲食方法，卻沒有跟著調整藥物，恐怕會發生血糖陡降的風險，這是極度危險的。你可能會全身發抖、冒汗，或噁心反胃。情況嚴重時，可能引發意識的喪失，甚至死亡。因此，你的飲食計畫若有任何改變，請務必與你的醫師討論過，他或她才好監控你的病情，必要時調整你的藥物。

在斷食期間，和血糖無關的藥物大多可以照常服用。不過，你還是應該先跟你的醫師討論這些藥物。如果你沒有服用任何血糖藥，自然就沒有理由

艾咪・柏格　　　　　　　　　　　　　　　　　　　　**斷食明星隊**

斷食的好處之一，是可以幫助那些有胰島素抗性或血中胰島素過高的人利用身上儲存的體脂肪做為熱量來源。除此之外，胰島素降低還有其他很多好處。有些人在新陳代謝失調了幾十年之後，真的需要重新開機，讓胰島素回到健康的正常範圍內，而斷食可以幫助許多人做到這一點。

在斷食期間監控血糖了：你的血糖可能會掉下來一點點，但還是會維持在正常範圍內。

但是，如果你正在服用糖尿病的藥物，那麼容我再說一遍，你一定要在斷食之前先跟你的醫師討論！而且要經常監測自己的血糖。一天起碼測兩次血糖，理想是一天四次，包括斷食日和非斷食日。有些藥物很容易引起低血糖症（血糖過低），你的醫師可以指導你。

我通常會建議病人在斷食那幾天減量服用或不要服用血糖藥，只在血糖太高時服用。要是只是高一點，通常不會構成什麼問題，因為你反正不進食，不用理它，自然會掉下來。但如果太高，便得靠藥物讓它掉下來。我認為如果你有在服用藥物，那麼斷食期間的理想血糖值是八・○至一○・○ mmol/L。這個數值範圍雖然比非斷食期的正常值高，但短期間內稍微高一點並不礙事，因為我們還在試著改善糖尿病的問題，所以首要目標是你斷食期間仍在服用糖尿病藥物的時候，要避免發生危險的血糖過低問題。長期目標則是讓你成功擺脫對藥物的依賴，維持血糖的正常值。

所以，斷食期間最好藥物減量。如果你的血糖比預期的高，還是可以隨時服藥，把它壓下來。但如果血糖過低，你必須吃點糖。這會打斷斷食計畫，有違你逆轉糖尿病的目標。不過老話一句，在你試著為你的第二型糖尿病斷食之前，一定要先諮詢主治醫師的看法。

梅根斷食成功的故事

我叫梅根，我是馮醫師在多倫多的飲食加強管理計畫（IDM）總監。事實上，我不只是飲食加強管理計畫總監，也是一名病人。我其實也是這套計畫的第一位病人。

就像我們這裡的多數病人一樣，多年來，我一直在和自己的體重及健康搏鬥。以前年輕時，我可以每天吃麥克雞塊都不會胖。二十三歲的我，體重只有四十四公斤，但食量比一般男生還大。當時的我不必擔心體重或健康的問題。可是我母親總是告誡我，等我三十五歲的時候，一切都會走下坡，結果它提早應驗了。

就在我過完二十六歲生日之後，四個月內突然胖了二十四公斤。那一年是我人生中的最低潮。我一直很焦慮不安，覺得自己快被流沙吞沒。那段時間，我把食物當成慰藉，尤其是麥克雞塊，而它也的確帶給我很大的慰藉。幾年過去了，我不再因為私生活的問題而感到沮喪，但對我的外貌卻很感冒。

我沒有精力做任何事，老覺得頭暈目眩。我幾乎不再理會任何人或任何事。我早上爬不起來工作，我出沒各地，看起來像無業遊民。

我知道我必須改變，於是採用一種嚴格限制卡路里攝取的低脂飲食，每天只能攝取八〇〇卡路里，油脂不能超過十五公克。我一天進食五到六次，一週健身五次，每次一個小時。頭兩個禮拜，我就減了五公斤。可是接下來四個禮拜，平均每週只能減掉大約〇・五公斤。後來我的體重完全停滯，不管怎麼努力都一樣。事實上，我減掉的體重有部分又回來了。

我不懂為什麼我無法減輕體重。我可能沒有攝取最健康的食物，但我的進食量也不多啊。我小心計算過自己的卡路里攝取量，發現每天才攝取一四六一卡路里，油脂也只有四十一公克。可是我怎麼會胖起來呢？我一籌莫展。

我去見了多倫多一位很有名而且要價昂貴的營養師。她在看過我的飲食一覽表後，說我的食物選擇做得很正確，那麼她的建議是什麼呢？她說我應該增加運動量。一個禮拜運動五小時還不夠嗎？接下來那兩個禮拜，我每天早晚各上一次健身房，可是我的體重還是沒變。我又回去找那位營養師。她對我翻白眼，於是我知道她以為我在騙她。那麼，她的建議又是什麼呢？她要我更勤快地運動。那是我最後一次去見她。

我沮喪到不行，覺得自己被打敗了。一天進食六餐，每次都吃一點點東西，所以我從來沒吃飽過。我只要看到食物就會念念不忘。沒多久，我被診斷出心臟有問題，而且罹患了初期的某種罕見癌症，相信這可能跟我嗜吃阿斯巴代糖（aspartame）有關。血液檢測也發現我的糖化血色素——一種血糖指標——已經攀升到六·二%，代表我有前期糖尿病。

我從十八歲就擔任醫療研究員的工作，所以很清楚第二型糖尿病的危害有多大。我其實每天都在看著糖尿病摧毀人們的健康。腎衰竭、神經受損、眼盲、心臟病發作、中風——我全都見過。我慌了。

這時，我的同事馮醫師正在忙著開發飲食加強管理計畫，來幫助人們逆轉糖尿病和過度肥胖，而這計畫是依據他對核心問題的深度了解而制訂的。

過度肥胖、胰島素和糖尿病的真相跟我在大學學到的營養學幾乎完全背道而馳，但完全說得通。最後，我終於明白為什麼我的體重減不下來，還得了前期糖尿病。我總算知道自己該怎麼做了，而這是最棒的一點。

斷食

我不騙你——我對嘗試斷食這件事一直感到很害怕。斷食第一天很難熬，頭兩個禮拜，我一直在掙扎。我的第一次二十四小時斷食經驗只維持了二十二個小時，但我告訴自己，二十二個小時也算成功了。畢竟，它是我斷食以來的最長紀錄。我不需要吃東西——我只是想吃東西。那時候我才發現，斷食其實是要靠意志力去戰勝食物的誘惑。

我的第二次斷食，成功達陣了二十四小時，保持忙碌是關鍵。我那天晚上上健身房的時候心裡想，我八成會從飛輪健身車上跌下來。不過我又想，嘿，就算跌下來，這裡也有足夠多的人來救我。結果沒想到，正在斷食的我，反倒不覺得運動費力。

幾天下來，斷食變得愈來愈容易。一開始我的確有過幾次頭痛的經驗，但喝了幾杯加了海鹽的自製骨高湯之後就沒事了。一個月後，頭痛成為過去式。我的精神愈來愈好。斷食計畫進行了兩個月之後，我已經可以不費力地將斷食時間拉長到三十六個小時。現在，我還是會不時地斷食七天，最長紀錄是十四天。我真的覺得有些日子最好斷食一下。

我對高脂飲食這個觀念也一直很掙扎。從小到大，我都被告知培根這種東西是給接受安寧照顧的病人吃的。我們在家裡從沒吃過一整顆蛋，只吃蛋白。酪梨是禁止食用的，我甚至不記得曾在家裡見過奶油，只有瑪琪琳（人造奶油）。我花了好久功夫才適應食用天然油脂的這個概念，而我吃得愈多，效果愈好。

降低碳水化合物的攝取也不是件容易的事。儘管血糖、血壓都正常，但我會出現頭痛、反胃和顫抖等現象。午休時間我會坐在車子裡，因為我覺得自己像在戒除海洛因一樣正處於撞牆期。我不敢去購物商場，害怕看見四周都是速食店，總覺得麥當勞的得來速會把我的車子吸進去。我平日通勤的時候會刻意避開某些路段。我是不是快瘋了？後來我發現攝取天然的油脂會有幫助。於是，我在進食日時會去喝好幾湯匙的椰子油，並吃下半顆酪梨。

成果

斷食計畫開始後，不出三個月，我就減輕了十五公斤，終於達到目標體重。幾個月後，我又掉了二十七公斤，而且減輕後的體重在毫不費力的情況下維持了一年半。事實上，我在不刻意嘗試的情況下又減掉了約七公斤不健康的脂肪，然後增加了四・五公斤的精瘦肌肉組織。

我在二〇一六年三月的糖化血色素是四・七％。從二〇一三年二月以後，我的糖化血色素就一直維持在五％以下。我從來不曾感覺這麼好過，我的狀況好得不得了。以前只要有任務交辦給我，我就得靠服藥來克服注意力不足過動症的問題，才能達成任務。但現在我的專注力前所未有地好。

我還是很喜歡假期，很享受某些特殊場合，但我已經學會飲食上的平衡。如果我在假期裡過度放縱，那麼等我回到家，就會靠更長的斷食時間來加以平衡。我曾經星期天去看舊金山的巨人隊比賽，大啖吉拉德里巧克力聖代（Ghirardelli sundae）。我告訴我所有的病人，如果有機會去舊金山，一定要去吃吃看。我的體重會在星期一暴增，不過我並不緊張，因為我知道那多數只是水分。我會在週一斷食，早上喝大量的水，並將椰子油加進我的茶裡頭。到了星期二早上，體重就又回到吃聖代之前的體重了。人生說穿了，不過就是求取平衡，比如盛宴與斷食。從今以後，對我來說，保持減重後的體態和健康將不再是難事。

飲食加強管理計畫

我的個人經驗使我能夠幫助病人達成他們的健康目標。這些年來我已經自行實驗了很多次，我要求病人做的事情，每一樣我自己都嘗試過。我每天都從病人身上學到很多。

每個人的斷食經驗不同，各有其不同的挑戰。我們會跟病人一起合作，找到對他們有效的方法。有些病人喜歡一次斷食好幾天，不喜歡隔天斷食。有時候病人一想到要斷食一天以上，恐慌症就會發作。我會幫助病人找到最適合他們的作息方式。我會指導病人如何斷食，為他們排難解疑。我會幫忙病人慢慢拉長斷食時間，就像我以前一樣。我們會視他們的目標和進展調整斷食的長度和頻率。

營養也是這個計畫裡的重要一環。我們的目標，是盡量限制人體一天當中必須製造的胰島素量。這在斷食期間很容易辦到，因為身體只會製作出正常運作所需的胰島素。但逢到進食日，就會有點難達成。我會把病人的飲食轉換成高脂、適度蛋白質，和低碳水化合物的飲食。大部分的人都像我一樣一旦大幅減少碳水化合物，就會不知道自己該吃什麼。但我可以向你保證，還有很多食物可以選擇，而且都能讓你有飽足感。我已經學會享用各種烹調方式煮出來的雞蛋。我也常吃雞翅和培根。你可以毫無罪惡感地大啖培根和雞蛋，因為你知道你吃進去的東西對身體有益。我知道這聽起來很怪。

我們的飲食加強管理計畫病人大多有第二型糖尿病或前期糖尿病。非酒精性脂肪肝、睡眠呼吸中止症，多囊性卵巢症候群也很常見。我們都會為病人提供兩種不同的飲食計畫：診所臨床計畫和遠距計畫。在這兩種計畫裡，我會指導病人如何斷食，還有該進食什麼以及何時進食。我們的診所臨床飲食計畫所收的病人來自於加拿大各地。有時候他們也會在兩次門診之間，進行遠距的飲食計畫。而在整個飲食計畫過程中，病人必須每週、每兩週，或每月來看診一次。遠距計畫使我必須聯絡全球各地的病人，提供他們同樣的建議與衛教。

遠距計畫讓我對各地不同文化的食物和營養，有了更多的認識。就在今天早上，我才跟一位瑞典的女士和一位新加坡的男士談過話。我們的病人分布在法國、紐西蘭、澳洲、南非、印度、中國、英國，以及北美各地。

我何其有幸能親眼見證病人們的轉變。這是我在事業生涯中首度見到病人日漸好轉。每次病人回診，幾乎都比上次的情況好一點。能第一手見證的感覺真的很過癮，而且能和一群這麼棒的病人一起合作，也令我感到驕傲與感恩，他們非常努力，矢志活出健康的人生。

Chapter 7
為回春而斷食

　　斷食最明顯的兩個好處是，它對減重和第二型糖尿病很有助益。但除此之外，還有其他好處，譬如細胞自噬作用（一種細胞淨化過程）、脂解作用（脂肪燃燒）、抗老化作用，以及對神經系統方面的好處。換句話說，斷食對你的腦部有好處，並且有助於你的身體保持年輕。

腦力大增

　　哺乳動物在遇到熱量嚴重缺乏時，因應方式通常是縮減器官尺寸，但只有兩個地方例外：腦部，以及如果是男性的話──睪丸。保留生殖功能是為了讓這個物種繼續繁衍下去。但認知功能也一樣重要，所以得受到高度保護，其他器官則可以被犧牲掉。

　　從進化的角度來看，這其實很合理。假設食物稀少，難以找到。萬一認知功能降低，神智模糊的情況下，只會讓找食物這件事難上加難。我們的腦力是我們在自然界的主要優勢之一，功能若是降低，不就白白浪費了這個優勢。所以真相是，在熱量嚴重缺乏的時候，我們的腦部還是維持正常運作，甚至功能大增。蘿拉・希林布蘭（Laura Hillenbrand）的暢銷小說《永不屈服》（*Unbroken*）描述了二次世界大戰美國戰俘在日本的經歷。戰俘在極度飢餓的時候，思維會變得極度清晰。他們明白這是因為挨餓的關係。其中一名男子甚至在一個禮拜內學會挪威語，另一名敘述了記憶中所有書籍的「閱讀內容」。

| 阿貝爾・詹姆斯 | 斷食明星隊 |

起初我只是對斷食的研究感興趣，研究證明它可以降低發炎現象，增加生長激素。當我開始早上斷食時，我發現我整個精神變得很專注，活力和生產力跟著提升。我是個對腦部科學很著迷的怪咖，對間歇性斷食以及脂肪帶給腦部的好處，非常刮目相看。

人類就像所有哺乳動物一樣，飢餓時，腦袋特別清楚，吃太飽時，腦筋就變得遲鈍。我們都有過「食物昏迷」的經驗——試想你吃完感恩節大餐，肚子裡塞滿火雞肉和南瓜派之後，是什麼感覺。你的腦袋是清楚的不得了呢？還是「阿答馬孔固力」一樣？但這跟大家想的不一樣，原因絕非火雞裡的色胺酸造成飯後的嗜睡——事實上，火雞的色胺酸量跟其他禽類一樣，單純只是因為食物量的關係。當血液增量流到消化系統來處理所有火雞肉和南瓜派時，腦部的血液量就會不夠。所以吃完大餐後，我們唯一應付得來的腦力挑戰，就是坐上沙發看場足球賽。

那麼反過來說呢？回想一下你真的真的很餓的那次經驗吧。你當時很疲累，行動很遲緩嗎？我不相信。你應該處於警戒狀態吧，你的感官像針一樣尖銳。食物短缺的時候，認知仍敏銳、行動仍矯捷的動物較有可能存活下去。若是少吃一餐，我們的活力和頭腦靈敏度就降低，恐怕更難找到食物吧，於是便得繼續挨餓，惡性循環到死亡為止。不過，當然不會發生這種事。我們老祖宗在挨餓的時候都會變得更警覺、更有行動力，所以才能找到下一餐——我們也一樣。

| 患者經驗分享 | 戴安（伊利諾州芝加哥） |

我是個五十八歲的婦人。我幾乎每天間歇性斷食十六到十八小時。我發現我在斷食狀態下，反而更有體力去健身運動。此外，我的腦袋也變得更清楚了。

連英文這個語言也都反映出飢餓與敏銳思維之間的關係。我們說到渴求什麼時（hungry for something），比方說渴求權力（hungry for power），渴望受人關注（hungry for attention），用的是英文的 hungry 這個字，它的意思代表我們整個人很懶散很遲鈍嗎？當然不是。它的意思是我們正踮起腳尖，全身戒備，準備展開行動。斷食和飢餓給了我們活力和行動力朝目標前進，儘管世人對此誤解，看法完全相反。

在針對思維清晰度和斷食所做的研究裡頭，他們發現到所有受測因素，包括注意力的維持、專注力、單純的反應時間，以及瞬間記憶，都沒有出問題。另一項調查則是針對兩天來幾乎被剝奪掉所有熱量的狀況進行研究，結果發現認知能力的表現、活動力、睡眠和心情，都沒有受到危害。

這就是斷食期間我們腦部的狀況。然而，斷食對神經系統所帶來的好處，不只侷限在我們實際摒棄食物的那個當下。動物研究顯示出，斷食是前景看好的一種治療手段。老化的老鼠在做過幾次間歇性斷食後，動作協調性、認知力、學習力和記憶力都有明顯進步。值得注意的是，甚至連腦神經網絡也增加了，新的神經元從幹細胞裡長出來。一般認為是一種叫做腦源性神經生長因子（brain-derived neurotrophic factor, BDNF）的蛋白質在作用，它會促進神經元的生長，對長期記憶來說很重要。在動物裡頭，斷食和運動都會大幅提升腦源性神經生長因子在腦部各部位的作用。相較於正常飲食的老鼠，進行間歇性斷食的老鼠的神經元因老化而退化的程度較輕微，也比較沒有出現阿茲海默症、巴金森氏症，和亨廷頓舞蹈症（Huntington's disease）的症狀。

患者經驗分享　　　　　　　　　　**史考特**（明尼蘇達州明尼亞波利斯市）

我花了六個月的時間進行隔天斷食，以及週期性的一到五天斷食。第一天最難，但我覺得斷食的那幾天，我的專注力特別強。所以很值得！

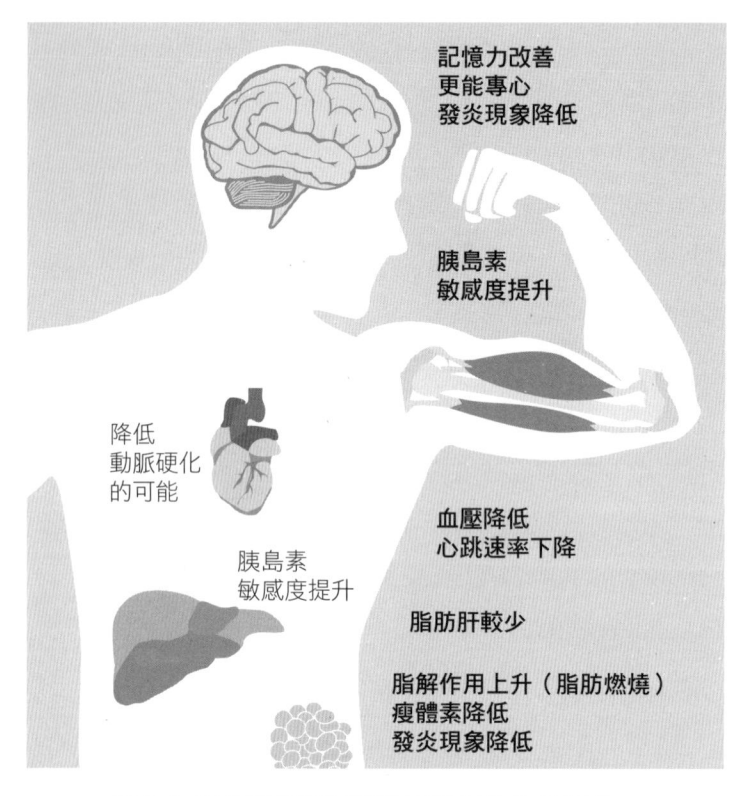

圖 7-1 斷食對身體各部位所帶來的多重好處。

資料來源：Longo and Mattson, "Fasting: Molecular Mechanisms and Clinical Applications"

　　以降低卡路里攝取為主題的人類研究，也發現對神經系統有類似的好處——而由於斷食也是在限制卡路里的攝取，所以就這部分來說，斷食和降低卡路里的飲食能提供類似的好處。只要卡路里的攝取減少三〇％，記憶力就會大幅提升，腦部的突觸和電性活動也會增加。

　　除此之外，胰島素濃度跟記憶力的好壞是呈反比關係——換言之，胰島素愈低，記憶力愈有改善。反之，較高的 BMI 會帶來智力的衰退，並會減少腦部專司注意力、專注力、推理，以及抽象思考這些部位的血流量。所以斷食對神經系統所提供的好處，來自於兩個層面：降低胰島素，以及始終保持體重減輕後的狀態。

減緩老化

你買了一部新車，一切都運作良好。但過了幾年之後，它開始有點年久失修，需要常進廠維修。你必須換掉煞車，接著是電池，然後零件愈換愈多。最後這部車老是在拋錨，花了你好幾千美元去做維修。所以，如果繼續留著這部車，划算嗎？好像不划算。於是你把它處理掉，又買了一部漂亮的新車。

從這個層面來看，人體細胞就像車子。當它們老化時，亞細胞零件就需要被移除和更換，等到細胞老到不能再修復，便得摧毀，騰出空間給健康的新細胞。

在凋亡的過程中（又稱為計畫性細胞死亡〔programmed cell death〕），細胞到了某個壽命時，便會計畫性地自殘，結束生命。乍聽之下雖然可能有點可怕，但這是為了不斷更新細胞，確保體質的健康。但是，如果只有一些細胞成分需要被更換，這個過程則被稱為自噬（autophagy）。

自噬這個字眼是贏得諾貝爾獎的科學家克里斯汀‧德‧迪夫（Christian de Duve）所創建，取自於希臘語的 *auto*（自己）和 *phagein*（吃）。顧名思義就是「吃掉自己」的意思。自噬是細胞淨化的形式：這是一種井然有序的調節過程，當支撐細胞零件運作的熱量不足時，它們就會被降解再利用。一旦所有染病或狀況很差的細胞零件都被清光了，身體就會展開更新的過程，製造出新的組織和細胞來取代被摧毀的一切。身體就是按這方式在自我更新。

勞勃‧沃爾夫　　　　斷食明星隊

有重要的研究指出，斷食三到五天，能大幅降低發炎現象，改善胰島素的信號傳遞，重設免疫功能。不正常的細胞或癌前期細胞似乎都會走向凋亡（apoptosis），重新培育出健康的細胞形態。整體來看，這是一個足以逆轉許多老化信號和症狀的過程，同時減緩可能進展成自體免疫問題和癌症的過程。

但前提是必須先捨棄舊的,才能有新的。

我們的身體一直處於更新狀態。我們總是把焦點放在新細胞的生長上,卻忘了更新的第一步是摧毀老舊衰弱的細胞裝置。而要保持身體功能的良好運作,凋亡和自噬都是必要的。如果這些過程被卡住,像癌症之類的疾病便會趁虛而入。而老舊細胞零件的堆積,也可能是造成許多老化效應的原因。如果自噬過程沒有按時啟動,這些無用的細胞零件便會經年累月地堆積。

葡萄糖、胰島素和蛋白質濃度的上升,都會關閉自噬作用。而且不需要太多,只要三公克的胺基酸白胺酸便足以停止自噬作用。過程是這樣的:哺乳動物的雷帕黴素靶蛋白(mammalian target of rapamycin, mTOR)通路,就像是營養供給狀況的感應器。當我們吃進碳水化合物或蛋白質時,胰島素會被分泌出來。而升高的胰島素或甚至只是從被吸收的蛋白質裡頭所分解出來的胺基酸,都能活化 mTOR 通路,讓身體感應到有食物可以利用,於是決定目前熱量充沛,不需要淘汰老舊的亞細胞裝置。最後造成自噬作用被壓抑住。換言之,經常性的攝取食物,譬如一天當中零食不斷,都會壓抑自噬作用。

反過來說,如果 mTOR 處於休眠——也就是當它沒有被升高的胰島素或食物裡的胺基酸啟動——自噬作用就會開始。當身體感應到營養素暫時缺乏時,它會決定細胞零件被保留的優先順序。最老舊的細胞零件會被丟棄,從衰弱的細胞零件裡頭所降解出來的胺基酸會被送進肝臟,再透過糖質新生作用轉化成葡萄糖,不過也可能合併到新的蛋白質裡。重要的是,mTOR 的休

艾咪・柏格 　　　　　　　　　　　　　　　　　　　　**斷食明星隊**

對於那些長期發炎或者有神經系統疾病的人來說,斷食有助於加快自噬作用,讓身體自行清掉老舊受損的組織。身體一直在做「大掃除」的工作,但如果它可以休息一下,不用一直忙著消化大量食物,可能就有更多精力專注在修復上。

眠與否只跟短時間的營養供給有關，跟儲存的熱量無關。身體有沒有儲存熱量，與 mTOR 是毫不相干的，也跟自噬不相干。

這也是為什麼斷食對自噬來說是目前所知最強的刺激源，以及在所有飲食法當中，何以只有斷食能刺激出自噬作用——僅靠限制攝取卡路里或節食都還不夠。從我們一早起床到晚上睡覺，中間始終不停進食，這等於阻礙了自噬的淨化通路。簡單的說，斷食可以清理掉體內不健康或不必要的細胞殘屑。這也是為什麼較長時間的斷食，往往被稱作是淨化或排毒。

同時，斷食也會刺激生長激素，釋出信號，製造出又新又漂亮的細胞零件，讓我們的身體整個重新翻修。由於斷食既能啟動舊細胞零件的分解作用，也能製造新的細胞，所以被認為可能是現行最有潛力抗老化的方法之一。

自噬對預防阿茲海默症也扮演了一個要角。阿茲海默症的特點，是腦部有乙型類澱粉蛋白（amyloid beta proteins，Aß 蛋白質）不正常的堆積。一般相信，是這些堆積破壞了記憶和認知領域裡的突觸連結。正常情況下，自噬作用會移除成堆的 Aß 蛋白質：腦部會啟動細胞自噬體（autophagosome，也就是細胞內部的垃圾車）吞掉 Aß 蛋白質，加以清除和排泄，再透過血液移除，重新循環進入其他蛋白質裡，或者轉化成葡萄糖，端視身體所需而定。但在阿茲海默症裡，自噬作用出了問題，因此 Aß 蛋白質一直留在腦細胞裡，最後累積過多，造成臨床上的阿茲海默症。

癌症也是另一種可能源於自噬作用失調的疾病。我們發現到 mTOR 在

湯瑪斯・塞弗里德博士　　　　　　　　　　　　　　**斷食明星隊**

斷食會讓以葡萄糖維生的腫瘤難以生長，斷食也會減輕發炎現象，而發炎往往是腫瘤生成和進展的背後推手。我們證明了斷食或限制攝取卡路里的飲食法，可以大幅降低腦癌臨床前期遠端腫瘤的侵犯。

癌症生物機制裡扮演著要角,而美國食品藥物管理局(Food and Drug Administration)也認可 mTOR 抑制劑可用來治療各種癌症。斷食有抑制 mTOR 的功能,進而刺激出自噬作用,所以有很大的機會可以預防癌症的發生。事實上,像湯瑪斯・塞弗里德博士(波士頓大學的生物學教授)這樣的一流科學家,都曾建議基於防癌理由,可以一年進行一次為期七天、只靠水維生的斷食。

Chapter 8
為了心臟健康而斷食

對普通的病人來說，
挨一點點餓反而比最厲害的藥物和最好的醫師還有幫助。

——馬克・吐溫（Mark Twain）

　　在心血管疾病裡，膽固醇過高被認為是可治療的風險因子，而所謂的心血管疾病包括心肌梗塞和中風。因此，普遍的觀念總是把膽固醇看得像某種毒藥一樣。這跟事實相去甚遠。膽固醇可以用來修復細胞壁，也可製造出某些荷爾蒙。它對人體健康至關重要，體內每個細胞必要時都有能力自行製造膽固醇。

　　傳統的血液檢驗可以驗出低密度脂蛋白膽固醇（LDL-C，或稱壞膽固醇），和高密度脂蛋白膽固醇（HDL-C，或稱好膽固醇）。膽固醇會跟蛋白質綁在一起，在血液裡周遊，稱之為脂蛋白。至於它是 LDL 膽固醇還是 HDL 膽固醇，這就得看是哪些脂蛋白跟膽固醇分子結合在一起——但膽固醇本身是一樣的。

　　我們說的「高膽固醇」指的是 LDL 膽固醇。大型流行病學研究已經證實 LDL 膽固醇的升高會增高心血管疾病的罹患風險。有些藥物可以大幅降低 LDL 膽固醇的指數，譬如斯達汀。可是一開始究竟是什麼原因造成它升高呢？這問題到目前為止還沒有令人滿意的答案。但最初的假設是，一定是飲食上出了問題。事實證明並非如此，我們等一下會好好探討這一點。

　　可能引發心臟疾病的另一個風險因子，是一種叫三酸甘油酯的脂肪。當肝臟裡儲滿肝醣時，就會開始把過多的碳水化合物轉化成三酸甘油酯。然後這些三酸甘油酯會以極低密度脂蛋白（VLDL）的形式輸出肝臟，再用VLDL來組成LDL。

血液裡的三酸甘油酯過高極可能引發心血管疾病，它跟LDL膽固醇一樣，是非常重要的風險因子，但醫師和病人往往比較擔心膽固醇問題。血液裡三酸甘油酯過高，罹患心臟疾病的風險會增高六〇％，而這都跟LDL膽固醇無關。三酸甘油酯這種東西之所以令人擔心，是因為在美國，從一九七六年以來，除了第二型糖尿病、過度肥胖，和胰島素抗性之外，三酸甘油酯的平均指數也開始飆高。估計有三一％的美國成年人三酸甘油酯都可能過高，而碳水化合物的消耗量也在同時期節節上升。

所幸三酸甘油酯過高的問題可以透過低碳水化合物飲食來解決，這種飲食法可以降低肝臟製造三酸甘油酯的速度。不過，這一招雖然對三酸甘油酯有效，但對膽固醇就不是這麼回事了。

膽固醇高，不是飲食上的問題

如果說是因為飲食裡攝取太多膽固醇，才造成血液裡的膽固醇過高，那麼少攝取一點膽固醇，就能降低血中的膽固醇濃度，這說法自然很合理。可是過去三十年來，保健專家已一再力勸大眾要少攝取一點像蛋黃、紅肉這類高膽固醇的食物，好降低飲食裡的膽固醇攝取量。美國農業部的《美國人飲

患者經驗分享　　　　　　　　　　　　　　　　**布萊恩**（俄亥俄州代頓）

我每隔一天便間歇性斷食二十小時，但這對我的健身運動和其他活動來說，完全不受影響。我發現斷食對我助益最大的，是在消化的部分。我現在可以更常斷食了，也可以把兩餐之間的時間拉得更長。才一年而已，我的三酸甘油酯就從一三五降到一〇〇，我的HDL膽固醇也升高到六〇。

食指南》從創刊以來也都明白指出，我們應該「避免攝取過多油脂、飽和脂肪和膽固醇」。

但可惜這觀念完全錯誤，科學界早就知道攝取較少的膽固醇並無助於降低血中膽固醇。因為血液裡有高達八○％的膽固醇是由肝臟生成，所以少吃一點膽固醇，影響其實不大。同樣道理，就算你多攝取一點膽固醇，也不會大幅提高血液裡的膽固醇。我們若是在飲食上少攝取膽固醇，肝臟會基於代償作用，製造出更多，所以這種飲食法的淨效應根本小到微不足道。更何況，要擔心的並不是膽固醇分子本身。記得嗎？膽固醇有兩種：LDL 膽固醇和 HDL 膽固醇。決定膽固醇好壞的其實是夾帶膽固醇分子的那些脂蛋白。所以減少食物裡的膽固醇含量，並不會帶來任何生理上的差異，這是久經證明的事實。

我們是從一九一三年開始非理性地懼怕飲食中的膽固醇。俗稱動脈阻塞的動脈粥狀硬化斑塊會造成心臟病發作和中風，而這種斑塊主要是由膽固醇組成，所以才會認為是因為飲食中攝取太多膽固醇所導致。這有點類似吃心補心、吃腦補腦的說法。但那時候是一九一三年。那一年，俄國科學家安尼契科夫（Nikolai Anichkov）發現，餵兔子吃含膽固醇的食物，會造成動脈粥狀硬化。但是，兔子是草食動物，本來就不該吃含有膽固醇的食物。這就像餵獅子吃草，遲早都會出問題一樣。可惜的是，這麼簡單的道理，竟然沒有人意識到，只因為大家都急著幫這種斑塊找到罪魁禍首。

安塞‧基斯（Ance Keys）早在一九五○年代，便確認飲食中的膽固醇並非問題所在。基斯是他那個年代最傑出的營養學研究專家之一，曾經為了了解飲食中的膽固醇是否會升高血液中的膽固醇，而找人來進行實驗，讓他們攝取較多量的膽固醇。結果答案是不會。他的跨七國研究是有史以來飲食和營養學上最大型的流行病學研究之一，而研究結果也證實攝取膽固醇並不會升高血液中的膽固醇。

膳食膽固醇被宣判無罪，於是改由膳食脂肪當上頭號嫌疑犯——這種思維也許只是順勢地認定飲食中攝取的大量油脂一定會升高膽固醇。但這一點在很久以前，就被弗雷明罕研究（Framingham studies）證明是錯的。一九四八年，麻州弗雷明罕地區的居民報名參加一項長期研究，追蹤每個人各層面的生活，包括飲食在內，目的是要確認心臟疾病背後的重要因子究竟是什麼。這個研究到現在都還在進行，而且已經延續到他們的第三代。有成千上萬的醫學論文都是以弗雷明罕的心臟研究為依據，但卻忘了弗雷明罕的飲食研究。

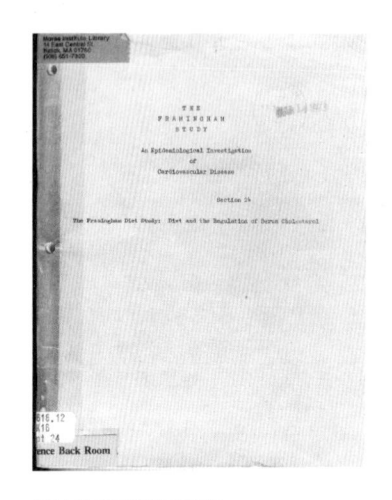

原始的弗雷明罕研究。
資料來源：Dr. Michael Eades

這場耗資耗時的研究從一九五七年進行到一九六〇年，共一千多名參與者，目的是要試著找出膳食脂肪和血中膽固醇之間的關聯性——而這種關聯性早已被研究專家們先入為主地認定。但在花了數百萬美元和數年的苦心觀察之後，惱怒的研究專家們始終未能發現兩者之間有任何看得到的關係。不管人們膳食脂肪吃得多還是吃得少，都不影響膽固醇的高低。

這樣的發現與普遍存在的傳統智慧有所牴觸，研究專家們面臨選擇。他們大可接受這樣的研究結果，再去找出一個更接近真相的營養學理論，又或者他們可以無視眼前的研究結果，繼續盲目相信已被證明錯誤的事情。很不幸的，他們選擇了後者。研究結果雖被製表，卻被悄悄地按壓下來，從未發表在任何一本同儕審查的期刊上。他們無法容忍那些反對正統營養學觀念的人，不管對方是不是有理。

過了幾十年後，麥可・伊德斯博士（Dr. Michael Eades）追查到這項重要研究裡一份被遺漏的原稿。統計學家塔維亞・哥頓（Tavia Gordon）痛惜道：

一九七〇年弗雷明罕《納蒂克新聞報》(Natick News)有篇報導指出，弗雷明罕飲食研究證實，飲食和血液中的膽固醇沒有任何關係。

資料來源：Dr. Michael Eades

「真可惜，原始調查者並未將這些資料統合進最後的報告裡。有許多周密嚴謹的研究成果仍躺在弗雷明罕檔案裡，從未被使用。」這項研究發現到：「每日攝取的總脂肪量（含動物脂肪的攝取）和血清膽固醇濃度之間，有些微的負相關（negative association）。」換言之，膳食脂肪攝取得愈多，血液裡的膽固醇愈低。一九七〇年弗雷明罕城裡當地一份報刊文章就明白寫道：「在弗雷明罕飲食研究裡，飲食攝取量跟血清膽固醇濃度的高低，並無明顯關係。」

但對低脂飲食的信仰在過去仍然盛行，而像堅果、酪梨和橄欖油這類健康高脂食物，卻被歸咎和牽連了幾十年。只是真相終究無法被永遠隱藏，其他研究都陸續證實了膳食脂肪不會讓膽固醇升高。

患者經驗分享　　　　　　　　　　　　　　　羅伯・H.（加州胡桃溪市）

我一直在練習16：8的間歇性斷食法，大部分的日子，我在早上十點到晚上六點之間攝取低碳水化合物和高脂飲食。大概一個月會有一次火力全開地進行四十個小時的「高脂斷食」，也就是我只喝氣泡水、咖啡加奶油、鮮奶油和中鏈脂肪油（MCT oil），以及一點骨高湯。結果四個月內我減掉十八公斤，也大幅改善了血脂和血糖。

一九七六年，密西根州特庫姆塞（Tecumseh）的社區，也調查了膳食脂肪與膽固醇之間的關係。他們依據受測者血液中的膽固醇濃度，分成高、適中、低三組，然後比較各組的飲食習慣。結果令研究人員意外的是，每組在脂肪、動物脂肪、飽和脂肪和膽固醇的攝取量上都一樣。這個結果再次證明，攝取油脂並不會升高血液中的膽固醇。

另一項研究則是要求第一組自願者攝取脂肪比例是二二％的膳食，第二組攝取的是脂肪比例三九％的膳食。兩組人的基準點都是膽固醇一七三 mg/dl。過了五十天後，低脂飲食組的膽固醇掉到多少？沒有掉，還是一七三 mg/dl！！高脂飲食組的膽固醇則沒升高多少，五十天後的高脂飲食組的膽固醇只稍微高了一點，變成一七七 mg/dl。

就算是遵守極為嚴格的低脂飲食法，血液裡的膽固醇也沒有明顯改善。在某研究裡，LDL 膽固醇的確些微降了五個百分點，但 HDL 膽固醇也降了六個百分點──既然「好」、「壞」膽固醇都降，所以整體風險還是沒有獲得改善。

儘管有這麼多反證，美國和英國於一九七七年和一九八三年推出的全國飲食指南，還是建議大家遵守低脂飲食的指示來降低罹患心臟病的風險。佐伊·哈庫姆（Zoe Harcombe）做了一項很詳細的統合分析和系統性文獻回顧，確認並無任何證據可以證明這些建議是有效的，無論是就出版當時還是今日而言。

數以百萬的人奉行低脂、低膽固醇飲食，因為他們以為這樣對心臟好。殊不知這些方法早在很久以前就被證明無效。哈佛大學公共衛生學院（Harvard School of Public Health）的法蘭克·胡（Frank Hu）和瓦特·威利（Walter Willett）曾在二〇〇一年寫道：「有愈來愈多人認清，低脂飲食運動一直以來都是肇基在薄弱的科學證據上，有可能會造成意想不到的健康問題。」所以，這是不是表示要降低血液裡的膽固醇，只能靠吃藥來解決？也不是這麼說。因為，還有一個既簡單又天然的方法可以降低膽固醇：斷食。

為什麼斷食可以降低膽固醇

血液中大部分的膽固醇都是由肝臟製造。少攝取膽固醇對肝臟的產能幾乎沒什麼影響，事實上，還可能適得其反。因為一旦肝臟偵測到膽固醇攝取太少，或許就會自行增加產量。

可是斷食為什麼會阻礙肝臟製造膽固醇呢？因為只要膳食中的碳水化合物陡然下降，肝臟就會跟著減緩三酸甘油酯的合成工作。由於過多的碳水化合物都會被轉化成三酸甘油酯，所以碳水化合物減少，就表示三酸甘油酯也會跟著降低。別忘了，三酸甘油酯是以 VLDL 的形式從肝臟釋出，VLDL 是 LDL 膽固醇的前身。所以降低 VLDL 就等於降低 LDL 膽固醇。

要降低 LDL 膽固醇，唯一可靠的方法就是降低肝臟的三酸甘油酯產能。事實上，研究證實，七十天的隔天斷食可以降低二五％的 LDL 膽固醇。這個成果幾乎比其他任何飲食法都來得好，等同於斯達汀藥物治療的一半療效，而後者是目前市面上最有效的膽固醇剋星藥物之一。至於三酸甘油酯也

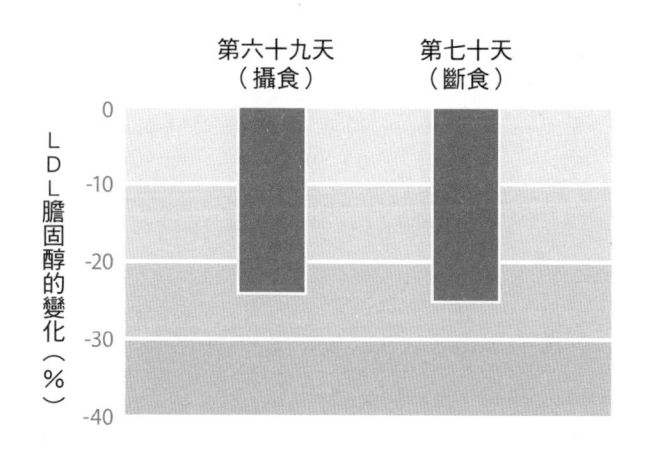

圖 8-1 隔天斷食可以降低 LDL 膽固醇。

資料來源：Bhutani et al., "Improvements in Coronary Heart Disease Risk Indicators by Alternate-Day Fasting Involve Adipose Tissue Modulations"

少了三〇％，成果近似極低碳水化合物飲食法或藥物治療下的結果。這對純天然又免費的飲食介入法來說，算是不錯的成果。

再者，斯達汀藥物可能會帶來糖尿病和阿茲海默症這兩種疾病的風險，可是斷食卻能減輕體重，保留非脂肪質量，減少腰圍。除此之外，斷食可以留住 HDL 膽固醇，不像低脂飲食往往會同時降低 LDL 膽固醇和 HDL 膽固醇。總體來說，斷食可以為多重心臟風險因子帶來相當好的改善效果。所以對於那些擔心罹患心臟病或中風的人來說，問題不在於「為什麼你要斷食？」而是「為什麼你不斷食？」

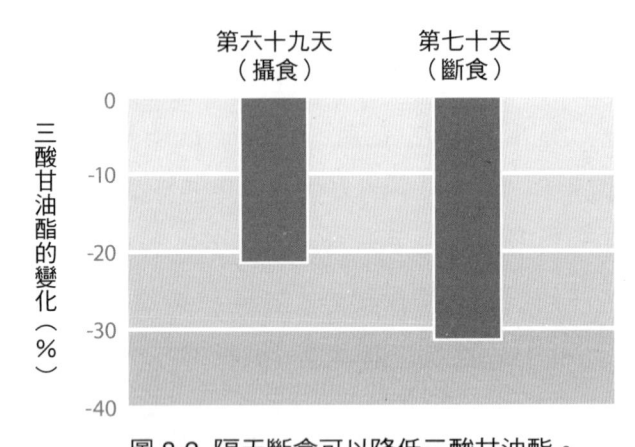

圖 8-2 隔天斷食可以降低三酸甘油酯。

資料來源：Bhutani et al., "Improvements in Coronary Heart Disease Risk Indicators by Alternate-Day Fasting Involve Adipose Tissue Modulation"

Chapter 9
關於飢餓，你需要知道什麼

　　這些年來，我曾和數以百計的病人討論過斷食療法對過度肥胖和第二型糖尿病的好處何在。雖然不是所有病人都能理解，但至少多數病人都明白何以斷食的療效是無庸置疑的：如果你不吃，你的體重會減輕；如果你不吃，你的血糖會降低。但若要他們試著把斷食放進平日作息，卻幾乎一無例外地都很抗拒。為什麼呢？因為他們對飢餓有莫名的恐懼。

　　毫無疑問的，大家一聽到斷食最擔心的地方，就是難以防止的飢餓感。甚至也有些「專家」表示這恐怕會讓你在斷食過後吃得更多（這說法是錯的！）。他們說：「一餐都不要少吃，否則你會餓到滿嘴都塞滿甜甜圈。」多數人擔心自己絕對沒辦法斷食下去，因為他們受不了餓的感覺。

　　但奇怪的是，有數以百計的病患實務經驗證實，當他們進行間歇性斷食時，通常會發現飢餓感減弱了，而不是增強。他們常表示自己吃得比每日平常的進食量少一半，竟就意外地就覺得很飽了。對多數人來說，這是斷食帶給他們最大的驚喜。

　　我們通常會在最後一餐過後約四小時開始有飢餓感一陣陣襲來。所以，我們以為斷食二十四小時，就得承受六倍強的飢餓感──這怎麼受得了？但這種事不會發生。克服飢餓感似乎是很艱鉅的挑戰，但其實那是因為大家對飢餓的本質並不了解。

飢餓始於心理作祟

　　我們通常以為飢餓是因沒有進食所引起的自然生理反應，它像暴風雨一

患者經驗分享	葛蘿莉亞（華盛頓特區）

> 斷食頭三天，我一直吵著想嚼點什麼東西在嘴裡，我喝了好多杯骨高湯來驅走這種感覺。直到第四天，才總算上軌道。我利用斷食甩掉身上四、五公斤最頑固的肥肉，現在我每個月斷食一次，藉此維持體重和控制胰島素。

樣躲不掉。我們會在心裡想像當胃充滿食物時，它會發信號給我們的大腦，告訴它我們飽了。我們也想像當我們的胃空到一定程度時，我們的大腦就會發出信號要求我們進食。這並不完全正確。回想一下你一大早起床會覺得很餓嗎？生理節奏的研究證實，對多數人來說，一大早起床時，幾乎都不會有餓的感覺，即使自從上一餐過後，你已經有十二到十四個小時沒吃東西了。但反過來說，晚餐前的飢餓感通常最強，即便我們六個小時前才吃過午餐。

所以飢餓顯然不是在反映胃裡食物的多寡，而是一種在某種程度上透過學習所產生的現象。即便我們不覺得自己餓，但一聞到牛排的味道和聽見它滋滋作響的聲音，都可能讓我們極度飢餓。這類跟食物有關的刺激不需要透過學習，因為每個人天生都會。但是我們也可以在無關食物的情況下，透過學習而產生飢餓感。比如說，晚餐開飯的鈴聲會引發原本並不存在的飢餓感。巴甫洛夫（Pavlov）的狗實驗就證明了這些刺激的力道。

一八九〇年代，俄國科學家巴甫洛夫研究狗的唾液分泌。當狗看見食物和預期有東西可吃的時候，就會分泌唾液。這種反應是自然發生的，不需要透過訓練。在他的實驗裡，穿著工作服的實驗室助理會負責餵食狗兒，所以狗兒很快就把工作服跟進食聯想在一起。身穿工作服的那個人本質上並不會引發狗的食欲，但因為狗兒都是被身穿工作服的人餵食，所以在狗兒的心裡，工作服等同於進食。

沒多久，這些狗就開始變得只要看見工作服，就會分泌唾液，即使食物並未送到眼前。堪稱天才的巴甫洛夫注意到這其中的關聯，在你還沒弄清楚這是怎麼回事時,他就已經整理好行李,前往斯德哥爾摩(Stockholm)領取他的諾貝爾獎了。

這種基本的飢餓心理學原理明顯適用於很多情況,我們會因為很多原因感到飢餓。有些刺激會很自然地讓我們感到很餓,譬如牛排的氣味和滋滋作響聲。至於其他刺激則需要不斷地跟食物產生關聯,才能在日積月累下,靠它們自己本身來引出我們的飢餓感。

這種制約情況下的反應會很強烈,事實上,光是食物本身的暗示,就會出現顯著的生理反應。食物都還沒送進嘴裡,唾液和胰液的分泌量,以及胰島素的產量,都會因為這種預期心理而立刻上升。這是本能反應與即將吃進嘴裡的食物的一種同步化,也是眾所皆知的頭期反應(cephalic phase response)。

一流的餐廳之所以花那麼多時間和精力在食物的擺盤上,就是因為他們很清楚我們對食物的享受不是從咬下第一口開始,而是從我們看見食物開始。同樣的食物如果擺盤誘人,一定會比隨便丟在狗碗裡更令我們覺得飢腸轆轆。在這種情況下,飢餓是從眼睛開始。除此之外,還有無限多種關乎食物的可能聯想會令我們飢腸轆轆。

假如我們每天固定早上七點吃早飯,就會發展出對那個時間的制約反應,使我們每到早上七點就會覺得肚子餓,儘管昨晚才吃過一頓大餐。同樣道理也適用於午餐和晚餐時間。我們會餓,純粹是因為時間到了,並非真的在

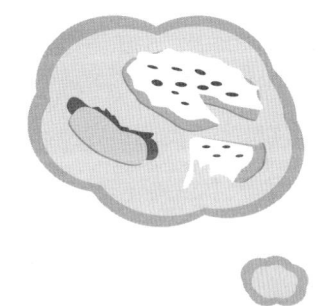

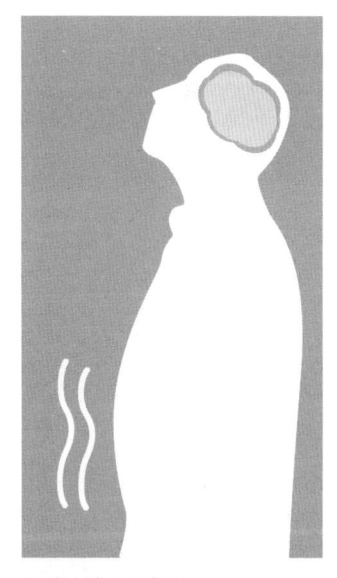

飢餓始於心理作祟。

Chapter 9 關於飢餓,你需要知道什麼 163

餓。這是幾十年來不斷重複聯想才學會的。反過來說，小孩通常不願意早上太早進食，是因為他們一點也不餓。

同樣的，由於我們總是把電影和美味的爆米花及含糖飲料聯想在一起，所以光想到電影便可能令我們飢餓。當然，食品公司也花了大把銀子試圖制約我們，讓我們做出這些聯想。看球賽的食物！看電影的食物！看電視的食物！孩子足球比賽上下半場休息時間的食物！聽演講的食物！演唱會的食物！全是制約反應，每個人都逃不掉。無窮無盡的可能。

每個街角都有咖啡廳或速食店，北美洲的每棟建物裡都有自動販賣機藏身在最不引人注意的角落。如果我們每四個小時就像巴甫洛夫的狗一樣會開始分泌唾液，只因為時鐘指著吃飯的時間到了，而我們又被制約地會將金色拱狀物跟進食聯想在一起，那就難怪我們會發現自己愈來愈難以抗拒麥當勞。每天我們都被食物的影像和標幟密集轟炸。食物的隨手可得再加上那根深柢固的巴甫洛夫式反應，兩者的結合只會害人不斷發胖。我們要怎麼戰勝它們呢？

擊敗飢餓的制約

間歇性斷食是獨一無二的對策。只要我們隨意跳過用餐時間，變動兩餐之間的間距，便可以打破一天吃三餐的習慣，不論在什麼情況下，我們都不

艾咪・柏格　　　　　　　　　　　　　　　　　　　　　斷食明星隊

對多數人來說，斷食最困難的地方在於心理而非生理。處於現代工商業社會的我們，已經習慣二十四小時都在進食。舉凡我們開心、悲傷、無聊、興奮、緊張、寂寞、看電視、慶祝——隨時隨地都有理由吃上一頓。為了斷食成功，你得試著捨棄「應該」一天進食好幾次的觀念。沒關係，你可以藉此重新認識飢餓的感覺（事實上，這對你有好處）。重新認識身體傳來的信號（如果我們肯讓它們傳信號的話），何嘗不是件好事。我們本來就應該是大餐完後，餓上好一陣子，而不是大餐、大餐，還是大餐。

再會每三到五小時就出現飢餓的制約反應，也不再單純因為現在是中午了，或者我們正在看電影，就一定覺得餓。這意思並不是說我們一點都不會餓——我們當然會餓，但不是出於我們對某時間點或某種場合的制約反應，而是因為餓了，所以覺得餓。我們要讓自己的身體告訴我們何時需要養分，而不是按時間進食。

你有沒有過在學校或工作上忙到忘了吃早飯和午餐的經驗？因為太專注手邊的要務，以致沒留意到眾多的飢餓線索，這時你的身體也正忙著把儲存的體脂肪拿出來當熱量燃燒。

要打破食物和其他東西的聯想，有一個最簡單的方法：只在餐桌上進食。不在你的電腦桌上吃，不在你的車子裡吃，不在沙發上吃，不在床上吃，不在演講廳裡吃，不在球賽中吃。試著避開這些漫不經心的進食方式，每一餐都必須像頓正餐一樣好好享用，而不是邊看電影邊吃東西。這樣一來，食物才能跟廚房、餐桌聯想在一起。這當然不是什麼新點子，是你老祖母那個時代就有的常識。

可是說到打破習慣，若要你立刻悉數戒除，通常無法成功。比較好的方法，是用另一種無傷大雅的習慣來取代原來的習慣。這也是為什麼試圖戒菸的人嘴裡往往嚼著口香糖的原因。所以，如果你的習慣是看電視的時候順便吃點心，若是強要你停止這種習慣，恐怕會讓你覺得好像失去什麼，那倒不如用一杯香草茶或綠茶來取代你原有的點心。沒錯，一開始可能覺得怪，但

阿貝爾・詹姆斯　　　　　　　　　　　　　　　　　　**斷食明星隊**

斷食是很厲害的工具，它可以重新改造你跟進食習慣之間的關係，以及你所認定的飢餓。真正的飢餓通常來自於身體和腦袋，而不是胃。這部分可能得花點時間練習。可是一旦你重新認識真正飢餓的感覺，便可照著你身體的指引，在感覺來襲時才進食。

至少你不會覺得被剝奪掉太多。用一個習慣來換掉另一個習慣的這種策略運用，通常比較能成功。

除此之外，若能避開人工代糖，也會有幫助。雖然它們沒有熱量，但還是可能引發頭期反應，刺激出飢餓感與胰島素的生成。基於這個理由，我不建議斷食期間食用人工代糖。最近的研究也證實，健怡汽水對減重來說沒什麼幫助，可能是因為它們會引爆飢餓，但又無法止飢。

在斷食期間對付飢餓制約的問題

不管是因為某種刺激而產生飢餓的制約反應，還是源於頭期反應，我們其實都可以主動做點事情來讓斷食變得輕鬆一點。當然，對飢餓來說，是有很多你無法消除的天然刺激，但是循著一些簡單的法則，還是可以讓飢餓變得好對付一點。

首先，就像之前說的，人工代糖會引發頭期反應，引爆飢餓和胰島素的生成，所以我建議斷食期間避開它們。當然，有些人會覺得在咖啡裡加點代糖有助於他們忍受斷食，達到減重的目的，如果這對你來說是管用的，那太好了。不過我的良心建議是，盡量不要靠代糖來斷食。如果你做不到這一點，可以試著吃一點代糖。但要是此舉反而使斷食變得更為困難，或者害你看不到預見的成果，那就停止食用吧。

第二，試著讓自己在斷食期間徹底避開所有的食物刺激。在斷食期間烹調食物，甚至看見或聞到食物，都是令人難以忍受的。這不是意志力薄不薄弱的問題。我們的頭期反應完全被啟動了，我們感受到這些反應，卻吃不到東西，這有點像在試圖阻止食人魚瘋狂的獵食行為一樣。當然，基於同樣理由，你也不應該在飢餓的時候去採買食物，或者在食品儲藏櫃裡存放零食。

要打破在某個時間點進食的習慣本來就很困難，但有個方法可以試試看：那就是在非斷食日養成吃早餐時要配上一大杯咖啡或茶的習慣。那麼到了斷食日，你還是可以每天喝下那一杯令你滿足的咖啡或茶，只是不吃食物而已,這樣一來,斷食就沒那麼難了——因為你沒有捨棄在早上吃東西的習慣。你也可以在斷食日晚餐的時候喝一碗骨高湯,這會讓長時間斷食變得輕鬆一點。

而最重要的斷食祕訣之一,就是:**保持忙碌**。如果我午餐時間還在工作,忙到停不下來,這意味著我通常甚至會忘了飢餓這件事。我的頭期反應沒有被啟動。要是有人在我面前放了食物,我可能會覺得難以抗拒。但要是只有一疊文件,我只會埋頭苦幹,忘了飢餓。

飢餓的真實面:浪頭過了就好了

無可否認的,斷食期間,你一定會餓到。但你一定要記住,飢餓不像我們想的那麼可怕。我們常常以為飢餓的感覺會愈來愈強,直到再也忍受不住,一定得用甜甜圈塞飽自己的肚子為止。才不是這樣。真相其實是,飢餓是一波接一波來的,浪頭過了就好了。

回想以前跳過午餐沒吃的經驗,也許是剛好在開會,走不開。一開始會覺得餓,那種餓愈來愈強,但你又沒輒。結果一個小時過後,怎麼著?飢餓感不見了,那一波浪頭消退了。

有什麼好方法可以熬過斷食期間的飢餓浪頭?喝綠茶或咖啡通常就夠了。等你喝完的時候,飢餓感也消失了,又可以繼續去做別的事。飢餓不是

患者經驗分享　　　　　　　　　　　　　　　　**金柏莉**(加州沙加緬度)

我在長時間斷食期間所學到的最重要一課,就是你在斷食的頭幾天一定要做好飢餓的準備,所以得有一份待做清單來幫忙分散注意力。我會把那份清單貼在冰箱上,每次發現自己在開冰箱門,想找東西吃時,就會停止動作,改做清單上要我做的事。分散注意力的方法有散步、清理某個抽屜或櫃子、喝杯水,以及其他我所能想到的事。這很有效。等我把事情做完了,也就忘了餓了。

一種不斷擴大的現象。它會慢慢出現，達到高峰，然後消退，所以別理它就行了。它一定會再回來。但因為你知道它遲早會再消失，你才會很有自信地提起精神來對付它。

　　這甚至也適用於間歇性斷食的期間。起初第一、二天斷食時，飢餓感會來得特別凶猛。一般是第二天會到達高峰期。之後，飢餓感逐漸消退，最後不見。有人推測是因為脂肪燃燒所形成的酮體在抑制你的胃口。吉利蘭德博士是內分泌學專家，他為文談到他斷食病人的經驗，說：「先是油然生起一股心曠神怡的感覺──可能不斷上升，變得精神上極為喜悅。第一天過後，我們就不再聽到有人抱怨肚子餓了。」人們在十四天的斷食期間，並不覺得餓，反而「極為喜悅」。有些人會因為斷食的感覺太棒了，結果等十四天斷食期滿之後竟還想再繼續下去。事實上，長時間斷食是沒有飢餓感的，這種發現經常出現在以斷食為主題的科學文獻上，以及我們自己的IDM計畫裡。

　　如果人們覺得自己無法斷食二十四小時以上，我們就會建議他們試試看三到七天的全天候斷食。這聽起來有違常理。既然一天都有困難，怎麼可能拿七天來當目標？其實這種「打鴨子上架」的方法很管用，因為長時間斷食可以讓人們有機會體驗到飢餓感是如何在不進食的情況下慢慢消失，原因是身體已經學會如何代謝身上儲存的脂肪。時間長一點的斷食，可以讓他們的身體快速適應斷食。一旦克服了頭一、兩天的斷食，飢餓感不再，他們就會愈來愈相信自己不會被飢餓擊敗。飢餓只是斷食的一部分，絕非難以克服。

患者經驗分享　　　　　　　　　　　　　　　　　黛比（愛荷華州諾克斯維爾）

我是先連續五天進行每天十八小時的斷食，再接著連續兩天全天候淨水斷食，這才逆轉了胰島素抗性的毛病。我也會每隔一個月就進行連續十到十八天的淨水斷食。第三天過後，飢餓感會全數消失，酮體飆高，這時候的我會覺得自己所向無敵！五十一歲的我，比二十一歲時的狀態還好！

人們怎麼可能斷食多天，卻不感到餓呢？原因在於飢餓不是由於一段時間不進食的關係，而是一種荷爾蒙的信號。它不會只是因為胃空了就出現。當你避開飢餓的天然刺激（比如食物的氣味），以及制約下的飢餓刺激（比如特定的用餐時間、電影、球賽，或者通常會進食的那些場合和活動，以及透過學習而學會預期會有食物的那些場合和活動），你就等於避開了荷爾蒙的信號。

斷食有助於打破所有制約性刺激，因此可以幫忙降低飢餓感，而不是增強它。

飢餓只是一種心理狀態，不是胃的問題。

達里爾斷食成功的故事

達里爾是是一名六十六歲的男子,於二○一五年十一月轉介到我這裡來治療他那已有十一年病史的第二型糖尿病。此外,他也有膽固醇過高和高血壓的毛病,而且他只有一顆腎臟。他的下背痛相當嚴重,部分原因是他的腹部肥胖所致。肚子上的那一圈肉害他軀幹失去平衡,加重了後腰部位的壓力,最後造成脊椎部位的關節炎以及嚴重的背痛。

他曾被轉介給一位疼痛專家,後者立刻看出他有代謝症候群的典型特徵,知道唯有減重才能幫忙緩解他的疼痛。

達里爾有典型的糖尿病病史。一開始只是低劑量的單一藥物治療,幾年過後,劑量不停追加,直到最後得一天注射七十個單位的胰島素才能控制住自己的血糖。我們一開始先採用低碳水化合物、高脂飲食,然後增加一些間歇性斷食。他一次斷食二十四小時,每個禮拜三天。

效果很快出現,他的體重和腰圍開始減少。才兩個禮拜,我們就停掉他

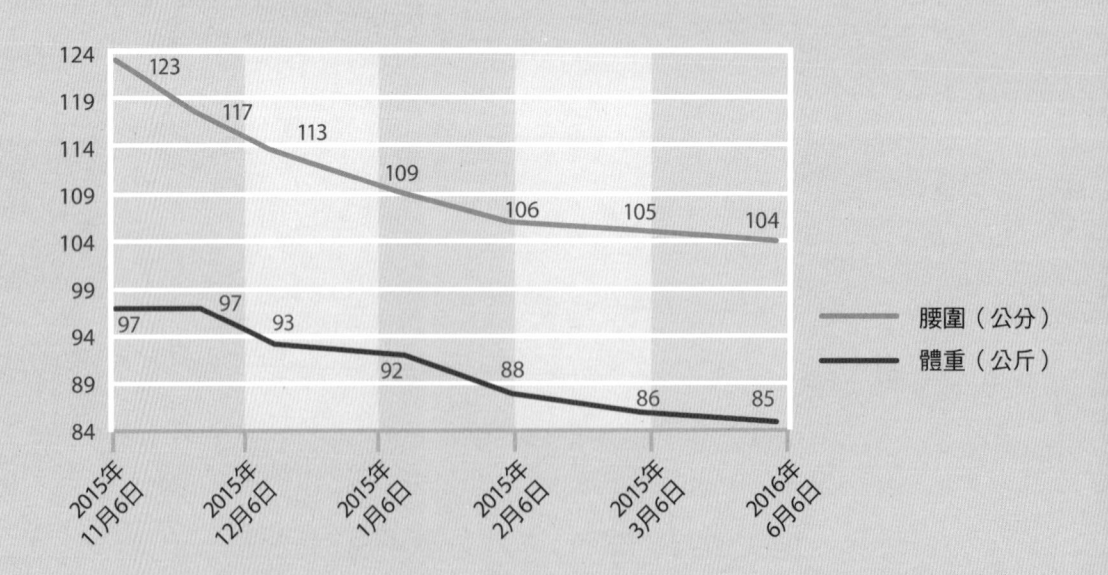

所有的胰島素,因為他的血糖一直保持在正常範圍內。從那時起,他就不再服用所有糖尿病藥物。他最近一次測的糖化血色素是五・九%,在他還沒加入我們的減重計畫之前是六・八%。換言之,雖然停了他所有的胰島素,血糖值竟比以前還要好。事實上,他不再算是糖尿病患,他的糖尿病已經完全被逆轉。

試想一下達里爾這十一年來飽受第二型糖尿病之苦,但他其實隨時可以利用正確的飲食法來徹底逆轉他的糖尿病。如果達里爾不去處理源頭的問題,未來二十年,他勢必得靠注射胰島素來活下去。但還好沒有,他只奉行了一些簡單的飲食規定,便治好了自己的糖尿病。

Chapter 10
誰不該斷食？

我們已經討論過斷食的諸多好處，但也必須提出嚴正警告：斷食不是每個人都適用。它有一些風險，會使你攝取不到足夠的維生素、礦物質和其他必需營養素。所以有些人絕對不能嘗試治療性斷食，這些人包括：

嚴重營養不良或體重過輕的人
十八歲以下的孩子
懷孕婦女
哺乳婦女

至於其他人對斷食這件事也應該審慎以對，但沒有必要刻意避開。若有以下情況，要是想嘗試治療性斷食，最好先請教醫療保健專家的意見：

你有痛風
你正在服藥
你有第一型或第二型糖尿病
你有胃食道逆流

什麼情況下絕對不能斷食？如果你……

嚴重營養不良或體重過輕

如果已經有營養不良的問題，那麼刻意限制營養素和卡路里的攝取，顯然不可取也不明智。

如果體脂肪不到四％，身體為了餵飽自己，就會被迫使用蛋白質。（做為參考對照，男生的平均體脂肪是二五％，女生是三五％。這只是平均而已。如果身材肥胖，體脂肪會遠比這個數字高很多。就算是看起來很瘦的一流馬拉松跑者，也可能有八％到一○％的體脂肪。）若是儲存在脂肪裡的熱量被耗盡，為了生存，身體一定會開始燃燒功能性組織。這叫做消耗性症候群（wasting syndrome），這是很不健康的現象，對你沒有好處。

BMI 的算法是用你的體重公斤數除以身高公尺數的平方：kg/m^2。公認的**體重過輕**定義是 BMI 低於一八‧五。所以，如果一個男的身高一七八公分，他的相應體重是五十九公斤。我通常反對 BMI 低於二○的人進行任何形式的斷食，因為併發症的風險會大幅增加，尤其應該避免較長時間的斷食。

不滿十八歲

對孩童來說，正常的發育比其他健康考量都重要。而要正常發育，適當的營養是絕對的必要條件，限制卡路里會連帶限制身體成長和重要器官發育（尤其是腦部）所需要的基本營養素。青春期尤其開始加速發育，所以需要

艾咪‧柏格 　　　　　　　　　　　　　　　　　　　　　　　**斷食明星隊**

我不喜歡人家拿斷食當藉口，趁沒有斷食的時候不忌口地大吃大喝。它也不應該因為你暴飲暴食、「耍詐」，或者「積習難改」地未能奉行某特定飲食計畫，而被拿來當作是懲罰的工具。如果有人認為斷食對他們的好處很多，可以利用它來做為身體的一種重新校準和重設方法，但絕不應該被當成權宜之計，拿來彌補你所認定的飲食罪過。

斷食會造成厭食症嗎？

飽受神經性厭食症之苦的病人，當然不應該斷食，因為他們本來就有嚴重的營養不良和體重過輕問題。斷食只會更加重神經性厭食症的病情。對厭食症來說，食物是最好的藥物，所以不吃食物是不明智的。但斷食會造成厭食症嗎？

答案很簡單，不會。厭食症是一種精神疾病，會讓人對自己身體的模樣產生錯誤認知。病人會認定自己的身體過重，哪怕體重已經嚴重過輕。這是一種心理疾病，不是因為吃得太少而引起，所以體重過輕是病症而非病因。大體來說斷食並不好玩有趣，所以不太可能成癮。而它令人著迷的方式，也絕對不像古柯鹼那樣具有成癮性。

斷食會不會造成厭食症的這類爭論，其實就像是在爭辯洗手會不會變成一種強迫性神經官能症一樣。過度洗手是這類疾病的一種症狀，而不是病因。

再者，幾千年來，全球已經有數百萬人斷食過，全都平安無事，但神經性厭食症卻是最近才有的現象。如果說斷食會引發厭食症，那麼早在幾千年前就應該有記載，男女也都會受到影響。這一點等於完全駁斥了斷食是厭食症推手的說法。所以答案是什麼？斷食不會**造成**厭食症——但有厭食症的人不應該嘗試斷食。

大量的營養素。如果這段期間營養不足，可能造成發育停滯，而這是不可逆的。對於所有未滿十八歲的孩子來說，斷食期間營養不良的風險太高，令人無法接受。

但這意思並不是說偶而少吃一兩餐，就會危害到孩子的健康，只是我們絕對不建議超過二十四小時以上的長時間斷食。全球各地的文化差不多都認同這一點。孩童們從來就被排除在任何文化性或宗教性的斷食活動之外，目的就是為了避免在孩子發育的關鍵期無意中造成營養不良的情況。

教導孩子做出正確的食物選擇，反而更重要。選擇未加工的全天然食物，是個好的開始。避免吃高度加工過的穀物，尤其減少糖的添加，也有助於預防肥胖，促進健康。

懷孕

懷孕期間一樣得考慮胎兒的正常發育。胎兒需要適當的營養素才能完整發育，缺乏營養素可能會在關鍵時期對胎兒造成不可逆轉的傷害。基於這個理由，許多孕婦會特別服用專門針對孕期配製的綜合維生素。而葉酸的補充尤其重要，因為缺乏葉酸，可能會升高神經管缺損的風險（比如說脊柱裂）。人體裡的葉酸儲存量只能維持幾個月，所以長期缺乏營養，會讓發育中的胚胎面臨極大的風險。

既然懷孕只有九個月，自然沒有理由在這段時間進行斷食。或許可以等到孕期（還有哺乳期，請見下文的分析）結束，再找一個安全的時機恢復斷食。再者，這世上的多數文化也都認定，這段時間若是斷食，一定會有風險，所以文化性和宗教性的斷食都會排除懷孕婦女。

哺乳

正在發育的嬰兒得透過母乳吸收他們所需的所有營養素。所以，如果哺乳中的母親的維生素和礦物質不足，小嬰兒也會跟著缺乏。最後可能造成不可逆轉的生長遲緩。基於這個理由，我不建議任何一位正在哺乳的婦女進行斷食。偶而少吃一兩餐當然沒關係，但絕不建議刻意和長期的斷食。

同樣的，既然哺乳期通常只有幾個月時間，而非好幾年，那就更沒有理由在這個時候斷食了。等你結束哺乳，也許就能安全地斷食，不用再害怕會傷害到你的小貝比。

斷食是成年期幾乎都可以從事的一種安全活動，但若選在對你自己健康或你小貝比的健康有害的時候嘗試斷食，未免太蠢。沒必要倉促行事。以後還有很多機會可以在沒有安全顧慮的情況下進行斷食。

什麼情況下要先請教自己的醫師？如果你……

有痛風

痛風是關節處尿酸結晶所造成的發炎性關節炎，血液中尿酸過高是造成發病的主要原因。有時候醫師會開立可降低血中尿酸的藥物來減少它復發的機率。

斷食期間，透過尿液排掉的尿酸量會減少，因此會導致尿酸濃度上升。理論上這會讓痛風更變本加厲。在一項針對四十二名斷食中的肥胖病人所做的研究顯示，所有病人的尿酸都上升了，但並未有任何一名病人遭痛風侵襲。

有痛風病史的病人大多能夠不費力地熬過斷食，但是認識潛在的風險是很重要的。所以，如果你有任何疑慮，請你在開始斷食之前，先跟你的醫師討論過。

正在服藥

因任何疾病而定期服藥的人，在進行任何一種飲食計畫或斷食計畫之前，一定要先諮詢過他們的醫師。某些藥物最好跟著食物一起服用，這一點顯然在斷食的時候辦不到。斷食期間會造成問題的常見藥物包括阿斯匹靈、美福明，以及鐵和鎂的補充劑。不過，或許可以配合這些藥物治療的時間來安排斷食的作息表。

阿斯匹靈經常被當成抗凝血劑，使用在有心血管疾病的病人身上。它的常見副作用之一是胃發炎——胃壁受到刺激。嚴重一點的，可能造成胃潰瘍或小腸潰瘍。阿斯匹靈通常得跟食物一起服用，才能減低這類併發症的風險。很多阿斯匹靈現在都包覆一層膜衣，以保護胃壁。但是只能降低胃發炎和潰瘍的罹患風險，並非完全消除。所以不進食就服用阿斯匹靈，會升高胃炎風險。

美福明堪稱是全世界最常用的第二型糖尿病處方藥。自一九五〇年代以來，就在使用這種藥物降低血糖，它也是多囊性卵巢症候群的指定處方藥。但它的主要副作用之一是腸胃不適，如果空腹服用，腸胃問題可能變本加厲，最常見的症狀有腹瀉、噁心或嘔吐。

長期出血所造成的血球容積比過低（也稱為缺鐵性貧血），得靠鐵劑補充錠這種處方藥來治療。舉例來說，很多婦女的月經量過大，就可能造成血中鐵含量過低。便祕和腹痛是鐵劑補充錠最常見的兩個副作用，若是在斷食中，情況可能更嚴重。

鎂是一種礦物質，大多儲存在骨骼裡。服用鎂的補充劑，通常是為了治療腿部抽筋、偏頭痛和不寧腿症候群。此外，也做為制酸劑和瀉藥使用。鎂劑的口服藥通常很難透過腸子吸收，因此常導致腹瀉。但如果跟食物一起服用，往往能降低這些症狀。第二型糖尿病血液中鎂含量過低尤其常見。

鎂可以透過皮膚來吸收，所以浴鹽是另一種替代療法，所謂的浴鹽就是硫酸鎂的結晶。你可以把一整杯浴鹽倒進一缸溫水裡溶解，然後身體浸在水裡三十分鐘，鎂就會透過皮膚被吸收。這種傳統療法可以治療很多毛病：肌肉痙攣、便祕和皮膚問題。或者也可以用鎂油和鎂凝膠敷在皮膚上。

有糖尿病

如果你有第一型或第二型糖尿病，那麼在斷食或甚至改變飲食模式時，一定要格外小心。假如你有服藥，這一點更是重要。因為，如果你服用的劑量還是一樣，食物攝取量卻減少，血糖可能會降得太低——這種情況稱為低血糖。

低血糖的症狀包括顫抖、流冷汗、易怒或緊張、感覺頭暈、飢餓和反胃。再嚴重一點，會出現意識混亂、神志失常和癲癇。若不治療，甚至可能造成死亡。它的症狀可能來得很快，要是一有症狀，可以馬上攝取一些含糖飲料或者含糖食物，來逆轉這種危及生命的現象。

在你開始任何飲食計畫之前，都必須先跟醫師討論如何調整糖尿病的藥物或胰島素劑量。小心監測血糖，也是非常重要的。如果你做不到，就不應該嘗試斷食。（欲知更多有關糖尿病患斷食的詳情，請參考第 135 頁）

有胃食道逆流疾病

所謂的胃食道逆流疾病（GERD）就是俗稱的胃灼熱，亦即胃酸往上逆流進食道，傷到敏感的食道組織。會感覺到胸口下方或者腹部上方隱隱作痛，躺下來的時候通常更不舒服。人們常說他們覺得胃裡有東西「往上倒流」。

過多的腹部脂肪會擠壓到胃，將食物和胃酸往上推回到食道。斷食期間，這種情況有時候會更嚴重，因為胃裡沒有任何東西來吸收胃酸。（可悲的是這有一點諷刺，因為斷食的目的通常是為了減重，所以應當可以從根本上去減緩胃灼熱的問題。）減重目標達成後，通常就能解決胃灼熱的問題。由於食物會刺激胃酸分泌，而斷食可以減少分泌胃酸，所以有時候斷食是可以改善胃灼熱的問題。

以下一些簡單技巧可幫忙緩解胃食道逆流疾病的症狀：

- 避開會加重逆流問題的食物，譬如巧克力、咖啡因、酒精、油炸食物和柑橘。咖啡因會放鬆食道底部的括約肌，所以可能惡化逆流的問題。
- 進食完畢，至少三個小時以後再上床睡覺。
- 吃完晚餐後散個步。
- 在床上多疊幾個枕頭來墊高頭部。
- 試喝鹼性水或加了檸檬的水。

- 服用成藥，像制酸劑、鉍劑（bismuth solutions），或雷尼得丁鹽酸（ranitidine，或稱善胃德〔Zantac〕）。
- 請教你的醫師有沒有比較強效的處方箋，譬如氫離子幫浦抑制劑（proton pump inhibitors）。

若是這些方法都沒效，可能就得修正一下斷食的方法來避免胃灼熱的問題。譬如不必真正的斷食，而是每隔一定時間就吃一小撮生菜沙拉。此舉可以保留斷食的多數好處，又能緩解胃灼熱的症狀。在斷食期間採用「油脂斷食法」（fat fast），也就是只攝取油脂，可能也有效——請參考第188頁。

女性應該斷食嗎？

我常被問到女性是否應該斷食？我不知道這謠言是打哪兒來的？為什麼會有女性**不應該**斷食的說法？但因為我經常聽到，所以我有必要在這裡特別挑出這問題來回答。

經常有人擔心女性可能無法像男性那樣體驗到斷食的好處。這說法根本不對。跟斷食有關的所有研究都已證實，男性和女性都能因斷食受惠。更何況，在功效上，兩種性別之間並無任何特別的差異。

我自己的臨床經驗就證實了這一點。過去五年來，我曾幫過數百名男性和女性進行斷食，我看不出來這兩種性別的斷食效果有何差別。真要說有的話，那也是女性的斷食做得比男性好，我們有很多成功的斷食案例都是女性當事者。梅根是這項計畫的主任，她因為斷食而大幅改善了自身健康，於是決定離開原來的醫療研究工作，幫助其他人成功展開斷食計畫。女性在斷食期間當然會遇到問題，但男性也會遇到同樣問題。有趣的是，我發現夫妻共同斷食，成功率反而最高，顯然互相支持有助於更輕鬆地斷食。

斷食是人類文化的一部分，起碼有兩千年歷史。穆斯林婦女被排除在斷

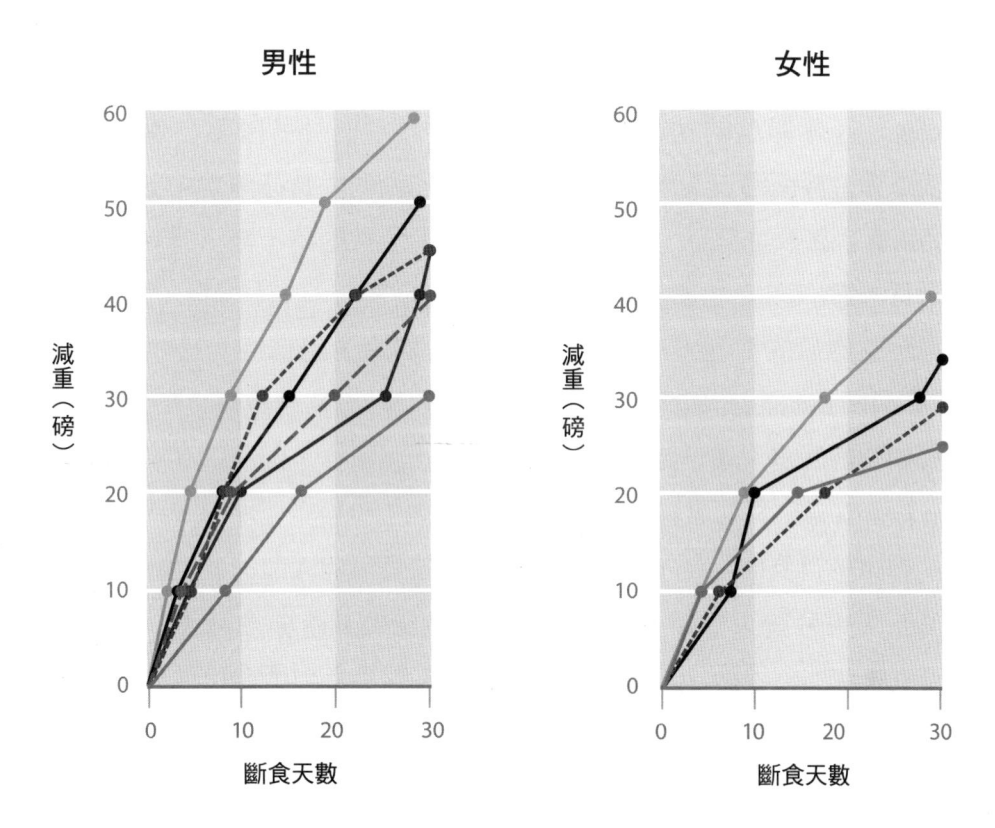

圖 10-1 男性和女性在斷食期間都能達到類似的減重率。

資料來源：Drenick, Hunt, and Swendseid, "Influence of Fasting and Refeeding on Body Composition"

Chapter 10　誰不該斷食？　181

食之外嗎？佛教女性被排除在斷食之外嗎？天主教女性被排除在斷食之外嗎？沒有！這些宗教的斷食歷史幾千年了，但對男性和女性始終一視同仁，只會把懷孕和哺乳的婦女排除在外。

女性要顧慮的一點是，斷食可能影響生殖荷爾蒙。當然，營養不良的女性不應該斷食，因為過低的體脂肪會造成閉經（月經週期停止），很難受孕。可是，正常體重的女性在斷食期間，並不會有性荷爾蒙發生變化的問題。某研究曾檢驗過三天斷食對月經週期各階段的生殖荷爾蒙的影響。血糖和胰島素會因斷食而降低，至於生殖荷爾蒙則全數維持不變。體脂肪的比例若是過低，會有閉經和無排卵週期（月經週期時，沒有排卵）的問題。不過，體脂肪過低的女性本來就不應該斷食（體脂肪過低的男性也不應該斷食）。如果斷食期間出現閉經或其他任何月經問題，都應該停止斷食。

就如先前所言，懷孕婦女和哺乳婦女不應該斷食，因為這種時候非常需要適當的營養素來幫助發育。

我們開誠布公地說好了，斷食期間，女性是可能面臨一些潛在問題。但所有這些問題男性也會碰上，有時候女性無法如其所願地減重，男性也一樣；有時候女性發現斷食很難，男性也一樣。許多針對斷食所做的研究，都有回顧一百多年來的斷食經驗和成果，結果證實斷食對兩性來說同等安全。

最重要的一點是，千萬記住，如果你覺得有**什麼地方**不對勁，不管是男性還是女性，都應該馬上停止斷食，並聯絡你的醫師。

麥可‧羅斯西奧博士　　　　　　　　　　　　斷食明星隊

不管你的主要症狀是什麼，都一定要密切追蹤。另外很重要的一點是，你要評估自己的整體狀況是不是愈來愈好。如果你覺得情況愈來愈好，就繼續下去。但要是感覺每況愈下，有可能是你目前採用的方法不適合你，所以也許應該試試看其他不同的斷食法。

Part Two
如何斷食？

Chapter 11
各種斷食和標準做法

想要分類斷食，可以根據斷食的兩種特性來區分，這一招很管用：它容許什麼？它需多久時間和頻率如何？我們會利用第十二、十三和十四章的篇幅，來回答有關時間長度和頻率的問題。但首先，我們從可攝取什麼的這個角度來探討各種不同的斷食。

斷食最常見的定義是只准喝非酒精性的飲品。這表示斷食期間，水、茶和黑咖啡都可以飲用。但是，禁止食用糖、蜂蜜、果糖、龍舌蘭糖漿，和其他糖類。至於像甜菊、阿斯巴甜代糖、蔗糖素這類人工代糖，則看法分歧。因為這些代糖並不含熱量，所以理論上應該允許被食用，但是它們都含有化學成分，而這違背了斷食的精神。斷食的目的是要淨化或純化身體，不只要擺脫無用的糖分和油脂，也要捨離化學物和其他合成物。所以，像沖泡果汁粉 Crystal Light 或 Kool-Aid 這類人工合成香料，以及牛肉湯塊，也一樣引人爭議。

只准喝水的斷食法是最傳統典型的方法——其他所有飲料和添加物在斷食期間一概不准飲用。但有一點要注意的是，這種斷食法連鹽都不准入口。沒有鹽，人體很難留住水分，因此可能脫水。但有些只准喝水的斷食法是准許飲用鹽水，只是可能比較難喝。不過，當飲食中攝取不到鹽分時，身體自有能力留住鹽分。這表示只准喝水的斷食法若是時間不要太長，對鹽分的需求就會很低，因此應該不會構成缺鹽的問題。

果汁斷食法允許攝取果汁和水。由於果汁本身就含有糖分和卡路里，所以理論上不算是真的斷食，但在本文裡還是以斷食來稱呼它。這種斷食的成效如何，得看當事者攝取的是什麼果汁，以及量的多寡而定。果汁含有的糖分往往很高，所以效果恐怕不像其他較為嚴苛的斷食法來得好。「綠色」蔬菜汁斷食法，最近愈來愈受歡迎。顧名思義，綠色蔬菜汁就是指綠色葉菜的汁液，譬如菠菜和羽衣甘藍。這種綠色蔬菜汁含糖量遠比很甜的橘子和蘋果汁低。除此之外，綠色蔬菜因為汁液含量低，所以經常會把葉子也磨碎混在汁液裡喝下去，因此綠蔬汁會提供人體一些纖維和營養素。芹菜也常被加在裡面。

「油脂斷食法」是比較新式的斷食法。像椰子油、鮮奶油和奶油等相對純淨的油脂，都可以在這種斷食法裡頭食用，所以它也不算是真正的斷食。一般來說，油脂很少單獨食用──我們很少會單獨喝一杯橄欖油或吃一小塊奶油──不過有些人覺得攝取油脂有助於降低飢餓感，可以使斷食變得容易一點。

最近廣受歡迎的「防彈咖啡」（bulletproof coffee），也助長了這個趨勢。「防彈」咖啡的製作方式，是把椰子油、中鏈脂肪油（medium-chain triglycerides，MCT 油），或用草飼牛牛奶所製作出來的奶油添加進咖啡裡。這種高油脂內容物會使這杯咖啡含有相當高的熱量（通常是一杯四〇〇到五〇〇卡，看食譜而定），所以精確來說，可是算是一份代餐。只是所有卡路里都來自於油脂。（欲知防彈咖啡的作法，請參考第 255 頁）

這種油脂斷食法據說有一些好處。有人宣稱它有助於減重，就像生酮飲

艾咪・柏格　　　　　　　　　　　　　　　　　　　斷食明星隊

斷食期間，可攝取少許的純油脂或幾近純淨的油脂（一匙橄欖油或者椰子油、一小塊奶油），再加上少許或一些固態食物（譬如澳洲堅果或核桃──成分以油脂為主，再加上少量的碳水化合物和微量的蛋白質），這樣並不會阻礙斷食所帶來生理上的好處。有時候只吃一小口這樣的東西，可幫助正在掙扎中的斷食者堅持下去。這些食物對最後的成效不會有太大妨礙。

> **湯瑪斯・塞弗里德博士**　　　　　　　　　　　　　　　　　**斷食明星隊**
>
> 各種類型的斷食法都有療效。治療的關鍵在於延長酮症（血中酮體濃度在三至六 mM 之間）和降低血糖（三至四 mM）。病人需要利用來自於美國亞培實驗室（Abbott）型號是 Precision Xtra 的血酮機，來決定什麼時候進入了治療狀態。血糖血酮比（GKI）達一・〇或一・〇以下，最能代表有效的治療濃度範圍。

食法或極低碳水化合物飲食法一樣，靠身體燃燒脂肪來做為能量。也有些人覺得油脂有助於保持頭腦清楚，抑或可以幫忙抑制渴求食物的心理。雖然科學界對於油脂斷食法的成效尚缺乏佐證，但坊間有許多關於它成功的奇聞逸事。

「乾斷食」不准攝取任何液體，穆斯林會在齋戒月的白天進行這樣的斷食。這結合了斷食與輕微脫水，在我看來，這種斷食比其他斷食法來得困難。我不建議用在醫療上。由於會有脫水現象，所以併發症的風險高了許多。

「模擬斷食飲食法」是由一群研究專家所創造出來的飲食法，它不用實際斷食，也能有斷食的效果。這是一種很複雜的極低卡路里攝取法，每個月要花五天時間進行這樣的斷食。第一天只准攝取一〇九〇卡路里，其中有一〇%是蛋白質、五六%是油脂、三四%是碳水化合物。然後連續四天都只攝取七二五卡路里，但營養成分比例一樣。有人倡議這種飲食法能提供斷食該有的所有好處，坊間也有零星資料支持這種說法。但我個人並不建議，因為沒必要把方法搞得這麼複雜。對我來說，每個月定期花五天時間斷食，比這簡單多了。

IDM 斷食法（標準做法）

我們會在飲食加強管理計畫裡，廣泛運用斷食來達到減重目的，並改善其他代謝失調問題，譬如第二型糖尿病和脂肪肝的毛病。無論你採取多長時

> **患者經驗分享**　　　　　　　　　　　　　　　　　　**菲利浦**（德州貝萊雷）
>
> 我已經減了二十三公斤（從九七‧五公斤掉到七四‧五公斤），而且維持得很好。我固定攝取低碳水化合物和高脂食物，並進行至少十八個小時的間歇性斷食。我一個禮拜會有兩到三天進行淨水斷食。我不能說我很享受這種只以水為生的斷食法，但無可否認的，它的確幫忙突破我的減重停滯期。我發現要熬過只靠水維生的斷食生活，最好的方法就是保持忙碌。

間的斷食，這裡的原則都是幫助你以健康的方法進行斷食。有些可能對你有效，有些則不然。歡迎你隨時實驗和調整，完全沒有任何硬性規定。

IDM 斷食法允許你喝水、茶和咖啡，至於糖、蜂蜜、龍舌蘭糖漿和其他甜味劑，則不在允許範圍內。人工代糖或人工合成香料也不行。不過，像檸檬汁、薄荷、肉桂，或其他天然香料則可以。

IDM 斷食法也允許你喝自製的骨高湯，這可以讓斷食期間好熬一點，若是斷食時間較長，也可以預防缺乏鹽分。

水

整個斷食期間，一定要保持水分攝取充足。不管一般的水還是氣泡水，都是不錯的選擇。目標是每天攝取兩公升的水和其他液體。最好的做法是，每天一早起來先喝二五〇 CC 的冷水，確保水分充足。願意的話，也可以加入一顆量的檸檬汁或萊姆汁，幫水調味。或者你可以在一壺水裡，加幾片柑橘、幾顆莓果，或黃瓜片來增添風味。用水稀釋的蘋果醋或許也能幫忙降低你的血糖。但是，人工香味和代糖都在禁止之列。絕對不可以在水裡加入 Kool-Aid、Crystal Light，或 Tang 這類果汁沖泡粉。

茶

各種茶都是絕佳的選擇，包括綠茶、紅茶、烏龍茶和花草茶。綠茶尤其適合斷食期間飲用：綠茶裡的兒茶素據信可以幫忙抑制胃口。你也可以來點變化,將茶混合飲用,冷熱皆宜,或者添加像肉桂和肉荳蔻這類香料。

花草茶不是真的茶,因為它們不是茶葉,但是它們對斷食也很有幫助。肉桂茶和薑茶兩者都被認為有抑制胃口的作用,薄荷茶和洋甘菊茶常被用來舒緩和安定情緒。由於花草茶不含咖啡因,所以無分日夜,什麼時候享用都可以。包括花草茶在內的所有茶飲,都是冷熱皆宜。

在茶裡頭添加一點鮮奶油或牛奶,是可以接受的(請參考下文),但是糖和人工代糖以及人工香料就不行。不過,如果你發現斷食的成效不佳,可能會想移除所有卡路里。若是病人遇到了頑固的停滯期,我們通常會建議他們回到只以水維生的傳統斷食法。

咖啡

咖啡,不管是有咖啡因還是低咖啡因,都可以在斷食期間飲用。我們也允許你在咖啡或茶裡頭添加一點鮮奶油或椰子油。雖然嚴格來說,這就不算是真的斷食了,但它的影響效果小到幾乎無損斷食的整體成效。再者,這樣的彈性做法或許能讓你有辦法堅持下去。我們所謂的「一點點」,是指一到兩茶匙的鮮奶油或椰子油——絕對不像防彈咖啡大量使用油脂。

或許可以添加像肉桂和肉荳蔻這類香料,但甜味劑、糖或人工香料則不行。天氣熱的時候,冰咖啡是絕佳替代品,只要像平常一樣釀一壺,放在冰箱裡冷卻即可。咖啡最近才剛被認可有很多有益健康的好處,比方說,它可能可以降低第二型糖尿病的罹患風險,而且也是絕佳的抗氧化劑來源。

骨高湯

用牛骨、豬骨、雞骨和魚骨自製的骨高湯,很適合斷食期間飲用。將動物骨頭用文火長時間煨煮八到三十六小時,湯裡可添加其他蔬菜和調味料(請參考第256頁的食譜)。蔬菜高湯也很適合,只不過骨高湯的營養素比較多。所有蔬菜、香草和香料,都很適合添加進骨高湯裡,但是別放肉湯塊，因為它都是人工香料和味精。請提防罐頭高湯：它們是自製高湯的劣質仿冒品。

我們常建議大家在自製的骨高湯裡加一些海鹽。因為鹽無法從水、茶或咖啡裡攝取，所以較長時間的斷食，身體可能缺鹽，而缺鹽會導致脫水。除此之外，海鹽也含有其他微量礦物質，譬如鉀和鎂，在斷食期間尤其有幫助。（對於像二十四小時或三十六小時這類短時間的斷食來說，可能沒什麼差異。）

除此之外，骨高湯裡也有少量的蛋白質和一些礦物質（鈣和鎂），所以理論上，允許喝骨高湯的斷食法都不算是真正的斷食。不過很多人發現，骨高湯可以幫助人們較輕鬆地熬過長時間斷食。骨高湯裡的明膠和蛋白質有助於降低飢餓感，其他有益健康的眾多好處，還包括抗發炎及有助骨骼和關節健全。

Chapter 12
間歇性斷食

在第一單元裡，我主張斷食是無害的——事實上，它是幾千年來人類社會不可或缺的一部分。而在這個食物總是充裕的現代世界裡，對於那些正面臨某些健康問題的人來說，斷食是非常有助益的——尤其是過度肥胖和第二型糖尿病。

傳統的狩獵者－採集者社會幾乎不曾出現過度肥胖或糖尿病的問題，就算是在食物充裕的時候。而在農業文明之前的年代裡，動物性食物估計為人類飲食提供了三分之二左右的熱量。所以，儘管現代人看見紅肉和飽和脂肪都恨得咬牙切齒，但我們的老祖宗在攝取它們時，似乎都沒出現什麼毛病。

大概在一萬年前，隨著農業的演化以及食物來源的漸趨穩定，我們開始養成每天進食兩到三次的習慣。但許多早期農業社會的飲食都是以碳水化合物為主，也沒有出現肥胖問題，似乎是只有現代人才會毛病叢生。

從這些歷史上的例子可以看得出來，攝取肉類和碳水化合物也是有可能不會給整個社會帶來糖胖症的問題。既然過度肥胖大多是源自於胰島素過多，所以胰島素對食物的反應才是問題關鍵。說到胰島素，誠如我們在第五章和第六章討論過的，進食的時間和頻率，以及食物的成分是什麼，是一樣重要的。換言之，**何時**進食跟進食什麼同等重要。所以精確來說，間歇性斷食或許可以提供我們最大的助益。

什麼是間歇性斷食？

間歇性斷食的意思是,在正常的進食期間裡定期斷食。每次斷食時間的長度及正常進食時間的長度可以有很多變化。斷食法形形色色,沒有所謂「最好」的斷食法,而是不同的人會有不同程度的成效。某斷食法可能適合某人,但對另一個人完全無效。可能有人喜歡時間短一點的斷食,但也有人喜歡時間長一點的斷食。沒有對跟錯的問題,全憑個人喜好而定。

斷食可以短到十二個小時,長至三個月或更久。你可以一個禮拜斷食一次,也可以一個月斷食一次或一年斷食一次。時間短一點的斷食通常頻率可以高一點,甚至做到每天都有固定的斷食時間。至於時間長一點的斷食──二十四小時到三十六小時是最常見的斷食時間長度,則通常是每個禮拜兩到三次。長時間的斷食則可能短至一個禮拜,長至一整個月。

我把斷食的時間長度分成短(不到二十四小時)或長(超過二十四小時)兩種。不過,這種分類法還是有點武斷。在 IDM 計畫裡,時間短一點的斷食通常都是那些最想要減重的人在落實,反而不是拿來治療第二型糖尿病、脂肪肝,或其他新陳代謝毛病。不過,時間較短、頻率較高的斷食法對這些病症其實也很有效。

如果是時間很短的斷食,你還是可以每天進食,營養不良的風險就會降到最低,時間短一點的斷食法也比較容易融入工作和家庭的生活作息裡。

時間較長的斷食會很快有成效,但次數頻率通常比較少。而超過二十四

艾咪‧柏格   **斷食明星隊**

我覺得間歇性斷食很棒。定期做了一段時間之後,身體會漸漸習慣它,你不用多想就能上手。你的飢餓信號會變得愈來愈穩定──意思是,它們會適應斷食,所以你會在你的身體準備進食的時候才覺得肚子餓,而不是因為胰島素、血糖,和壓力荷爾蒙的大起大落所引發的「錯誤」信號,而覺得肚子餓。

小時的斷食聽起來似乎很困難，但我意外地發現到其實有很多病人喜歡時間長一點、但頻率少一點的斷食。我們會在第十三、十四章的時候，探討時間較長的斷食法。

別忘了，你隨時可以更換斷食的方法，不必從一而終。但也別忘了，斷食的頭幾天是最難的。它就像生活中的其他事情，愈常做，便愈得心應手。

每天的輕斷食

十二小時斷食

過去這幾年，每日斷食十二小時被認為是正常的進食模式。你一天吃三餐，時間是從早上七點到晚上七點，再從晚上七點斷食到早上七點。也就是你在早上七點的時候，吃一點早餐（breakfast）來「打斷你的斷食狀態」（break your fast）。這是一九七〇年代以前很標準的飲食作息，那時候也鮮少見到肥胖問題，所以這也許不是巧合。

兩次重大的飲食改變都是從一九七七年開始的。那年隨著美國農業部《美國人飲食指南》的發行，我們的飲食內容改成了較高碳水化合物和較低的油脂。飲食裡精緻碳水化合物比例的上升，刺激出居高不下的胰島素，使得人們體重增加，最後造成過度肥胖

另一個重大的飲食改變是用餐頻率逐漸增加，只不過這一點鮮少被公開承認。一九七七年，進食時機（包括正餐和點心）是一天平均三次——早餐、中餐、晚餐。到了二〇〇三年，這個數字上升到一天六次。人們每天吃三次膳食和三次點心，胰島素濃度開始居高不下。不斷刺激分泌胰島素的結

柏特・賀寧博士 ｜ 斷食明星隊

光靠一份斷食作息表無法永遠糾正你的食欲。只有持續落實那份斷食作息表，這種糾正才會見效，不過有一兩天沒按作息表來做，並不會立刻抹煞糾正食欲後的成效。

圖 12-1 一天進食三餐的傳統十二小時斷食作息表所呈現出來的胰島素變化。

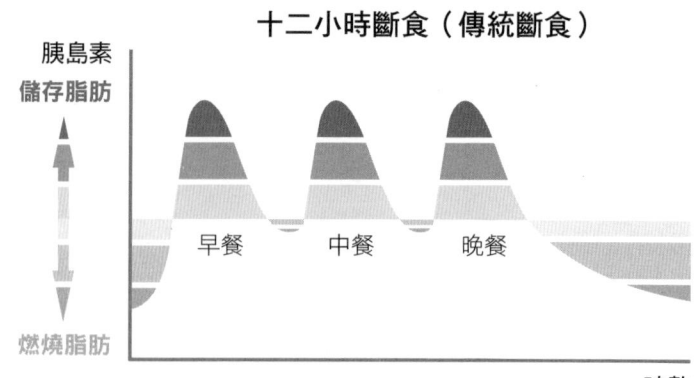

十二小時斷食（傳統斷食）

圖 12-2 一天有八小時攝食區間的十六小時斷食作息表所呈現出來的胰島素變化。不過，你也可以如圖所示，在那八小時內進食三次，而不是兩次。

十六小時斷食

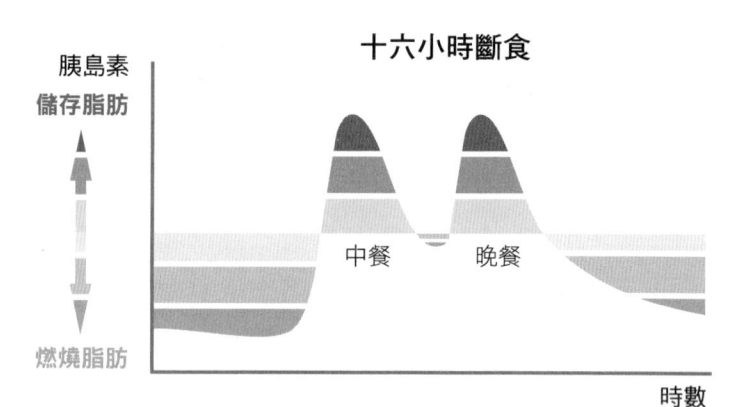

圖 12-3 二十小時斷食作息表所呈現出來的胰島素變化。所有膳食都要在傍晚四小時的攝食區間吃完。

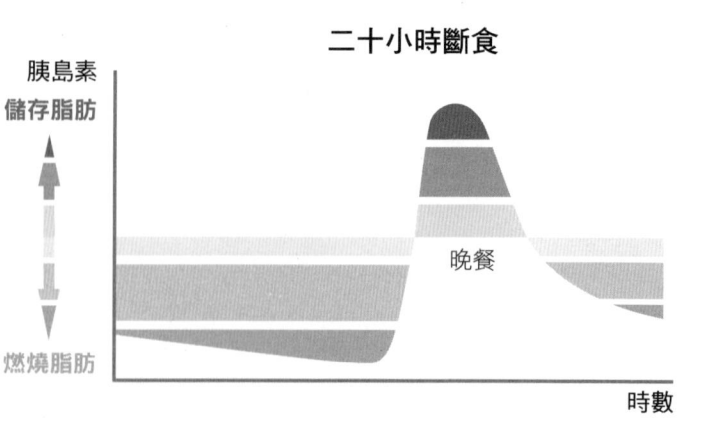

二十小時斷食

果，久而久之就會出現胰島素抗性，然後造成胰島素過高，進而過度肥胖。（欲知胰島素和胰島素抗性詳情，請參考第五章和第六章。）

每日十二小時的斷食，可以讓一天當中有一段時間的胰島素變低。這能預防胰島素抗性形成，也使得十二小時斷食法成為一種預防過度肥胖的有力武器。事實上，只要飲食上採全天然和低碳水化合物飲食，減少添加糖分，再加上每天十二小時的斷食，便足以幫一九五〇年代和一九六〇年代的多數美國人預防過度肥胖——即便他們當時也是吃很多白麵包和果醬，全麥麵包相當罕見，全麥通心粉更是聽都沒聽過。

雖然每天斷食十二小時已經是很不錯的方法，但要**逆轉**體重的增加，恐怕還不夠力。這時候就需要持續時間更長的斷食。

十六小時斷食

這種斷食法把十六小時的斷食併入你每日的用餐作息裡。比方說，你可以每天晚上七點開始斷食到隔天早上十一點。換言之，你每天有八小時的攝食區間。基於這個理由，這種斷食法有時候也被稱之為「限時攝食」。若是按這種作息表，多數人都是選擇跳過早餐。不過，在那八小時裡你到底要吃幾餐，由你自己來決定。有些人會選擇在攝食區間進食兩次，也有人會選擇三次。

瑞典籍的健美運動員馬汀・貝爾康（Martin Berkhan）率先推廣這種斷食法，所以有時候它也稱為精肉增重法（LeanGains method）。幾年之後，有一本叫做《八小時瘦身法》（*The 8-Hour Diet*）的書，也在推廣這種八小時攝

阿貝爾・詹姆斯　　　　　　　　　　　　　　　　　　　**斷食明星隊**

在為多數人著想的情況下，我個人比較推薦 16：8 的間歇性斷食法（經過壓縮的攝食區間），而不是比較長時間的斷食法。因為這種斷食的大半時間你都在睡覺，所以會比較輕鬆一點。

食區間的做法。

十六小時斷食的主要優勢在於它很簡單，可以併入每日的生活作息裡。對多數人而言，它只是早餐省略不吃，然後在午餐和晚餐這中間的八小時內，把兩餐吃完。很多人雖然跳過早餐不吃，但早上並不覺得餓，他們發現這種方法非常容易執行。

每日十六小時斷食法當然比每日十二小時斷食法來得更有力道，不過也必須配合低碳水化合物飲食法，才能發揮最大效果。這種斷食法的減重成效往往緩慢但是穩定。

二十小時斷食：戰士飲食法

在二〇〇二年的著作《戰士飲食法》(The Warrior Diet) 裡，歐力·霍夫梅克勒（Ori Hofmekler）強調用餐的時間選擇跟膳食內容同等重要——就像我先前說的，「何時進食」和「進食什麼」這兩個問題一樣重要，只是「何時」這個問題經常不受到重視。

霍夫梅克勒是從斯巴達人（Spartans）和羅馬人（Romans）這類古老的戰士部族裡找到靈感，於是設計出一種「戰士飲食法」，所有膳食都得在傍晚四個小時的攝食區間內全數吃完，於是有了每天二十小時的斷食法。霍夫梅克勒的飲食法也強調不加工的天然食品，以及高強度的間歇性訓練，而我相信這兩者都有益於健康。

生理節奏

生理節奏是指一天二十四小時下來，行為上和荷爾蒙分泌上可預期到的反覆循環變化。這種模式在多數動物身上都看得到。我們體內的荷爾蒙——包括生長激素、皮質醇和副甲狀腺素——幾乎都會按生理節奏進行分泌。生理節奏也會幫忙支配胰島素和飢餓素，前者會導致體重增加，後者會管控飢餓的感覺，所以也等於影響到進食模式和減重效果。

胰島素和夜間進食

生理節奏已經演化到可以回應環境光線下顯著的差異變化，而這種環境光線是由季節和一天中的時間來決定。相信在舊石器時代，食物相當稀少，大多在白天才能取得。人類於是在白天狩獵和進食，一旦太陽下山，就不可能看到眼前的食物。而夜間活動的動物也許有比較適合在夜間進食的生理節奏，但人類沒有。

在這種情況下，白天進食和晚上進食有差嗎？呃……這方面的研究不多，但研究結果都頗發人省思。在二〇一三年的一項研究裡，體重過重的婦女被隨機分成兩組，去吃大分量的早餐或者大分量的晚餐。兩組婦女都是一天攝取一四〇〇卡路里，變數只在於食用大餐的時間點。

結果早餐組的人比晚餐組的人減重效果較好。為什麼？雖然他們都遵循類似的飲食法，攝取的分量也一樣，但晚餐組的胰島素卻升得比較高。更早前，一九九二年的研究也顯示出類似結果。從胰島素對早上或晚上等量膳食的反應來看，晚上的分泌硬是多出了二五至五〇％。

體重增加是胰島素驅動的。胰島素在晚上會分泌較多，所以晚餐組的人體重增加得比較多。這等於點出過度肥胖其實是荷爾蒙失調，而不是卡路里失衡的問題。眾所皆知，上晚班和肥胖問題經常是焦不離孟、孟不離焦，所

勞勃・沃爾夫　　　　　　　　　　　　　　　　　　　　　**斷食明星隊**

如果你處在高壓環境下，可能對間歇性斷食會難以招架。正在接受嚴格訓練的運動員進行間歇性斷食時必須小心。有些跡象顯示間歇性斷食會增進脂肪適應（fat adaptation；特別是如果也配合生酮飲食時），不過我也看過一些人因長期吃得太少而陷入「困境」。斷食是很厲害的工具，但就像其他工具一樣，得先想清楚你使用它的理由是什麼，以及當時特定的環境背景是什麼。

以或許也可以用這一點來解釋。(不過，也可能是因為睡眠受到干擾，造成皮質醇上升的關係。)

晚上吃大餐似乎比早上吃更容易引發胰島素的上升。當然，老一輩人的智慧也都是奉勸大家盡量避免晚上吃大餐，理由不外乎「如果你睡前吃，就沒有機會把它燃燒掉，所以會變胖」。也許嚴格來說，這說法不見得對，不過或許也有它的道理。在晚間進食似乎特別容易發胖。這種反應可能是演化來的，目的是要幫助我們增加脂肪，因為在過去，這也許是一種生存優勢。

皮質醇和飢餓模式

飢餓也有自然的生理節奏。如果飢餓只是單純因為缺乏食物，那麼在經歷了一個晚上的長時間斷食後，早上的我們理當肚子餓才對。可是，就我個人的經驗和研究調查都顯示，早上的飢餓感**最低**，早餐也通常是一天當中吃得最少的一餐，不是最大的一餐。飢餓感是循著自然的生理節奏來的，完全獨立於進食／斷食的週期之外。

飢餓荷爾蒙皮質醇會在自然的生理節奏下起起落落，早上八點很低，晚上八點很高。所以相對來說，早上七點五十分是最低點，晚上七點五十分達到最高點。這些自然的節奏一直存在於我們的基因組合裡。飢餓並非是「你愈久不吃就愈餓」那麼簡單，飢餓荷爾蒙的調節扮演了重要的關鍵角色。

值得注意的是，長時間斷食的時候，皮質醇會在頭兩天是高峰，然後就穩定滑落。這跟我們臨床上所觀察到的現象完全吻合：飢餓感在頭兩天顯得最嚴重，不過嘗試過較長時間斷食的人，大多表示飢餓感通常在第二天過後就消失了。

一天當中分量最大的那一餐選在什麼時候？

所以，這些荷爾蒙的節奏對日常飲食有何實質的涵義？

圖 12-4 由於生理節奏的關係，飢餓感會在早上八點達到最低點，晚上八點達到最高點。

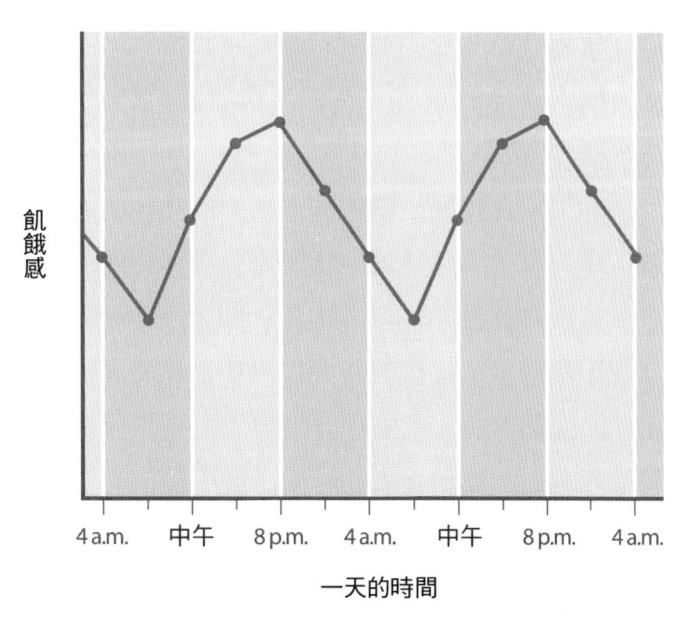

資料來源：Scheer, Morris, and Shea, "The Internal Circadian Clock Increases Hunger and Appetite in the Evening Independent of Food Intake and Other Behaviors"

圖 12-5 專司調節飢餓的荷爾蒙皮質醇，會在較長時間斷食的第二天達到最高點。

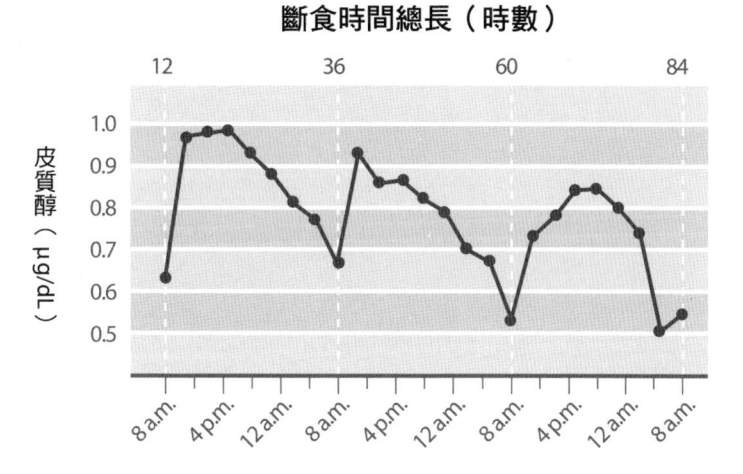

資料來源：Espelund et al., "Fasting Unmasks a Strong Inverse Association Between Ghrelin and Cortisol in Serum: Studies in Obese and Normal-Weight Subjects"

早上八點，我們的飢餓感被主動抑制，所以如果強行攝食，反而適得其反，根本沒什麼意思。進食不會有減重的效果。強迫自己在不餓的時候進食，絕非良策。

晚上進食也是很糟糕的方法。飢餓感的刺激會在晚上七點五十左右達到最高峰，而在這個時候，胰島素會受到食物最大的刺激，換言之，同樣分量的食物會刺激出更高的胰島素。而胰島素愈高，自然會驅使體重增加。

不幸的是，這樣的時間也碰巧是北美洲地區一天當中最大一餐的進食時間。把晚餐當成一天當中分量最大的一餐，這習慣通常不是為了健康著想，而是考慮到工作和上學的時間。晝夜輪班的工作者尤其吃虧，他們往往得在晚上很晚的時候進食大分量的膳食，於是造成胰島素過高。

所以，最理想的方法似乎是中午時分食用分量最大的那一餐，進食時間大約是中午到下午三點之間。晚上只吃很小分量的膳食。有趣的是，這剛好也是傳統的地中海飲食模式。他們會在中餐吃很多，然後在下午睡個午覺，晚上再吃一些分量等同於小點心的晚餐。雖然從食物類型的角度來說，我們並不認為地中海飲食是健康的，但它的用餐時間或許發揮了作用。

Chapter 13
較長時間的斷食

在第一單元裡，我們談到了胰島素和胰島素抗性何以是過度肥胖和第二型糖尿病的核心問題所在。既然所有食物都會升高胰島素到某種程度，那麼要降低胰島素的最有效方法，應該是什麼都不吃。就算是斷食不到二十四小時的那種輕斷食，也能預防胰島素抗性的形成，以及逆轉程度還算輕微的抗性，當然對減重也有幫助。

較長時間的斷食會有的風險與好處

斷食時間被拉長的同時，包括減重和降低胰島素在內的好處也在快速累積。但是，對於糖尿病患者以及正在服用藥物的人來說，也會有很高的併發症風險。我發現較長時間的斷食尤其對第二型糖尿病患者和頑強的肥胖症個案很有幫助，效果比輕斷食更強大。但是我一定會小心監測病人的血壓、生命跡象、和血檢結果。我必須再三強調，**只要任何時候感到不舒服，就應該立刻停止斷食**。你會覺得飢餓，但你不應該覺得人很不舒服。

若你在服藥，斷食期間，一定要接受醫師的密切監控——當然，在開始斷食或改變飲食方法之前，都要先跟你的醫師談過。如果你服用的是糖尿病的藥物，這一點尤其重要。在較長時間的斷食裡，減少食物攝取量往往會使血糖降低。假如你服用的藥物劑量跟你平常進食日的藥物劑量一樣，血糖過低的風險就會很高，這是很危險的一件事。

血糖過低的症狀包括意識混亂、盜汗、顫抖，你可能也會有飢餓感，全身發顫或虛弱。若不加以治療，也許會演變成意識喪失、痙攣，再嚴重點就是死亡。

　　低血糖本身並非併發症，因為它是斷食期間預料得到的現象。我們是想降低血糖，但如果你正在靠藥物降低血糖，就代表斷食期間會變成用藥過量。血糖和藥物必須小心配合，才能避免血糖過低或過高。你一定要聽從醫師的指示來調整藥物，並在斷食期間密切監測血糖。

　　一般而言，糖尿病的藥物和胰島素在斷食的時候**必須**減量，才能避免血糖過低。但到底要減量多少，得由你的醫師來決定。

> 如果你有服藥，
> 在嘗試較長時間的斷食之前，
> 務必跟你的醫師談過！

二十四小時斷食

　　二十四小時斷食是兩個晚餐之間進行斷食，或者兩個早餐之間進行斷食，隨你高興。舉例來說，如果你第一天是在晚上七點吃完晚餐，那就斷食到第二天晚上七點吃晚餐為止。雖說是二十四小時斷食，但你並不是真的一天都不吃東西，因為你在斷食當天還是會吃一餐。所以，基本上你是一天吃一餐。

　　相較於其他時間較長的斷食，這種斷食法有幾個優勢。由於你斷食那天還是會吃一餐，所以用餐時該服的藥物，還是可以服用，譬如美福明、鐵劑或阿斯匹靈。

　　這種斷食法也最容易融入每日的生活作息裡。你可以在不打亂家人共享晚餐的情況下進行斷食，你只需要省略早餐和中餐就行了。如果一天的工作很繁忙，這種斷食法尤其容易。早上先從一大杯咖啡開始，跳過早餐，工作時略過中餐，直到下班回家吃晚餐為止。這方法既省時也省錢。你不必煮早餐，也不必清理早餐後的杯盤狼籍。你會回家吃晚餐，甚至沒有人知道你正在斷食。

二十四小時斷食並不需要擔心營養素缺乏的問題。既然你每天都還在進食，只要確保唯一的那一餐會吃營養密度夠高的無加工天然食品，攝取充分的蛋白質、維生素、和礦物質就行了。這種斷食法可以每天做，不過多數人都只進行每週兩到三次的二十四小時斷食，就會有不錯的成效。《吃、停、吃》的作者布拉德・皮隆建議一週兩次二十四小時斷食。

較長時間的斷食過後，需注意的飲食細節

如果你一直有定期斷食的習慣，而且是時間比較長的斷食，那麼斷食過後，最好不要刻意限制卡路里的攝取量。你還是應該遵守低碳水化合物、高脂、未加工食物的飲食法，只不過你一定要吃飽。斷食過程中會讓你燃燒掉相當多體內儲存的熱量，所以刻意降低卡路里的攝取量，就長遠來看，反而使斷食窒礙難行。

5：2 飲食法

有一種類似斷食的飲食法叫做 5：2 飲食法，既是電視製作人，也在英國開業當醫師的麥可・莫斯里博士（Dr. Michael Mosley）就很提倡這種飲食法。他的著作《斷食飲食法》（*The Fast Diet*）也非常暢銷。這種飲食法並不要求你一段時間完全不進食，而是要求你在那段時間裡只能攝取極低的卡路里。但這些熱量低到足以像斷食一樣引發對人體有益的荷爾蒙變化，而且成功的案例相當多。

> **患者經驗分享**　　　　　　　　　　　　　　　　　　　**史黛拉**（英國利茲）
>
> 每週進行三次的二十四小時斷食，這對我來說是很管用的方法。只少吃一餐或兩餐，其實沒什麼大不了，況且斷食的大部分時間都在睡覺。我斷食當天，都是在傍晚才用餐。值得注意的是，我發現自己反而更能享受眼前那一餐，因為我真的餓了──出於本能的餓。

> **馬克‧斯森**　　　　　　　　　　　　　　　　　　　　　　**斷食明星隊**
>
> 如果有誰得減掉相當分量的體重，且已經花了必要的時間教導自己的身體燃燒脂肪，那麼我會建議他們試試看二十四、三十六和四十八小時斷食法。也許時間不需要那麼長，但是頻率得多一點（每週兩次、每兩週兩次、六週兩次，諸如此類等）。只要他們在斷食當天有運動和大量活動，就會燃燒脂肪，甚至可能鍛鍊肌肉。

　　5：2飲食法要求五天採取正常進食，另外兩天是「斷食」日。在「斷食」日的時候，女性只能一天攝取五〇〇卡路里，男性則是六〇〇卡路里。斷食日可以連續兩天，也可以間隔開來，視你喜好而定。你可以在一餐裡一次攝取完畢五〇〇到六〇〇卡路里，也可以在一天當中分成好幾餐來攝取（但是分量當然都很少）。

　　之所以准許斷食日可以有限量地攝取卡路里，是為了提升順應性（compliance）。因為莫斯里博士覺得一整天下來都不攝取卡路里，難度太高，很多人都辦不到。雖然我發現到人們斷食的能耐其實比他們自己想像的來得高，但5：2飲食法的確是個好方法，能讓人慢慢習慣斷食。5：2飲食法通常可以無限期地做下去，即使減重目標已經達成，還是可以幫忙維持減重效果。

斷食

　　顧名思義，隔天斷食就是每隔一天斷食的意思。它像5：2飲食法一樣允許在斷食日攝取五○○到六○○卡路里的熱量。但因為是一天進食、一天斷食，不是每週斷食兩次，所以會比 5：2 飲食法強度更高一點。這種斷食法必須一直持續到你達成減重目標為止。之後，只要你能繼續維持理想體重，斷食日的天數就可以減少。

萊奧妮・海爾布隆（Leonie Heilbronn）想尋找方法來替代那套限制每日卡路里攝取量的飲食法，於是利用隔天斷食來測試減重的可行性，她找來男性和女性自願接受這套斷食法的試驗，結果證實減重效果是可以維持的。

克莉斯塔・瓦拉迪（Krista Varady）是芝加哥大學（University of Chicago）的營養學助理教授，她在二○一○年做的研究，也證實了這種斷食法的功效。

她指導男性和女性受測者進行一個月的隔天斷食實驗。一個月後，這群人再自行繼續執行這套斷食法，長達三十天。結果三十天後（所以總計兩個月後），平均減重五・七公斤。而重點是，瘦肉組織（肌肉、蛋白質和骨骼）都維持原樣——減重的成效全來自於流失的脂肪。

患者經驗分享   戴安（英國諾福克）

盡力而為就好，一切還是得看你當時的心境和壓力程度而定。要是你「突然失控」，也別失望，就把它看成是你已經盡可能地關掉心裡的「食物開關」了。

勞勃・沃爾夫   斷食明星隊

如果你有時間休息，而且在一些活動和工作需求上都可以自主安排，那麼較長時間的斷食似乎最適合你。從老祖宗的角度來看，斷食幾乎確定是我們遺傳基因裡的一個關鍵元件。儘管如此，我們所面對的長期壓力和難處，往往比在典型的古老環境下所遇到的困難還要多。所以我認為重點是，當你在考慮可以採用什麼時間長度的斷食方法時，請先留意一下你身體「調適負荷」（allostatic load）的程度。

三十六小時斷食

在三十六小時斷食裡，你會有一天時間完全不進食。舉例來說，如果你在第一天的晚上七點吃完晚餐，然後馬上開始斷食——第二天就會一整天都不吃，直到第三天的早上七點再吃早餐。所以從頭到尾總共斷食三十六小時。

在我們的 IDM 計畫裡，我們會把每週三次的三十六小時斷食運用在有第二型糖尿病的病患身上。這個作息表會持續到效果出現為止：也就是病人不必再服用任何糖尿病藥物，而且已經達到減重目標為止。然後，我們會降低斷食的頻率到一定程度，好讓病人維持得來不易的成效但又能繼續地輕鬆斷食下去。一週三次的斷食計畫到底要持續多久，並不一定。但一般來說，病人罹患糖尿病的時間愈長，所需的斷食療程就愈久。我們無法在短短幾週內逆轉已罹患了二十年的糖尿病。而更長療程的斷食計畫可提供我們必要的助力，在合理時間內取得成效。

我們建議每天固定檢查血糖兩到四次，因為有可能血糖過低或過高。為了預防低血糖，斷食日的藥物通常會減量——再強調一次，如果你在進行斷食療法之前就已經在服藥，請先跟你的醫師討論過。但因為藥量的改變對每個人的影響程度不一，所以有可能藥量減得太多，結果造成血糖過高。時常檢測血糖，可以讓你隨時微調藥量，才能拿捏好所需的藥量。

麥可・羅斯西奧博士   **斷食明星隊**

當我的病人為了讓腸胃症狀獲得控制和緩解，而進行較長時間的兩到四天斷食療程時，大多數在一開始就覺得效果不錯。之後為了維持成效，他們可以視需要定期斷食半天或一天，可能是一週一次或一週數次。症狀若是較為嚴重，我可能會建議他們把斷食時間拉長。不過，在這種較長時間的斷食裡，我都會把液狀營養素放進來，譬如骨高湯或者半元素配方（semi-elemental）的營養素。主要是顧慮到疲憊、體重減輕，還有營養流失的問題。不過，這些都可以靠半元素配方飲食裡的優良液體配方來周全保護。

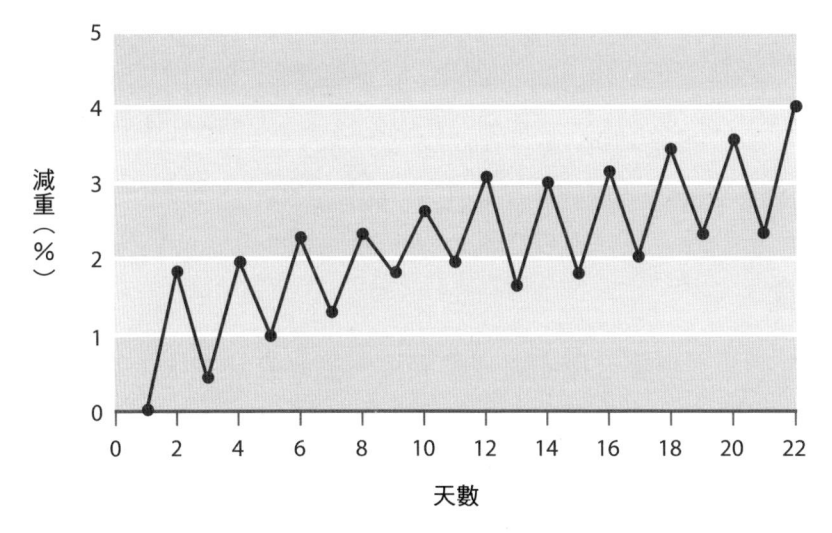

圖 13-1 隔天斷食可以有穩定的減重效果。谷底代表的是進食日，體重會稍微回升。

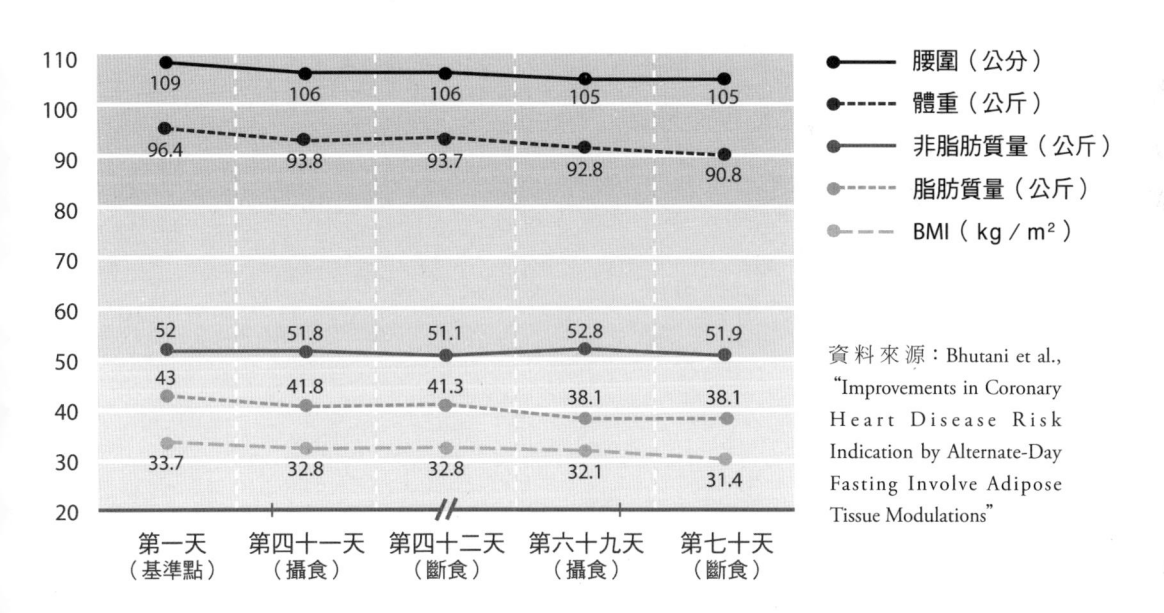

資料來源：Heilbronn el al., "Alternate-Day Fasting in Nonobese Subjects: Effects on Body Weight, Body Composition, and Energy Metabolism"

圖 13-2 兩個月的隔天斷食下來，體重、BMI、體脂肪和腰圍都減少了，但是非脂肪質量（肌肉和骨骼）並無任何流失。

資料來源：Bhutani et al., "Improvements in Coronary Heart Disease Risk Indication by Alternate-Day Fasting Involve Adipose Tissue Modulations"

Chapter 13　較長時間的斷食　209

| 患者經驗分享 | 珊蒂（加州沙加緬度） |

> 我照著馮醫師的三十六小時斷食法做，結果我的血糖在六個月內就從一一二掉到了八八。

四十二小時斷食

　　IDM 計畫裡有很多客戶都是固定略過早餐那一頓，直接在中午吃那天的第一餐。若有這種習慣，就可以在平日很輕鬆地展開十六小時斷食（請參考第 197 頁）。一早起床就進食，不是什麼新鮮事。所以一天先從喝一大杯咖啡開始，是可以接受的。

　　把這種平日的習慣跟偶爾為之的（每週兩到三次）三十六小時斷食結合在一起，就有了長達四十二小時的斷食時間。比如說，你可以在第一天的晚上六點吃晚餐，接著省略掉第二天的所有膳食，然後在第三天的中午時間才吃你平常的「早餐」，這就能做到足足四十二小時的斷食了。

桑尼和雀莉斷食成功的故事

桑尼

我是在二〇一五年九月的 IDM 計畫上第一次遇見桑尼。當時桑尼五十一歲，早在一九九〇年代中期，就被診斷出第二型糖尿病，那時候他才三十幾歲。一開始先服用美福明，過了幾年，為了控制血糖，需要服用的藥物愈來愈多。二〇一一年，醫師開了胰島素給他。直到我見到他的時候，他除了每天得注射七十單位的胰島素之外，美福明也已經服用到最大劑量了。

雖然藥物劑量很大，但血糖的控制還是不太理想。他的糖化血色素是七・二％，這個數值反映出三個月的平均血糖值。血糖控制的理想值是七・〇％以下，不過有很多醫師建議最好在六・五以下。

桑尼是在二〇一五年十月二日開始參與我們的 IDM 計畫。他改變飲食，少攝取精緻碳水化合物，多攝取天然油脂。除此之外，我們也要求他進行三十六小時到四十二小時的斷食，每週三次。如果他在斷食第一天吃了晚餐，就得等到第三天中午才能再進食。

他的血糖立刻獲得改善。不到兩個禮拜，我們就停掉他的胰島素。一個月後，我們完全停掉他的糖尿病藥物。從那時起，他不必再靠藥物也能維持正常的血糖值，全是靠飲食來控制。

過了聖誕假期之後，他就像我們療程裡的其他許多病人一樣，體重增加了一點，血糖也升高了一點。可是因為他又回到低碳水化合物和高脂的飲食，而且又再度進行間歇性斷食，於是體重和血糖又掉回來，且不需要服用藥物。

整個斷食療程，桑尼都覺得自己的狀況不錯，他可以毫不費力地持續落實他的低碳水化合物飲食法或間歇性斷食法。到了二〇一六年三月，他的體重變化已經穩定，BMI值只剩一九。

更重要的是，他的腰圍大幅縮減。腰圍最能反映出腹部內臟脂肪的多寡，因此也更能精準呈現出體內的新陳代謝狀況。腰圍／臀圍比和腰圍／身高比這兩者，都被認為比單純的體重更能做為健康的指標。

更棒的是，桑尼的腎功能在斷食過程中也立刻獲得改善。他剛開始進行斷食時，尿蛋白超過正常值。尿裡的蛋白是糖尿病對腎臟造成損害的第一個指標，而且通常被認為是不可逆的，只有第二型糖尿病本身才被認定是可逆的。可是到了十一月，他才斷食一個月，他的尿蛋白就降到正常值以下，從那時起再也沒有上升過。

二〇一六年三月，桑尼不再需要減重，所以他的斷食時間降低到一個禮拜三次，每次二十四小時，以便保持現狀。當然，如果他飲食不當或者血糖或體重又開始上升，他還是可以視需要輕鬆增加斷食的天數。

在經歷了五年的每天兩回胰島素注射，以及二十多年來始終不間斷地服用糖尿病藥物之後，桑尼花了幾個月的時間靠調整飲食和間歇性斷食法，終於徹底擺脫第二型糖尿病。現在從血糖值的角度來看，他算是糖尿病前期病人，還不到真正糖尿病的程度。他的糖尿病被逆轉了。

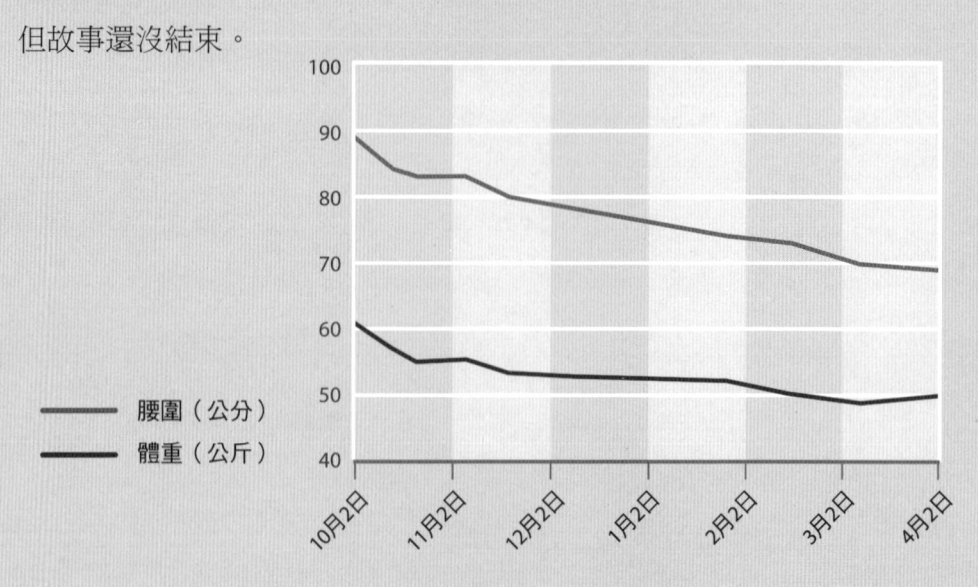

但故事還沒結束。

雀莉

二〇一六年一月,桑尼的姊姊雀莉很訝異她弟弟的療效。他的體重降低、他的腰圍變小;他停止服用所有糖尿病藥物;他甚至不覺得生活作息的改變有造成任何困擾;二十年來的糖尿老毛病幾乎在一夜之間逆轉。因此,雀莉也想試試看。

雀莉那時已經五十五歲,九年前,四十六歲的她被診斷出第二型糖尿病。她的故事跟她弟弟很類似:都是一開始先服用少量的單一糖尿病藥物,幾年下來,藥物量慢慢增加。現在她得服用三種糖尿病藥物,再加上膽固醇的藥、血壓藥和胃灼熱的藥。

我們討論了她的現況之後,決定幫她量身打造一套飲食計畫,改成低精緻碳水化合物和高天然油脂的飲食。可是她不太確定斷食期間會不會人不舒服,於是我們決定讓她進行二十四小時斷食,每週三次。她的糖尿病不像她弟弟那麼嚴重,所以必要時可以增加斷食的強度。

她是在二〇一六年二月開始落實我們的飲食計畫。她的血糖很快就有了反應,才兩週,就停用了三種糖尿病藥物,因為沒有必要再服用了。現在她的血糖始終維持在正常值內,體重也穩定下降,跟她的腰圍一樣。

她的胃灼熱消失了,於是停用胃灼熱的藥。她的血壓正常了,於是停了血壓藥。她的膽固醇數值改善了,於是停了膽固醇的藥。短短一個月內,她就停了所有六種藥物,但是她的血檢報告前所未見的漂亮。她的糖化血色素是六·二%,比以前服用三種糖尿病藥時的情況還好。她不再被認定是糖尿病患者,只算是糖尿病前期。這表示她的疾病被逆轉了。

再者,整個斷食期間,她都覺得自己的狀況很好,適應斷食沒有困難。雖然她的斷食時間比桑尼的短,成效還是很理想,所以沒必要改變。她一開始的時候得服用六種藥物,現在全都不用吃了。她覺得她的狀況比以前好上一百倍。

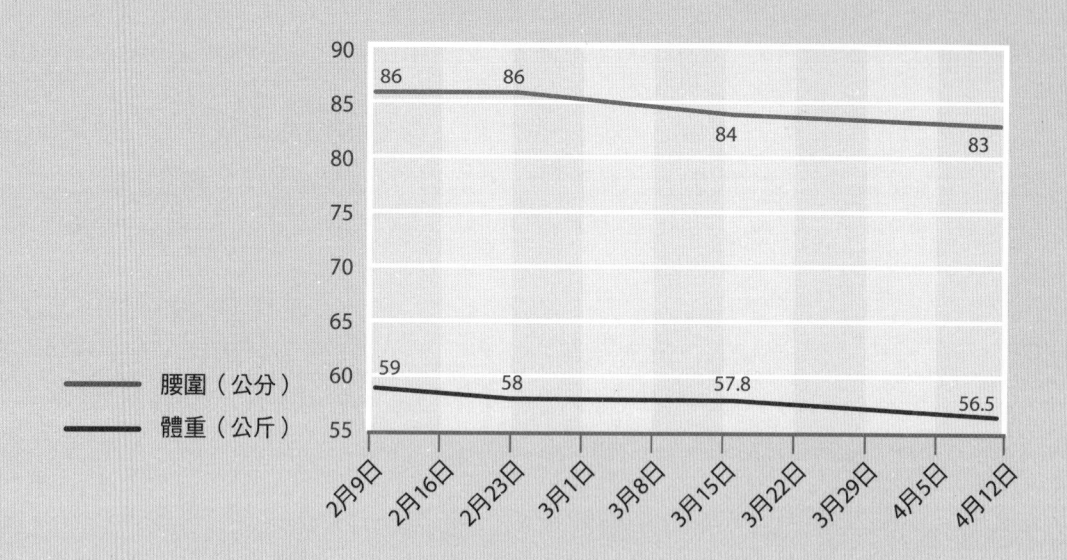

	2月9日	2月16日	2月23日	3月1日	3月8日	3月15日	3月22日	3月29日	4月5日	4月12日
腰圍（公分）	86	86				84				83
體重（公斤）	59		58			57.8				56.5

　　這裡說明了一件事，第二型糖尿病是一種飲食性疾病，也因此唯一合理的療法是改變飲食和生活作息。

　　如果問題出在你過度攝取碳水化合物，那就減少攝取碳水化合物。要是問題出在體重過重，那就靠斷食來成功減重。一旦我們解決了根本問題，疾病就可以被逆轉。

　　只是我們一直都被洗腦，以為第二型糖尿病和它所有的併發症都是無可避免的。我們受到欺瞞，以為我們可以靠增加藥物劑量來治好這種飲食造成的疾病。當藥物攔不住糖尿病時，我們就被告知這種病是一種會逐漸惡化的慢性病。

　　桑尼羅患第二型糖尿病二十多年了，但他還是想辦法在幾個月內成功地逆轉了他的疾病。雀莉接受了七年的糖尿病治療，也在短短幾個月內成功逆轉了糖尿病。而他們絕非特例。幾乎每一天，我都會遇到一些人靠著斷食療法逆轉或正在逆轉他們的第二型糖尿病，而且各種年齡層都有。

Chapter 14

長時間斷食

　　長時間斷食是指斷食時間長過四十二小時——這種斷食在全球各地已有數百年的歷史。早在一九一五年，研究結果便已普遍見於各醫學文獻。當時奧圖・弗林（Otto Folin）和 W. 丹尼斯（W. Dennis）兩位醫師對斷食的形容是，「對於那些飽受過度肥胖之苦的人來說，是安全又有效的減重方法」。同年，法蘭西斯・加諾・班尼迪克（Francis Gano Benedict），在他那本以拉長斷食時間為主題的著作裡，也呼應了這個說法。但後來，世人似乎就不再對做為治療手段的長時間斷食感到興趣了。

　　一九五〇代晚期和一九六〇年代，這種興趣又活了過來，因為有愈來愈多醫師提出他們在斷食方面的經驗報告。早期研究大多著重在較短時間的斷食上，但有很多醫師一旦熟悉了斷食，便開始拉長斷食的時間。

　　一九六八年，內分泌專家吉利蘭德博士研究長時間斷食對四十六名病患的影響。他讓他們住進醫院，留院觀察，確定他們都願意配合斷食之後，便展開為期十四天的斷食實驗。過程中，他們只准喝水、茶和咖啡。十四天後，他們出院了，但被要求得在家中進行六〇〇到一〇〇〇卡路里的飲食法。有趣的是，有兩名病人要求住院再接受第二次的十四天斷食實驗。因為他們很輕鬆就獲得了不錯的成效，所以他們想拉長斷食時間，以獲得更好的成果。

　　經過十四天的斷食之後，參與者平均減重七・八公斤。一如所料，血糖也在斷食期間掉了下來——掉到對患有糖尿病的參與者能獲益的程度——等

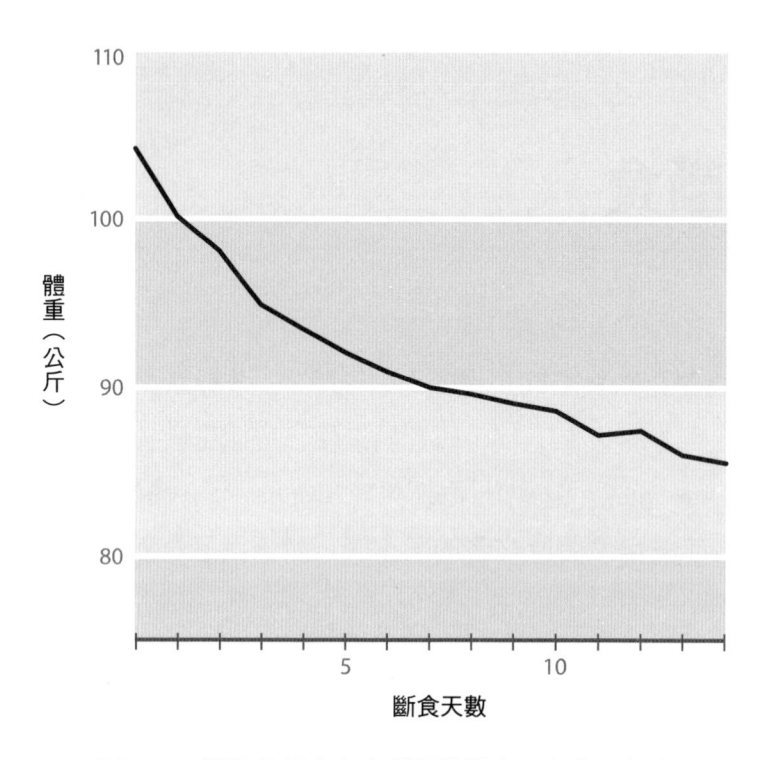

圖 14-1 這是某個人在吉利蘭德博士一九六八年十四天斷食的研究裡，所經歷到的減重成效。

資料來源：Gilliland, "Total Fasting in the Treatment of Obesity"

到兩週的斷食結束後，三名糖尿病患者都不需要再使用胰島素。

胰島素會使鹽分和水分滯留在腎臟裡，所以斷食可以靠降低胰島素來幫助人體排掉過多的鹽分與水分。在斷食的頭幾天，尿量會相對增加。消除過多水分和鹽分曾幫助了吉利蘭德博士研究裡一名患有嚴重充血性心臟衰竭的病人：在兩週斷食快結束時，他走路時竟然不再氣喘吁吁。

兩週的斷食很難熬嗎？其實完全相反。吉利蘭德博士形容參與者都有「心曠神怡的感覺」，而且「精神上極為愉快」。他們會餓嗎？這答案或許很令人意外，但是他們並不真的覺得餓。「第一天過後，我們就沒再聽見有人抱怨肚子餓」。這些經驗都獲得當時其他研究人員的證實。

> **患者經驗分享**　　　　　　　　　　　　　　**伊芙琳**（加拿大薩省里賈納）
>
> 我一週連續斷食三天半，另外三天半就採用低碳水化合物和高脂飲食。這方法很有效。這是我自創的隔天斷食法，只是要隔好幾天，不是每隔一天。每個人都是不一樣的個體，馮醫師鼓勵我們自己實驗，找出適合自己的模式，這一點我很欣賞。

　　但是，這項研究的參與者並未好好奉行吉利蘭德要求他們回到家後得照做的六〇〇到一〇〇〇卡路里飲食法。後來那兩年，有一半的參與者都未能徹底奉行這套飲食法。就我們現在對降低攝取卡路里飲食法（請參考第五章）的了解，這樣的結果一點也不令人意外。

　　斷食是沒有上限的。一九七〇年代，一名二十歲的蘇格蘭籍男士開始斷食，當時他體重二〇七公斤，接下來的三百八十二天，他只靠無卡路里的液體、平日的綜合維生素，和各種補充劑維生，創下全世界最長的斷食紀錄。一名醫師在斷食期間負責監測，確保這一切對他的健康沒有顯著的危害。

　　他的體重從二〇七公斤減到了八十二公斤。即使斷食都已經過了五年，他的體重仍維持在八十九公斤。他的血糖降低，一直維持在正常值內，而且沒有發生過低血糖的意外。

長期斷食，應注意什麼？

　　在吉利蘭德博士的研究裡，四十六名病人當中有四十四名完成兩週斷食實驗，有一名出現嘔吐，另一名決定放棄，於是退出實驗，完成率高達九六％。所以就算是長達兩週的斷食，也沒有大家想像得那麼困難。我們的臨床經驗也證實了這一點：一般人一聽到斷食，總以為自己辦不到，可是一旦我們解釋清楚整個流程，並提供一些小訣竅，再適度支援，IDM 計畫裡的病人很快就會明白斷食其實相當容易。

　　這意思並不是說斷食不需要適應期，事實上，斷食的頭幾天通常很難熬。第二天由於飢餓的關係,尤其困難。一旦你熬過了第二天,過程會愈來愈輕鬆。飢餓感會慢慢消失,全身神清氣爽。這就像運動一樣,比如說,你一開始舉重的時候,你的肌肉事後一定很痠痛。這是意料中的事,不應該成為勸退你不再健身的原因——但久而久之,等你的身體練得更強健了,便可以毫不費力地舉起同樣重量,或者不再感到痠痛。斷食也一樣,一開始可能很難,但多練習幾次就會愈來愈上手。

在吉利蘭德博士的研究裡,參與者的體重平均每日減輕三四五公克,一旦斷食結束,多少會有一些水分重新回到身上。至於其他針對兩百多天的斷食所做的研究也都顯示類似的減重率,平均每天大概可以減重一八五公克到三〇五公克。在IDM計畫裡,我們都告訴病人,斷食期間,平均每日減掉二二七公克脂肪,如果超過二二七公克,可能是因為胰島素降低而多排掉的水分。

假設我們平常一天下來要燃燒二〇〇〇卡路里,而我們知道四五四公克脂肪大概含有三五〇〇卡路里,所以在絕對斷食期間……也就是完全不攝取卡路里的斷食方法——預計一天可以減掉二五九公克(二〇〇〇卡路里的消耗量／每四五四公克三五〇〇卡路里=減重二五九公克)。得出來的數字相當接近各種研究所顯示的結果。這表示新陳代謝率在整個斷食期間很穩定,沒有減緩,所以那些在平常日會燃燒掉的二〇〇〇卡路里,在斷食期間一樣會被燃燒掉。對於一個有四十五公斤脂肪的病人來說,你可以預估大概得花

患者經驗分享 　　　　　　　　　　　　　　　　　　　　　　　　　萊斯里(佛州威尼斯)

合併使用間歇性斷食(16:8和20:4)和舉重／間歇訓練(目的是為了保留肌肉組織,消耗儲存葡萄糖),幫助我更快進入酮症狀態和更有效率地甩掉脂肪,這比單獨使用那種廣為人接受的生酮飲食法更有效。光靠飲食法,必須多花三個禮拜的時間才能適應飢餓,可是斷食和運動再加上酮化,就可以把時間砍掉一半。

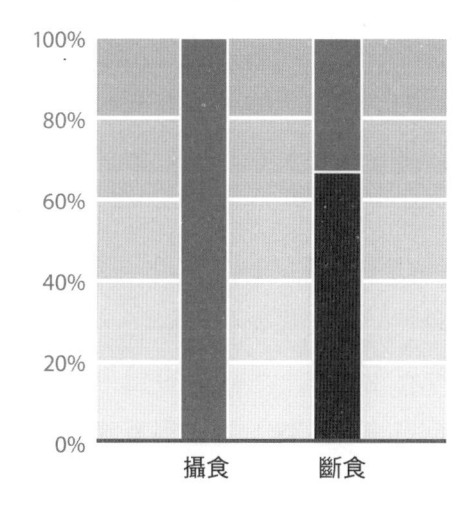

圖 14-2 斷食幾週後，腦部會以酮體做為主要燃料。

資料來源：Cahill, "Fuel Metabolism in Starvation"

兩百天的斷食時間，才能全數擺脫掉這些脂肪。

在長時間斷食的期間，腦部會降低對葡萄糖的依賴，不再把它當成唯一的熱量來源，反而改由酮體來取代大部分的燃料，而酮體是靠燃燒脂肪形成的。一般咸信，腦部會更有效率地利用這些酮體，甚至可能提升心智能力。酮體有時被稱為腦部的「超級燃料」。通常需要斷食三十六小時到四十八小時，酮體才會上升。在這之前，身體的絕大部分熱量需求都可以靠肝醣的分解來達成。（欲知詳情，請參考第 46 頁。）

長時間斷食很少會引起電解質不平衡。血液中的鈣、磷、鈉、鉀、氯化物、肌肝酸，和碳酸氫鹽都維持在正常值，一直到斷食終了，都不會改變。血液裡的鎂偶而會降低，這在糖尿病患者身上尤其常見。人體裡的鎂大多在細胞的內層，無法靠血檢來測量。但是在監測那場破世界紀錄的三八二天斷食實驗時，研究人員特別檢測了當事者細胞裡的鎂含量，結果發現仍然維持在正常值。不過，我們還是會經常提供病人鎂的補充劑。

斷食時間被拉長的情況下，腸胃蠕動變慢是很正常的——既然沒東西進入消化系統，排泄物自然也不多。在那場破世界紀錄的斷食實驗裡，腸胃蠕動每三十七天到四十八天發生一次。值得一提的是，這是非常正常的現象。

你不需要每天都得有腸胃蠕動才覺得通體舒暢。便祕帶來的不適感，是因為你的腸道裡都是大便。但在長時間斷食的時候，大腸裡沒有東西，所以不會覺得不舒服。這也反映出一件事，那就是身體會循環利用老舊細胞或不正常細胞被分解出來的所有必需脂肪和胺基酸。

最後，對於那些有糖尿病和／或正在服用藥物的人來說，還有一點要注意：在進行任何拉長時間的斷食法之前，一定要先跟醫師談過。此外，斷食期間若是有任何時候覺得不適，請立刻停止斷食。你也許會覺得餓，但你不應該有快暈過去、很不舒服，或者噁心想吐的感覺。這些都不正常，你不應該繼續忍下去。

兩到三天的斷食

在面對頑固的停滯期或頑強的高血糖時，有個選項可以做。延長斷食時間就行了，讓斷食超過四十二小時。至於延長多久，端看個人喜好而定，但是有一些通則可以用。

在 IDM 計畫裡，我們很少建議病人使用兩到三天的斷食法。多數的人都發現長時間斷食的第二天，飢餓感是最難熬的。但過了第二天，很多人都說飢餓感會漸漸降低，最後完全消失。（有些人的假設是，那是因為一兩天過後，有為數不少的酮體會開始循環運作。）從務實的角度來看，你才熬過最難熬的那一天，就立刻終止斷食，未免太可惜了點。所以我們鼓勵病人繼續斷食，撐完七到十四天。十四天斷食等於是兩天斷食的好處乘以七倍，但困難度只多了一點點。

七到十四天的斷食

我們通常會要求很嚴重的第二型糖尿病患者進行七到十四天的斷食。理由有幾個：第一，它可以讓身體快速適應斷食，很多人都發現快速適應比漸進式轉換來得容易一點。這就跟你是用一顆加農炮彈直接射進深水潭裡，還是讓它慢慢地沉下去這樣的差別。對有些人來說，加農炮彈的方法反而簡單多了。

第二，較長的斷食期可以更快速地改善血糖和第二型糖尿病。對於那些服用高劑量藥物的病人，或者正飽受器官損害併發症之苦的人來說，都有迫切的需要去減重和逆轉糖尿病。而糖尿病所引發的器官損害，大多是一旦發生，便再也無法逆轉。而且我們通常得等到第五天或第六天，才能看到血糖值有明顯的改善，糖尿病的藥量也才能降低。所以，如果是採用時間較短的斷食法，要得到同樣成效，得耗更久的時間。

為了把再餵食症候群（refeeding syndrome，請參考下面內容）的風險降到最低，我們通常最多只要求十四天斷食。不過，已經有很多人順利地將斷食時間延長到不只十四天，且沒有出現任何意外。但一般來說，我們都會建議病人先改成隔天斷食，連續兩週，然後再來一次長時間斷食。

再餵食症候群

再餵食期間是指長時間斷食剛結束後的那一到兩天。所謂的再餵食期間醫療併發症，一開始是用來描述二次世界大戰後，那些曾待在日本戰俘營裡嚴重營養不良的美國人。從那時候起，每當在治療長期厭食症和酒精中毒症病人時，這字眼就會被派上用場。這種症候群尤其可能出現在以上三種病人身上，因為他們通常營養不良，沒有足夠的體脂肪。長期沒有進食的情況下，人體可能會溶解功能性蛋白質，做為迫切需要的熱量來源。而這種情況鮮少發生在營養充分、體脂肪充足的病人身上。不過話雖如此，若是你正在嘗試長時間斷食——通常是一次長達五天以上的斷食——還是有微乎其微的機率可能發生。

當身體因為營養不良，造成電解質流失（尤其是磷）時，就會出現再餵食症候群。成人體內通常會儲存八百克的磷，其中八〇％在骨骼裡，其他都在軟組織裡。大部分的磷都存在組織細胞裡面，而不是血液裡。血中的磷含量是受到嚴密控管的。長期營養不良下，血中的磷指數還是會維持正常，因為會耗掉骨骼中的磷。

一旦恢復攝食，食物會讓胰島素升高，刺激體內合成肝醣、脂肪和蛋白質。所有這些作業都需要像磷和鎂之類的礦物質來參與，這對已經耗盡的磷來說，是很大的負擔。血液裡的磷太少，會迫使身體轉換成「省電模式」，進而造成肌肉無力和直接肌肉溶解，甚至可能影響心肌與負責呼吸的肌肉橫膈膜。

鎂也會枯竭，造成抽筋、意識混亂、顫抖，甚至癲癇。鉀和鎂太低，也可能引發心律不整或心臟驟停。除此之外，再餵食期間的高胰島素有時候可能造成腎臟滯留鹽分和水分，於是腳部和足踝會腫脹起來，我們稱為再餵食的水腫（refeeding edema）。

長期營養不良和／或體重嚴重過輕的人，都是再餵食症候群的高危險群。這其中包括厭食症患者、長期酒精中毒患者、癌症患者、糖尿病控制不佳的患者，或腸病患者。如果你也在其中，恐怕就不適合斷食。請跟你的醫師先討論過。一般來說，BMI 低於一八・五的人、過去六個月內體重無故消瘦一〇％的人，或者有酗酒、濫用藥物問題的人，尤其要特別小心長時間斷食。因為這幾種類型的患者通常都有營養不良和體重過輕的問題，而不是體重過重，所以沒有理由拿斷食來當治療手段。但若真的有需要（譬如說基於宗教或靈修目的），或許可以考慮不超過二十四小時的斷食。

所幸再餵食症候群很罕見。研究調查發現，就算是在那些病重到得住院治療的病人當中，這種症候群的發生率也僅有〇・四三％。再餵食症候群的主要風險因子，是長期的營養不良。而我們在 IDM 計畫臨床上會使用斷食療法的人，多數在過去二十五年來，從沒少吃過一餐！所以絕對不用擔心有營養不良的問題。

再餵食症候群大多發生在一直處於挨餓情況下的人身上——換言之，他們所經歷的是一種不可控制、非自願性的攝取食物限制——而且他們已經出現消耗性症候群（因挨餓所導致嚴重的營養不良）。因斷食（可以控制的和自願性的攝取食物限制）而造成的再餵食症候群，是非常少見的。

為了預防斷食後的再餵食期間出現任何問題，我們建議兩個步驟：

1. 不要單單進行以水維生的長時間斷食。自製的骨高湯可以提供磷和其他蛋白質及電解質，能降低再餵食症候群的發生機率。要預防維生素不足的問題，請每日服用綜合維生素。
2. 斷食期間，平常的活動還是要照做，尤其是運動的部分，這有助於維持你的肌肉和骨骼。

二〇〇三年，表演藝術家大衛‧布萊恩（David Blaine）進行一場為期四十四天、只靠水維生的斷食表演。他減去二十五公斤，相當於二五％的體重。他的BMI從二九掉到二一‧六。雖然他的血糖和膽固醇維持正常值，但他卻出現再餵食症候群和水腫現象。

大衛‧布萊恩是被關在一個懸空的壓克力箱子裡進行斷食。他平常的活動都不能從事，甚至不能站起來，時間長達四十四天。這種方

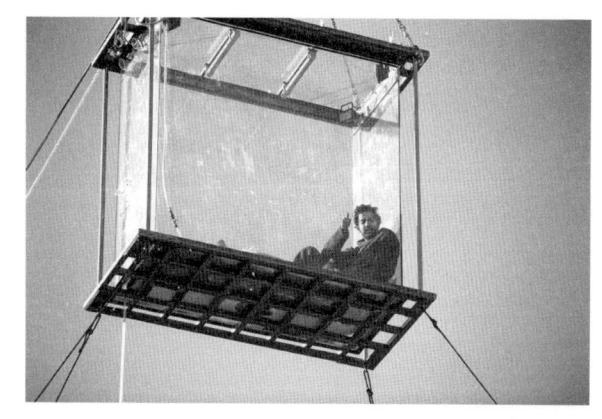

二〇〇三年，大衛‧布萊恩進行了一場長達四十四天、只以水維生的斷食表演，他被懸空關在一個壓克力箱子裡，吊掛在倫敦上方。

法已經超出斷食範圍。那段期間,他的肌肉和骨骼其實都在萎縮。他流失的不只是脂肪,還包括肌肉和骨骼在內的相當多精瘦組織。這不是因為斷食的關係,而是因為他把自己關在箱子裡四十四天。

Chapter 15
斷食的幾個訣竅和常見問題

斷食曾經是常態生活裡很重要的一個環節。事實上，許多宗教到現在依然重視斷食——例如，希臘東正教和穆斯林信仰。在這樣環境背景下，斷食屬於一種集體的實踐。你不是獨自斷食，而是跟你的家人和朋友一起斷食。同儕普遍支持你，就連跟斷食有關的實用訣竅也會代代相傳。但是隨著斷食習慣的沒落，現在已經很難尋覓得到跟斷食有關的好建議了。

在本章裡，我們會提供一些好用的訣竅，並根據我們跟數百名病人合作過的經驗來回答一些常見問題。

但首先，有助於成功斷食的第一個建議是，永遠記住自己的目標是什麼。比如說，如果你是為了即將到來的同學會，想減掉幾公斤的體重，你的斷食策略就一定會不同於體重高達一八〇公斤再加上糖尿病的斷食方法。

第二，根據成效，重新調整策略。如果你採用的是隔天斷食法，而且成效不錯。太好了！但如果你的進展停滯，改變方法或許是個好主意。如果你發現時間長一點的斷食比時間短一點的斷食容易，那就把你的斷食作息調整成長時間的斷食。或者你發現夏季比較適合進行時間短一點、頻率多一點的斷食，冬天比較適合進行時間長一點、頻率少一點的斷食，那就加以調整和適應。沒有什麼是不能改變的。

九大斷食訣竅

1. 喝水：每天一早先喝一杯二五〇 CC 的水。這可以幫助你一天的開始就補足水分，為這一整天下來液體的補充定好基調。

2. 保持忙碌：這能使你不會老想到食物。試著在忙碌的工作日斷食，你可能會忙到忘了飢餓。

3. 喝咖啡：咖啡是一種溫和的食欲抑制劑。此外，也有證據顯示，綠茶可能抑制食欲。紅茶和自製的骨高湯也有助於控制食欲。

4. 熬過浪頭就好了：飢餓會像浪潮一樣一波接一波地來，絕不是恆定不變。當它襲來時，先慢慢地喝一杯水或熱咖啡，通常等到你喝完時，飢餓感就消退了。

5. 不要告訴別人你在斷食：因為大部分人並不懂斷食的好處是什麼，所以都會試圖勸阻你。若是有一群也在斷食的人很支持你，通常會很有幫助，但是把你正在斷食的事告訴身邊每一個人，絕非上策。

6. 給自己一個月的時間：你的身體得花點時間習慣斷食。頭幾次的斷食會有點吃力，所以要做好心理準備，不用覺得洩氣，會愈來愈上手的。

7. 沒有斷食的時候，飲食上要注重營養：間歇性斷食不是你用來想吃什麼就吃什麼的藉口。在非斷食日裡，也要遵守低糖、低精緻碳水化合物的營養飲食法。如果能攝取低碳水化合物和高健康油脂的飲食，就能幫助你的身體始終維持在燃燒脂肪的模式，使斷食變得更輕鬆。

8. 不要大吃大喝：斷食過後，假裝沒發生過這件事。正常進食（但要注重營養，請參考第七點），就像從沒斷食過。

9. 把斷食融入你的生活作息：這是我所能提供的一個最重要訣竅。斷食能不能堅持下去，它是最大的影響因子。不要改變你的作息去配合斷食，而是改變你的斷食方法來配合你的作息。不要因為你在斷食，便侷限了自己的社交生活。我們總會碰到一些時候不太可能進行斷食，譬如度假、假日，或者婚宴場合。不要試圖把斷食強行塞進這些場合裡，它們都屬於放鬆和享樂的場合。你可以在事後拉長斷食時間做為補償，或者只要重新恢復你平常的斷食作息就行了。調整你的斷食方法，讓它來配合你的生活作息。我們會在第236頁詳談這部分。

斷食跟你生活中的其他任何技巧沒什麼不同：多加練習以及旁人的鼓勵支持，就是斷食成功的不二法門。

中斷你的斷食

中斷斷食要輕緩。斷食時間愈長，中斷動作就得愈輕緩。一般人都習慣斷食過後立刻大吃大喝，但值得注意的是，多數人都說並非因為餓到受不了，而是基於補償心理。斷食後的暴飲暴食往往造成胃的不適。雖然不是很嚴重，但也不是很舒服，而這問題通常是可以自我糾正的。

試著先用零食或點心來中斷你的斷食，等三十到六十分鐘過後，才正式攝取膳食。這通常可以幫忙消除飢餓感，讓你慢慢適應重新進食。時間短一點的進食（二十四小時以下）通常不需要特別小心什麼，但時間長一點的進食，最好事先做好準備。先備一份小點心在冰箱裡，這樣一來，當中斷斷食的時間到來時，你已經做好準備，便不會被眼前形形色色的其他便利食品誘惑。建議第一份點心可以是：

四分之一杯或三分之一杯的夏威夷果仁、杏仁、核桃、或松子
一湯匙的花生醬或杏仁醬
一點沙拉（不要用沙拉醬，改用軟乾酪或法式酸奶）
一小碗生蔬菜，上頭淋一些橄欖油和醋
一碗蔬菜湯
一小份肉（比如三片義大利燻火腿或一兩片五花肉）

對於那些會在斷食過後腸胃不適的人來說，雞蛋似乎是最有嫌疑的肇事者。所以，如果你的胃很敏感，或者正在考慮中斷你的斷食狀態，也許第一餐不應該攝取雞蛋。

利用點心中斷斷食的訣竅
- 分量務必要小。你等一下就會正式進食，所以沒必要立刻狼吞虎嚥。
- 細嚼慢嚥。這對你那休息了好一陣子的消化系統會很有幫助。你是在慢慢復原你的系統。
- 慢慢來，你的斷食結束了。如果你很想快點吃東西，知道自己再過不到一個小時就要用餐，心裡應該會好過一點。
- 不要忘了喝水！在你中斷斷食狀態，攝取第一份膳食前，先喝一大杯水。人們一旦中斷斷食，往往會忘了攝取水分，把口渴誤判成飢餓。確保經常補充水分，才不會吃得過量。

普遍有的顧慮

飢餓

這恐怕是一般人對斷食最常有的頭號顧慮。他們以為斷食一定會讓他們餓到受不了，沒辦法自我控制。我們已經在第九章詳談過飢餓這件事，也揭穿了很多迷思，並解釋了真實的情況是什麼。但在這裡，我們還是會快速地重溫一下在飢餓時，我們會遭遇什麼狀況，以及如何降低飢餓的感覺。

事實上，飢餓感不會一直頑強地存在，而是一波一波地出現。如果你正覺得餓，這種感覺最後還是會消失。所以斷食那天保持忙碌，通常很有幫助。

當身體愈來愈習慣斷食，就會開始去燃燒體內的脂肪，這有助於抑制飢餓感。很多人指出，幾週斷食下來，食欲不僅不會大增，反而會降低。很多人都注意到，在進行時間長一點的斷食時，到了第二或第三天，飢餓感會完全消失。

有些飲料或香料可以在斷食期間攝取，幫助抑制食欲。以下是前五大天然的食欲抑制劑：

水：一早起來先喝一大杯冷開水。保持住身體的水分，有助預防飢餓。

（在攝取膳食前，先喝一杯水，或許可以降低飢餓感，預防你吃得過量。）氣泡礦泉水對於老是咕嚕咕嚕叫的肚子和痙攣可能有幫助。

綠茶：飽含抗氧化劑和多酚的綠茶，對減肥者非常有幫助。強大的抗氧化劑可能有助於刺激新陳代謝和減重。

肉桂：肉桂經證明可以減緩胃的排空，所以可能有助於抑制飢餓。此外，它也能幫忙降低血糖，因此有減重的功效。肉桂可以添加進任何一種茶和咖啡裡，來改變它的風味。

咖啡：雖然很多人都認定是咖啡裡的咖啡因在抑制食欲，但研究證明，這個作用跟抗氧化劑比較有關──不過，咖啡因或許可以提高你的新陳代謝，進一步加速脂肪的燃燒。然而有項研究顯示，不管是低咖啡因的咖啡還是一般咖啡，都比釋入水裡的咖啡因更能抑制食欲。既然它對健康有好處，就沒有理由限制咖啡的攝取。

奇亞籽：奇亞籽（chia seeds）含有很高的可溶性纖維和 Omega-3 脂肪酸。這種種籽浸入液體三十分鐘後，就會因為吸收水分變成凝膠狀，有助於抑制食欲。它們可以乾吃，也可以做成凝膠或布丁，在斷食期間都能攝取，對於抑制食欲很有幫助。同樣道理，雖然嚴格來說算是中斷斷食，但影響作用有限，不會妨礙斷食的效果，反而能讓斷食更順利地進行下去。

欲知更多有關飢餓的詳情，請參考第九章。

頭暈眼花

如果你在斷食期間曾經頭暈眼花，很可能是你有點脫水。要預防這個問題，便得攝取鹽分和水分。務必飲用足夠的水，要是你的鹽分過少，在骨高湯或礦泉水裡加點海鹽。

另一個可能是你的血壓太低，尤其是如果你正在服用高血壓藥。請諮詢醫師，調整藥量。

頭痛

頭幾次斷食的時候,頭痛是很常見的。一般相信是因斷食的時候飲食突然從攝取高鹽轉變成極微量的鹽所導致。頭痛通常是暫時的,當你愈來愈習慣斷食後,這問題就會迎刃而解。在此同時,請在骨高湯或礦泉水裡加點鹽分。

便祕

這是很常見而且意料中的事。斷食期間,由於食物攝取量較少,腸蠕動通常會減緩。如果你沒有覺得不舒服,那就不用特別擔心。

但是,你可以在非斷食期間多攝取纖維、水果和蔬菜,或許可以緩解便祕的問題。也可以服用美達施天然纖維素(Metamucil),來增加纖維和糞便量。要是問題還是沒有解決,可以請你的醫師考慮開瀉藥給你。

胃灼熱

要預防胃灼熱,斷食後,請避免大吃大喝,正常飲食就好。用餐過後,不要立刻躺下也會有幫助,試著至少保持三十分鐘直立的姿勢。同樣的,在床上時墊高頭部,也可以幫忙舒緩夜裡的症狀。除此之外,飲用加了檸檬的氣泡水,通常也有助舒緩。如果這些方法都無效,請諮詢你的醫師。

肌肉抽筋

鎂含量過低可能引發肌肉抽筋,這問題尤其常見於糖尿病患者。也許你可以去藥房購買鎂補充劑來服用,也可以用浴鹽來泡澡,因為它就是鎂鹽。

患者經驗分享　　　　　　　　　　　　　　　　　　　　　　辛達(科羅拉多州)

由於嚴重反胃和虛弱的關係,我無法進行淨水斷食。但現在我成功地完成為期七天、以水維生的斷食,方法是每天在一杯水裡加入一茶匙的鹽。我覺得棒極了,不再覺得噁心反胃或虛弱了。

在裝滿溫水的浴缸裡加入一杯浴鹽，泡上半小時，就能從皮膚吸收鎂。或者你也可以改用鎂油，它也可以透過皮膚吸收。

常見問題

斷食會害我脾氣暴躁嗎？

有趣的是，這麼多年的經驗下來，儘管參與過我們 IDM 計畫的病人已經高達數百名，但這問題從來不存在。同樣地，也從來不曾聽聞定期斷食的宗教團體教友有脾氣暴躁的問題出現。比方說，一般人絕對不會對幾乎每日固定斷食的佛教僧侶有脾氣暴躁的刻板印象。我覺得當人們不吃東西而變得易怒時，是因為他們認定一定會變得脾氣暴躁，於是預言就被驗證了。如果我們讓他們覺得斷食是再正常不過的事，他們就會忘了要脾氣暴躁。

斷食會害我疲倦嗎？

不會。就我們 IDM 計畫的經驗來看，剛好相反。很多人都發現他們在斷食期間反而精神百倍⋯⋯可能是因為腎上腺素上升的關係。你會發現你有很多精力去從事日常生活裡所有的正常活動。持續性疲勞不是斷食期間會出現的正常現象，所以如果你有過度疲倦的感覺，應該立刻停止斷食，去找你的醫師。

斷食會害我糊塗或健忘嗎？

不會。斷食期間，你應該不會有記憶力減退或注意力不集中的問題。相反地，斷食會使頭腦更清楚敏銳，甚至可能在一段時間後提升記憶力。這背後的理論是，斷食會活化細胞自噬作用，讓細胞淨化，可以幫忙預防跟老化有關的失憶問題——欲知詳情，請參考第 149 頁。

斷食反而會害我吃得過量嗎？

若要的是一個簡單的答案，那麼答案是會。斷食後，你會立刻吃得比平常還多。但是你攝取的食物量雖然比非斷食日的分量還多，卻仍比你先前斷食時少攝取的食物量減少。一項針對三十六小時斷食所做的研究調查證實，斷食後攝取的那一餐會比平常的攝取量多出二〇％，但是那整整兩天下來，還是少吸收了一九五八卡路里。所以，「過量」的部分還是比斷食期間少吸收的熱量少。這個研究的結論是「斷食三十六小時……並不會誘發出強而有力的非制約式刺激變成後續的補償」。

我的胃會一直叫嗎？我該怎麼辦？

試著喝一點礦泉水。這中間的機制未明，但一般相信有些礦物質可以幫忙緩解胃的不適。

我要進食才能服藥，如果斷食，我該怎麼辦？

有些藥物如果空腹服用，可能會有副作用：阿斯匹靈會造成胃腸不適甚至潰瘍；鐵的補充劑可能引發噁心反胃和嘔吐；糖尿病的處方藥美福明可能引發反胃或腹瀉。請先跟你的醫師討論斷食期間是否必須繼續服用這些藥物。此外，也可以試著用一小份的綠色蔬菜來配藥吃，它的熱量很低，應該不會有礙你的斷食。

斷食期間，血壓有時候會掉下來。如果你有服用降血壓藥，你可能會發現血壓掉得太低，造成輕微的頭痛。請找你的醫師討論能否調整你的血壓藥。

如果你在服用糖尿病的藥，尤其需要在斷食開始之前先跟你的醫師討論過，這一點很重要──請參考下一個問題。

要是我有糖尿病呢？

如果你有第一型或第二型糖尿病，一定要特別小心謹慎。（有些糖尿病的藥物，譬如美福明，會用在其他病症上，譬如多囊性卵性巢症候群。）密切監控你的血糖，根據血糖調整劑量。一定要在醫師的密切監控下進行，如果沒有，就不要嘗試斷食。

斷食會降低血糖，如果你在斷食期間繼續服用同樣劑量的糖尿病藥物，尤其是胰島素，血糖可能變得很低，造成低血糖症，這會有生命危險。你一定要吃點糖或喝點果汁，把血糖升高到正常值，即使這表示當天得停止斷食才行。斷食期間，你一定要密切監控自己的血糖。如果反覆出現低血糖的現象，表示你用藥過量，並非是斷食沒有發揮作用。在 IDM 計畫裡，我們會為了預防可能有的低血糖現象，而在開始斷食之前先減少藥物劑量。但是因為血糖對斷食的反應難以預測，所以一定要接受醫師的密切監控。

斷食期間，我可以運動嗎？

很多人都以為斷食期間，要運動是很困難的。從事體力勞動工作的人有時候會擔心如果斷食，要怎麼工作呢？

沒錯，運動的確需要身體燃燒更多熱量，但是在斷食期間，還是一樣在使用體內儲存的熱量啊。身體一開始會先燃燒肝醣，也就是存在肝臟裡的糖。但由於運動的時候，需要更多熱量，所以肝醣會比平常更快用盡。可是你的身體通常都有足夠二十四小時使用的肝醣，所以在用盡之前，還是有一定的量可以拿來運動。

不過，像耐力型運動員，譬如鐵人三項運動員、馬拉松跑者，還有超級馬拉松跑者，的確偶而會「撞牆」。儲存的肝醣被用盡，造成肌肉空轉。也許最令人難忘的撞牆印象莫過於一九八二年的鐵人三項，當時美國選手茱莉・摩斯（Julie Moss）是用爬的爬回終點線，根本站不起來。

可是就算我們的肝醣用盡，身上還是有大量脂肪可以充當燃料。斷食期間，我們的身體會從燃燒糖改成燃燒脂肪。只要遵循低碳水化合物飲食法或生酮飲食法，就能訓練你的身體組織燃燒脂肪。

同樣道理，在斷食狀態下運動，也可以訓練你的肌肉燃燒脂肪。你不再依賴有限的肝醣存量，改而燃燒存量幾乎沒有上限的脂肪當熱量。無論可用的熱量來源是什麼，肌肉都會自我適應地去利用它。（這也是撞牆的耐力性運動員會遇到的問題：他們沒有讓自己去適應那種不用肝醣、改用脂肪燃燒的運作方式。）當我們透過斷食耗盡肝醣時，我們的肌肉就會學著去更有效率地燃燒脂肪。專司脂肪燃燒的蛋白質數量增加了，脂肪分解作業也提升了。而在斷食狀態下進行運動訓練後，肌肉纖維裡有了更多的可用脂肪。這些都在預告肌肉正接受燃燒脂肪的訓練，不再是燃燒糖。

那麼，運動成效會打折嗎？不見得。在某項研究裡，三天半的斷食並沒有影響到任何運動表現的評量結果，包括體力、無氧運動能力和有氧耐久力。

但是，在你從燃燒糖改為燃燒脂肪的調適過程中，可能會注意到你的運動表現退步了。這大概會持續兩個禮拜左右。當你肝醣耗盡時，你的肌肉需要時間去適應使用脂肪。你的活力、肌肉強度，和整體的運動耐力會下降，但以後就會復原。這個過程有時稱之為酮適應（keto-adaptation）。極低碳水化合物飲食、生酮飲食，和斷食狀態下的運動訓練所帶來的好處是，它們都會訓練你的肌肉去燃燒脂肪，但你的肌肉需要時間適應。

儲存成脂肪的熱量遠比儲存成肝醣的熱量多很多。對於耐力型運動員來說，當他們開始燃燒脂肪時，就表示可用的熱量增加了，這對他們來說是很大的優勢。如果你是在跑超馬，要是你能夠利用那存量幾近無限的脂肪，而不是存量有限的肝醣，就表示你不再有「撞牆期」，你有機會贏得比賽。

既然你身體是靠你的脂肪存量在運作，斷食期間就沒有所謂熱量短缺的問題，你可以去做也應該去做你平常所有的活動，斷食期間沒有理由停止運動。事實上，很多一流運動員和耐力型運動員都會在斷食狀態下接受訓練。斷食狀態所創造的低胰島素和高腎上腺素現象，會刺激脂肪分解和燃燒做為熱量。

身高一八八公分、曾在奧斯卡金像獎被提名的演員休‧傑克曼（Hugh Jackman）常為了因應不同電影角色而增胖或減重。當他必須為《悲慘世界》（*Les Miserables*）這部電影減重九公斤時，他奉行的是低碳水化合物飲食法。

> **患者經驗分享**　　　　　　　　　　　　　　　　**高律**（德州休士頓）
>
> 我通常是靠水、咖啡（我會加很多鮮奶油），和加海鹽的骨高湯，來進行三到五天的斷食。自從我開始斷食以來，身體有了徹底的改變。我每年都要跑馬拉松，如今我的成績驚人！整場比賽體力都保持不墜，甚至比去年進步了三十分鐘以上。這也是我跑得最快的一次比賽，儘管現在的年紀比我第一次跑馬拉松的年紀大了八歲。斷食的確使我變得更健康也更強壯了！

而當他需要為二〇一三年的《金鋼狼》（Wolverine）練出肌肉時，他採用了間歇性斷食。

斷食的時候，可以運動嗎？絕對可以。好處包括：
1. 由於腎上腺素上升，你可以強化訓練。
2. 由於生長激素增加，你可以透過健身訓練很快地鍛鍊出肌肉。
3. 由於脂肪酸的氧化增加，你會燃燒更多脂肪。

強化訓練、鍛鍊肌肉、燃燒脂肪，實在太完美了！

要小心的問題

有健康問題的人，尤其是糖尿病患者，斷食期間一定要密切監控。如果你有服用胰島素，一天至少量測血糖四次。若是有任何低血糖的症狀，譬如顫抖或冒冷汗，就立刻檢查自己的血糖。

血壓也要定期量測，你可以用現在普遍都買得到的血壓計在家裡自己量。務必要跟你的醫師討論你的定期血檢報告，包括電解質測量的結果。除了常見的電解質之外，我們通常也要監控鈣、磷和鎂的指數。

如果有任何不舒服的感覺，立刻停止斷食，去找你的醫師。尤其如果持續反胃、嘔吐、頭暈、疲倦、高血糖或低血糖，或者昏昏欲睡，這些都不是間歇性斷食或持續性斷食正常該有的現象，應該立刻舉起紅旗示警。

但是飢餓和便祕是很正常的症狀，可以應付得了。

飽餐與斷食：理解生命的節奏

　　和家人朋友一起吃大餐慶祝，是美滿人生中不可或缺的一部分。我們得經常提醒自己，人生是美好的，我們何其有幸都還活著。而縱觀人類歷史，我們一直是藉由飽餐一頓來提醒自己這件事。進食的行為是對人生的一種喝采，當我們在慶祝重大事件時，都是靠飽餐一頓來表達。任何飲食法若沒有體認到這一點，都註定會失敗。我們生日的時候吃蛋糕；我們感恩節和聖誕節的時候享受盛宴；我們為婚禮準備婚宴；我們結婚週年時會去上一家好館子。

　　我們不用生日沙拉慶祝生日，也不在婚宴上吃代餐棒，更不在感恩節牛飲綠色蔬菜汁。

　　體重就像人生中的每件事情一樣不會恆定不變，總是會起起落落。人生當中總有某段時間，體重一定會增加，比如說青少年時期，體重會隨著正常發育而上升，又比如懷孕時，體重增加是正常而且必要的。

　　每一年增加的體重，有絕大多數都發生在假期那陣子。從感恩節到聖誕節只有六個禮拜，但一年下來增加的六三五公克體重（平均而言），約有三分之二是在那段時間發生。

　　如果體重上升不是平均分布在一整年當中，那麼對減重的努力也當然會有強有弱。你需要一套可以在某些時候大幅減重，但在其他時候卻能維持住體重的策略。萬年不變的降低卡路里攝取飲食法，並無法配合飽餐與斷食這樣的循環週期，也難怪註定失敗。

　　有些時候你必須吃很多，但也有些時候你幾乎什麼都不吃。這是生命的自然循環。多數的主要宗教團體都體認到這一點，因此會要求在某些時候享用大餐，比如說聖誕節；有些時候斷食，比如說四旬節。古老文明很懂這種

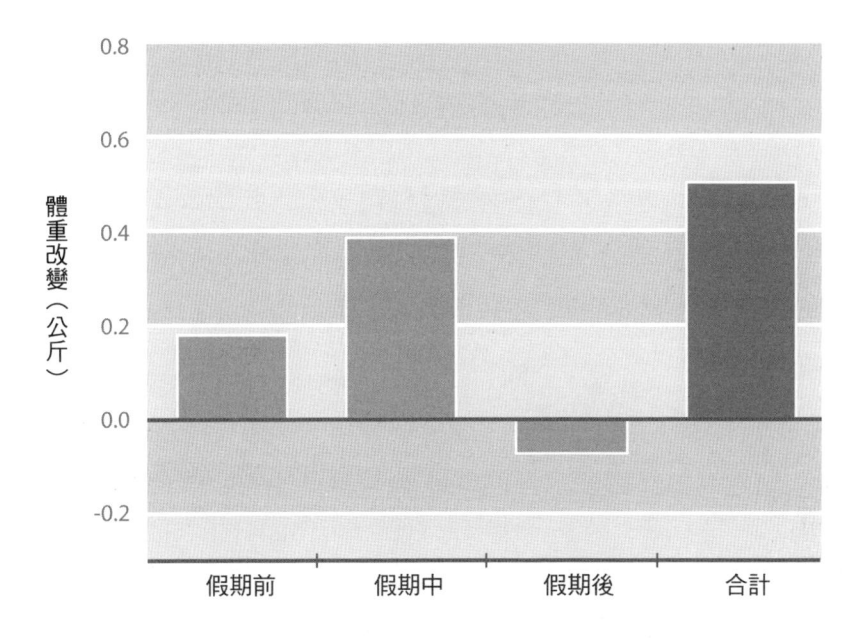

圖 15-1 一年當中，體重增加的時機絕大多數發生在年尾的假期當中——一如人類的習慣，我們總是用盛宴的方式慶祝假期的到來。

資料來源：Yanovski et al., "A Prospective Study of Holiday Weight Gain"

簡單的生命節奏。當豐收季來臨時，他們用盛宴款待自己，但到了冬季，卻往往斷食度日。

患者經驗分享 　　　　　　　　　　　　**詹姆斯**（路易斯安納州什里夫波特士）

在路易斯安納州，食物是我們社交結構和歷史傳承的一部分。我是因為每日力行斷食，才開始懂得從不同的角度去理解「盛宴」的重要性。沒有斷食，你就不會真的明白盛宴慶祝的目的何在。在我們這個地區，向來熱中享受盛宴和慶典活動，斷食讓我對這種文化有了更深的體悟。如果我們在飽餐盛宴的同時，能配合定期的斷食，這地區就不會有這麼多肥胖症了。

黎明現象

斷食一段時間過後，會發生高血糖現象，這對那些不了解黎明現象（Dawn Phenomenon）的人來說，總覺得很費解。如果你已經不吃東西好一陣子了，血糖怎麼會上升呢？這個現象甚至出現在時間拉得很長的斷食法裡。

黎明現象有時候稱之為黎明作用（Dawn Effect），第一次被人拿出來討論大約是在三十年前。預計有高達七五％的第二型糖尿病患者都曾遇到這個問題，只不過嚴重性因人而異。這是因為生理節奏的關係。

醒來之前（大概是凌晨四點左右），生長激素、皮質醇、升糖素和腎上腺素，都會在體內大量分泌，這些荷爾蒙統稱為反向調控激素（counter-regulatory hormones），它們會抵消胰島素的降血糖作用，意思是它們會升高血糖。

這些正常的生理節奏荷爾蒙之所以升高，是為了讓我們的身體為一天的開始提前做好準備。畢竟當我們睡得很沉時，是處於非常放鬆的狀態，所以它們只是在輕輕喚醒我們。升糖素會指示肝臟釋出葡萄糖；腎上腺素會為我們的身體注入活力；生長激素則涉及細胞的修復和新蛋白質的合成；俗稱壓力荷爾蒙的皮質醇則扮演活化劑的角色，開始上升。這些荷爾蒙的濃度都會在清晨時候達到高峰，到了白天又降低。

既然這些荷爾蒙是為了迎接一天的到來而升高血糖，我們可能就以為血糖會在清晨的時候飆高。但這種情況的發生並不普遍。為什麼呢？因為，胰島素也會在清晨的時候上升，確保血糖不會飆高。

所以就算是非糖尿病患者，血糖也不是一天二十四小時都很穩定。只是非糖尿病患者的血糖在清晨時升高的情況很少數，所以很容易漏掉，沒注意到。

但是對於那些有胰島素抗性的人來說，就算胰島素升高也很難幫飆高的血糖踩煞車——因為身體根本不理會胰島素的指示。既然反向調控激素還在作用，血糖便會在毫無攔阻的情況下升高，讓清晨的血糖高於正常值。

同樣現象斷食當天的任何時間也會出現，斷食期間的荷爾蒙變化囊括了生長激素、腎上腺素、升糖素，和皮質醇的變動與升高——也就是早上起床前釋出的同一批荷爾蒙。你斷食的時候，胰島素會降低，但這些荷爾蒙還在作用，於是會將體內儲存的糖分釋放進血液裡，升高血糖。

胰島素會把血糖從血液（看得到的地方）搬進組織裡（肝臟；看不到的地方）。這就像把你的垃圾從廚房搬到床底下一樣，聞起來的味道一樣，只是你看不到它而已。當胰島素下降時，垃圾又開始被移回廚房，於是我們見到血糖升高了。

所以，我們應該擔心這種在早上或長時間斷食的血糖升高問題嗎？不用，其實不用擔心。這樣想好了：如果你斷食了兩天，注意到血糖升高了，糖分是從哪兒來的呢？只有一個可能，從你的體內來的，具體地說就是肝臟。葡萄糖分子一直儲存在你的體內。但你現在會擔心它，是因為你看到它了。

黎明現象會讓你在斷食期間看見血糖升高，這並不表示你做錯了什麼。它是正常的現象。這只是意味著要清除這些葡萄糖的存量，你得再加把勁兒才行。斷食時間一久，自然會幫你做到。

過去五十幾年來，我們保留了所有的盛宴，卻淘汰了所有的斷食。原本的平衡被打亂，肥胖橫行是意料中的結果。如果你飽餐了一頓盛宴，當然就要斷食。道理就這麼簡單。

要是過度肥胖是斷食不再存在的後果，那麼若是把所有盛宴都剔除了，又會有什麼樣的下場呢？這個嘛……人生應該會變得比較乏味吧。如果你是那個在婚宴上不喝飲料、不吃蛋糕、不吃大餐、不吃開胃菜的人，就會得到一個專屬名號：掃興的傢伙。沒有人想當掃興的傢伙。

也許這樣的生活你可以維持六個月或甚至十二個月，但可以永遠嗎？很難吧。人生是盛衰起伏的。盛起的時候我們需要慶祝，因為衰伏就在轉角躲藏。我們必須將飽餐期和少食期加以平衡，這純粹就是平衡的問題。

外出吃飯

透過食物進行社交，是我們生活中重要的一環。我們經常和朋友聚餐或喝杯咖啡。這是很正常自然的，也是世界各地人類文化的一部分。挑戰它顯然不是什麼致勝之道。在斷食期間避開所有社交活動，並不健康，可能會導致長期的不合群。

把斷食融入你的生活作息裡，而不是反其道而行。如果你知道你即將出席一場晚宴，你可以略過早餐和午餐不吃。將斷食融入自己的生活作息裡，最簡單的方法之一就是不吃早餐，畢竟早餐不像午餐和晚餐那樣會被我們拿

患者經驗分享　　　　　　　　　　　　　　**安柏利**（南卡羅萊納州安德森市）

我有四個不滿十歲的小孩，在家吃晚餐向來是混戰一場。等到我滿足了每個人的需求之後（上菜、分切、添水、掉叉子，諸如此類等），我發現自己就會囫圇吞棗地吃，想趕在他們吃完之前，也吃完我的份。所以當我斷食的時候，我還滿盼望晚餐的到來。我們可以天南地北地聊那天的遭遇，感覺很放鬆，等我聊完了，他們也吃完了。

來做為社交工具。在平常的工作日裡，省略早餐不吃是很容易辦到的事，而且不會有人注意到。這樣你就可以輕鬆達到十六小時斷食的目的。

平常工作日省略午餐不吃，也相當容易：只要在午餐時間繼續工作就行了。這可以讓你毫不費力地就達到二十四小時斷食的目標。除此之外，還有其他好處：你可以完成更多工作，所以也許可以提早下班。因為如果你工作很忙，可能就會忘了餓，也順道省下錢。除非你每天都跟同一批人出外吃午餐，否則不會有人注意到你沒吃午餐。省錢省時間，還順便瘦身？這主意不錯哦。

Part Three
資源

斷食液體

斷食期間只能飲用某些液體：水、茶和咖啡（熱的或冰的），還有自製的骨高湯。

水

斷食的時候，一整天下來都要常喝水，這一點很重要。你可以喝白開水、礦泉水或氣泡水。

你**可以**在水裡添加什麼	你**不可以**在水裡添加什麼
• 萊姆 • 檸檬 • 其他的水果片（不要把那片水果吃下去或喝果汁） • 醋（尤其是沒有過濾的蘋果生醋） • 喜馬拉雅山脈的天然鹽 • 奇亞籽和磨碎的亞麻籽（一杯水可添加一湯匙）	• 甜味的粉末或滴劑（就算是無糖的）

咖啡

你可以在斷食那天一天喝六杯咖啡，有咖啡因或低咖啡因都可以。最好是黑咖啡，想要的話，也可以在每杯咖啡裡添加一湯匙的油脂（下面清單列出了可以添加的油脂做為參考）。此外，你也可以喝不加糖的冰咖啡：只要把咖啡像平常一樣煮好放進冰箱，或者倒進一杯裝滿冰塊的杯子裡。至於防彈咖啡，請參考第 255 頁的食譜。

你**可以**在咖啡裡添加什麼	你**不可以**在咖啡裡添加什麼
• 椰子油 • 中鏈脂肪油（MCT 油） • 奶油 • 印度酥油 • 鮮奶油（35%的脂肪） • 一半鮮奶油、一半全脂牛奶 • 全脂牛奶 • 研磨的肉桂粉，可增添風味	• 盡量避免低脂或脫脂牛奶，全脂牛奶比較好 • 粉狀的乳製品 • 任何天然或人工甜味劑

香草茶

斷食期間，你要飲用什麼香草茶都可以。有很多種茶可以幫忙抑制食欲，降低血糖，還有其他好處。

綠茶	• 很好的食欲抑制劑
肉桂茶	• 可以幫忙降低血糖 • 非常能抑制對甜食的渴望
薄荷茶	• 很好的食欲抑制劑 • 可以緩和胃腸的不適，譬如脹氣
苦瓜茶	• 可以幫忙降低血糖
紅茶	• 可以幫忙降低血糖
烏龍茶	• 可以幫忙降低血糖

斷食期間，最好飲用紅茶，但如果喜歡，也可以在每杯茶裡添加一湯匙的油脂（下面清單有可以添加的油脂做為參考）。此外，你也可以把任何一種香草茶泡好，放進冰箱，或者倒進裝滿冰塊的容器裡，製作出不甜的冰茶。或者可以參考第 255 頁，以茶代替咖啡製作防彈茶。

你**可以**在茶裡添加什麼	你**不可以**在茶裡添加什麼
• 椰子油 • 中鏈脂肪油（MCT 油） • 奶油 • 印度酥油 • 鮮奶油（35%的脂肪） • 一半鮮奶油、一半全脂牛奶 • 全脂牛奶 • 研磨的肉桂粉，可增添風味 • 檸檬	• 盡量避免低脂或脫脂牛奶，全脂牛奶比較好 • 粉狀的乳製品 • 任何天然或人工甜味劑

自製高湯

　　頭幾次斷食會有頭暈的現象是很正常的。這通常是因為脫水和電解質降低所造成，可以飲用自製的高湯來改善。無論是蔬菜高湯還是用肉類，或任何動物的骨頭或魚骨製成的高湯都可以。但骨高湯有一個好處：跟蔬菜高湯不同的是，它含有明膠，對有關節炎或有關節毛病的人很有幫助。你想喝多少高湯來幫助自己熬過斷食日都沒關係。久了之後，你會發現正在斷食的你愈來愈不需要飲用高湯。請參考第 256 頁的自製高湯食譜。

你**可以**在高湯裡添加什麼	你**不可以**在高湯裡添加什麼
• 綠色葉菜 • 紅蘿蔔 • 洋蔥或紅蔥頭 • 苦瓜 • 禽畜肉類 • 禽畜骨頭 • 魚肉 • 魚骨 • 喜馬拉雅山脈的天然鹽 • 任何香草（乾的或新鮮的）和香料 • 磨碎的亞麻籽（每杯高湯加一湯匙）	• 任何蔬菜泥／糊 • 馬鈴薯、甘薯、甜菜根或白蘿蔔 • 避免店裡買的高湯，就算是有機的也一樣

二十四小時斷食法

在二十四小時斷食法裡，你可以從第一天的午餐斷食到第二天的午餐，也可以從第一天的晚餐斷食到第二天的晚餐，一週三次。此外，也包括每日十六小時的斷食（意思是在非斷食日的時候省略早餐，只在八小時的攝食區間內完成進食，欲知詳情，請參考第 197 頁）。在 IDM 計畫裡，我們發現這方法最適合想減重但又不是很迫切的人。可是如果你希望強度再低一點，可以一週只進行兩次的二十四小時斷食。

進食日的時候，我們建議你奉行低精緻碳水化合物和高天然油脂的飲食。盡量吃全天然和未加工的食物，避吃加工和調理食品。

在這套計畫裡，你一天只能吃一餐，所以如果你有藥物需要配合食物服用，這套方法最理想，而且也可能比較容易融入你的生活作息裡。舉例來說，很多人發現晚餐很重要，因為它不只是進食，也是和配偶、小孩相聚的時刻——所以按這計畫來做，還是可以有家庭時間。這種斷食法也能很容易地融入你的工作作息裡。

以下的例子是從週日的晚餐開始斷食到週一的晚餐時間。所以，如果你是在週日晚上七點半吃完晚餐，你得等到週一晚上七點半才能吃晚餐。以下所列的晚餐內容，建議你遵循低碳水化合物、但高健康油脂的飲食。

	星期日	星期一	星期二	星期三	星期四	星期五	星期六
早餐	斷食	斷食	斷食	斷食	斷食	斷食	斷食
中餐	草莓和羽衣甘藍沙拉 (p.274)	斷食	芝麻菜和義大利火腿沙拉 (p.272)	斷食	番茄、小黃瓜和酪梨沙拉 (p.275)	斷食	莓果凍糕 (p.254)
晚餐	自製雞柳 (p.268)；油炸酪梨 (p.276)	青椒鑲雞肉 (p.266)	吮指雞翅 (p.267) 配蔬菜黑醋沙拉	碎豬皮「裹」雞腿肉 (p.264)	培根包雞腿 (p.265) 配烤青椒	牛排法士達 (p.270)	無穀花椰菜披薩 (p.262)

每週三次的二十四小時斷食法範例。這顯示出你是從晚餐斷食到下次的晚餐，但你也可以從午餐斷食到下次的午餐。

三十六小時斷食法

在三十六小時斷食法裡，你會斷食一整天，至少一週三天。它跟二十四小時斷食不同的是，若逢斷食日，便得整天都不能吃東西，只能喝液體（請參考第244頁）。整體來說，這種斷食法比二十四小時斷食更能有效地減重（第247頁），而且時間較長的斷食也比較能夠降低血糖，因此可能比較適合糖尿病患。此外，有些人喜歡簡單俐落一點的整天斷食方式，而不是像二十四小時斷食那樣斷食日當天也要吃一餐。

進食日的時候，我們建議你奉行低精緻碳水化合物和高天然油脂的飲食法。盡量只吃全天然和未加工的食物，盡可能避吃加工或調理食品。

在下面例子裡，你會從週日的晚餐，斷食到週二早上的早餐。所以，如果你是在週日晚上七點半吃完晚餐，就得等到星期二早上七點半才能吃早餐。在非斷食日的時候，早、中、晚餐都可以吃

	星期日	星期一	星期二	星期三	星期四	星期五	星期六
早餐	無穀薄餅（p.258）配培根	斷食	簡單的自製培根（p.260）；炒蛋	斷食	迷你義式烘蛋（p.259）	斷食	莓果凍糕（p.254）；防彈咖啡（p.255）
中餐	梨子和芝麻葉沙拉佐松子（p.273）	斷食	番茄、小黃瓜和酪梨沙拉（p.275）	斷食	草莓和羽衣甘藍沙拉（p.274）	斷食	自製雞柳（p.268）；油炸酪梨（p.276）
晚餐	無穀花椰菜披薩（p.262）配菠菜沙拉	斷食	碎豬皮「裹」雞腿肉（p.264）；芥末四季豆（p.278）	斷食	牛排法士達（p.270）	斷食	青椒鑲雞肉（p.266）

每週三次的三十六小時斷食法範例。斷食日的時候，不能吃任何膳食或點心，但可以喝斷食液體（請參考第244頁）。

四十二小時斷食法

在四十二小時斷食法裡，至少每週有三天時間得斷食一整天，而且不管有沒有斷食，每天早餐都得略過不吃。在斷食日時，你只能喝斷食液體（第244頁）。

在 IDM 計畫裡，我們通常會把這種四十二小時斷食法用在第二型糖尿病患者的身上。長時間斷食可以讓血糖和胰島素有更充裕的時間下降。但是，如果你正在服藥，你就得在這個斷食法開始之前，先諮詢過你的醫師，以免發生低血糖的問題。雖然我們本來就希望也預期血糖會降低，但如果你服藥過量，可能會降得太低，到時沒有別的選擇，就只能靠吃糖來升高血糖——那就破壞了斷食的目的。

在進食日時，我們建議你奉行低精緻碳水化合物和高天然油脂的飲食法。盡量只吃全天然和未加工的食物，盡可能避吃加工或調理品。

在下面例子裡，你會從週日晚的晚餐，斷食到週二的午餐。所以，如果你是在週日晚上七點半吃完晚餐，就得等到週二下午一點半才能吃午餐。在非斷食日的時候，你只可以吃中餐和晚餐，不可以吃早餐。

	星期日	星期一	星期二	星期三	星期四	星期五	星期六
早餐	斷食	斷食	斷食	斷食	斷食	斷食	斷食
中餐	芝麻菜和義大利火腿沙拉（p.272）	斷食	培根包雞腿（p.265）；紅蘿蔔和芹菜梗	斷食	草莓和羽衣甘藍沙拉（p.274）；酪梨切片	斷食	無穀薄餅（p.258）
晚餐	碎豬皮「裹」雞腿肉（p.264）；烤花椰菜米（p.279）	斷食	梨子和芝麻葉沙拉佐松子（p.273）	斷食	牛排法士達（p.270）	斷食	青椒鑲雞肉（p.266）

每週三次的四十二小時斷食法範例。斷食日的時候，不能吃任何膳食或點心，但可以喝斷食液體（請參考第244頁）。不管是非斷食日還是斷食日，都不能吃早餐。

七到十四天斷食法

這種斷食法是進行七到十天的連續斷食。這表示連續七到十四天不能吃任何膳食或點心，只允許喝斷食液體（第244頁）。

在 IDM 計畫裡，我們通常會在有嚴重糖尿病或病態肥胖的人身上施行這種斷食法。這類個案的當務之急是先控制住糖尿病和／或過度肥胖，所以我們通常會建議他們一開始先以這種斷食法來展開治療，然後再轉換成四十二小時斷食法（第249頁）。當體重面臨停滯期還有復胖後，譬如假期過後或度假回來（比如遊輪旅遊度假回來），這套斷食法也十分有效。話說，由於你知道假期活動過後就會奉行這套斷食法，你就不會對度假期間口腹上的享樂有罪惡感了。

這是一套強度很高的斷食法，只能在醫師的密切監控下執行。如果你正在服藥，其中有些藥物可能得在斷食開始之前先做調整（欲知詳情，請參考第232頁）。在這套斷食法裡，我們也建議每日服用一般的綜合維生素，以防微量營養素的不足。你的醫師可能也希望能在斷食期間監控你的血檢結果。

要記住，飢餓感不會愈來愈強，斷食第二天通常是最難熬的：針對飢餓素所做的研究顯示，飢餓素會在長時間斷食的第二天達到高峰，之後便開始下降。通常來說，會漸入佳境。大部分的人都說，過了七天之後，他們就覺得自己好像可以一輩子斷食下去。

因為有再餵食症候群的風險（請參考第221頁），所以我們通常並不會讓斷食時間超過十四天。反而建議他們先採用隔天斷食的方式，譬如三十六小時斷食法（第248頁）或四十二小時斷食法（第249頁），然後才可以再度進行七到十四天的斷食。我們的建議是，如果你是進行七天斷食，一個月不超過一次；如果是十四天斷食，每六個禮拜才能做一次。

記住要是在斷食期間，任何時候有任何不舒服，不管是什麼原因，都要立刻停止斷食。

以這個斷食法來說，起碼有整整七天不能攝取任何膳食或點心——舉例來說，你可以週日早上開始斷食，一直持續到週六晚上。

什麼？
教你斷食的書竟然有食譜？

沒錯！

　　間歇性斷食和長時間斷食都只是健康飲食模式的一部分，健康飲食其實分兩部分：你進食的部分（攝食）和你不進食的部分（斷食）。對於斷食，我們已經大篇幅地說明過了，但真正周詳的計畫必須兼顧兩部分。你當然不能永遠斷食，所以健康飲食就成了重要的關鍵。（欲知更多有關健康飲食的詳情，請參考第 55 頁。）

　　梅根‧拉莫斯是 IDM 計畫在多倫多的主任。她曾針對飲食法和斷食法為數百名病人做過諮商，幫助他們達成理想的健康狀態。在她的專業指導下，病人們逆轉了過度肥胖、第二型糖尿病和代謝症候群。在很多個案裡，我們看見病人降低甚或擺脫了他們對藥物的需求，學會如何在後半生保持健康的飲食模式。

　　在這個單元裡，梅根會分享她偏好的食譜，這些食譜也可以放進第 247 頁到第 249 頁的斷食法裡。

莓果凍糕

準備時間：十五分鐘，再加三十鐘的冰凍時間（自己決定要不要冷凍）

烹調時間：無

分量：二份

材料

- 1/2 杯的動物性鮮奶油（脂肪含量至少 35％）
- 1 湯匙的 100％純可可粉（可加可不加）
- 1 茶匙的純香草精（可加可不加）
- 6 顆杏仁，壓碎
- 6 顆核桃，壓碎
- 3 顆草莓，切丁
- 1/3 杯的覆盆子
- 1/3 杯的黑莓
- 10 顆藍莓
- 1/2 湯匙磨碎的亞麻籽（可加可不加）
- 1/2 湯匙的奇亞籽（可加可不加）
- 1 茶匙磨碎的肉桂，上桌前添加（可加可不加）

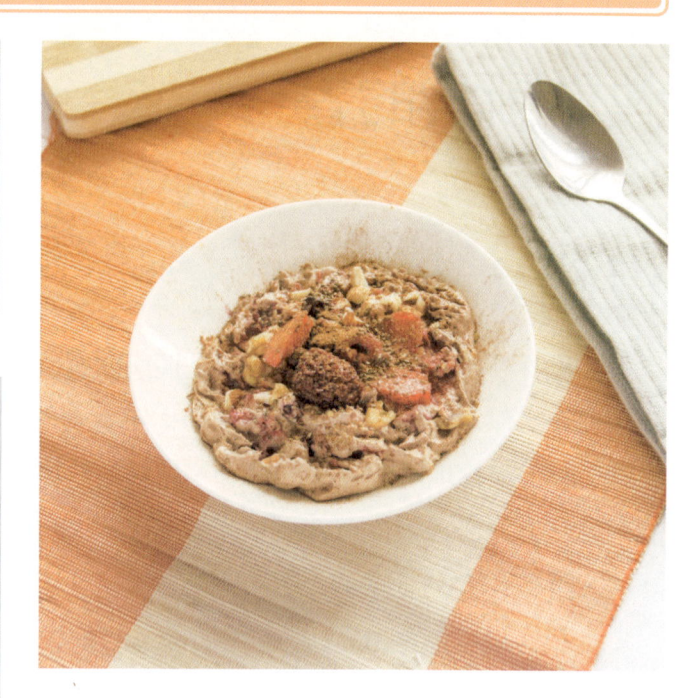

作法

1. 把鮮奶油放進碗裡，加入可可粉和香草精攪拌（如果有可可粉和香草精的話）。
2. 用手持式電動打蛋器以中速將鮮奶油打到泡沫尾端硬挺，約費時兩到三分鐘。
3. 視喜好而定：天氣熱時若想冰鎮後食用，可以把打好的鮮奶油放進冰箱冷凍庫三十分鐘。
4. 把堅果和莓果加進打好的鮮奶油裡攪拌，
5. 把磨碎的亞麻籽和奇亞籽（若有亞麻籽和奇亞籽的話）加進去混和，喜歡的話，可以在上面撒點肉桂。

防彈咖啡

近年來很流行防彈咖啡,你可以在斷食日期間每天喝一杯,讓自己有飽足感。如果是在起床到平常午餐時間(要是你沒吃午餐的話)的中間時段來喝,效果最好。

準備時間:二分鐘

烹調時間:無

分量:一杯

材料

- 1 杯煮好的咖啡
- 1-2 湯匙的椰子油或中鏈脂肪油
- 1-2 湯匙奶油
- 1-2 湯匙的動物性鮮奶油(脂肪含量至少35%)

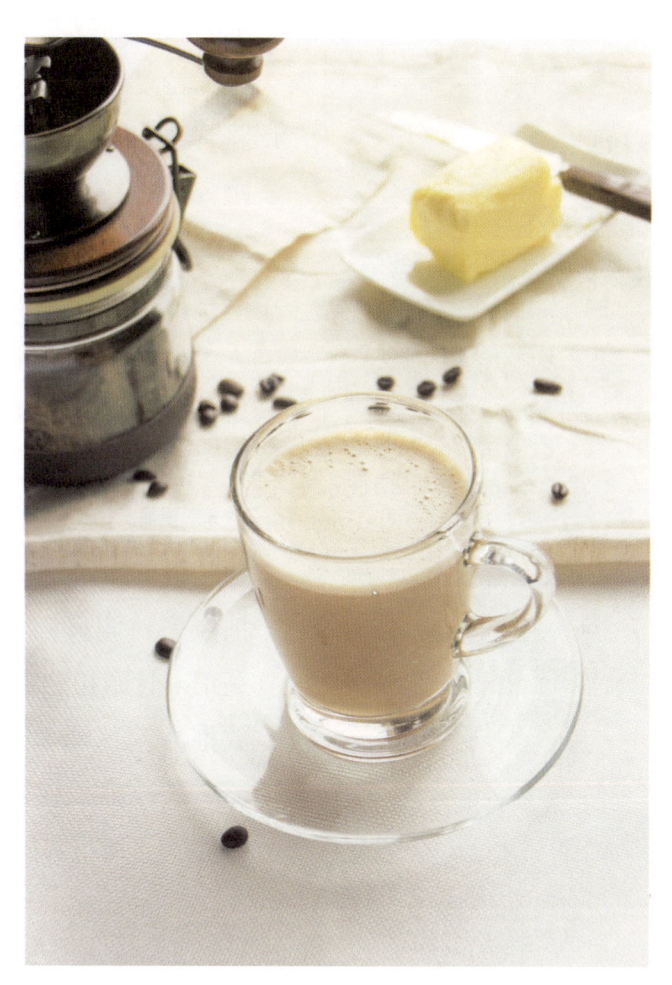

作法

1. 把等量的椰子油、奶油和鮮奶油加進咖啡裡。
2. 用攪拌器打成乳霜狀。

基本的骨高湯

準備時間：十分鐘

烹調時間：四到四十八小時，視熬湯的骨頭種類而定

分量：5.6公升

材料

- 5.6公升的水
- 2湯匙未加工、未過濾的蘋果醋
- 900公克的動物骨頭（雞骨、火雞骨、牛骨、豬骨、魚骨等等）
- 1顆適中的洋蔥，切成大塊
- 3大根紅蘿蔔，切成大塊
- 10根西洋芹，切成大塊
- 1顆紅椒，切成大塊
- 1顆青椒，切成大塊
- 1湯匙的喜馬拉雅山天然鹽
- 1湯匙的黑胡椒粒
- 自選新鮮或乾燥的香草或香料（可加可不加）

作法

1. 先把5.6公升的冷水倒進湯鍋裡。
2. 水裡加醋。
3. 把骨頭放進加了醋的冷水裡，靜置三十分鐘。趁浸泡骨頭的同時，準備蔬菜。
4. 將洋蔥、紅蘿蔔、西洋芹、青椒、紅椒、鹽、胡椒粒，和其他的乾香草或香料（如果有的話）加進來。
5. 以中大火開始燒水，煮到水快開時，轉成小火。若是用魚骨熬湯，煨上四到八小時，若是雞骨熬湯，煨上十八到二十四小時，若是牛骨或豬骨熬湯，煨上二十四到四十八小時。
6. 熬到還剩下三十分鐘的煨煮時間時，放入新鮮的香草（如果有的話）。
7. 把鍋子移開火源，冷卻三十分鐘。然後撈出蔬菜、骨頭和油脂。
8. 放進冰箱冷藏，至多可放五天，或者裝進容器、製冰盒，或鬆餅模裡，再放進冷凍庫，可存放三到四個月。

訣竅：若想要有不一樣的風味，可以先把骨頭放進烤箱，以攝氏一五〇度烤三十分鐘，再拿去熬湯。

食譜

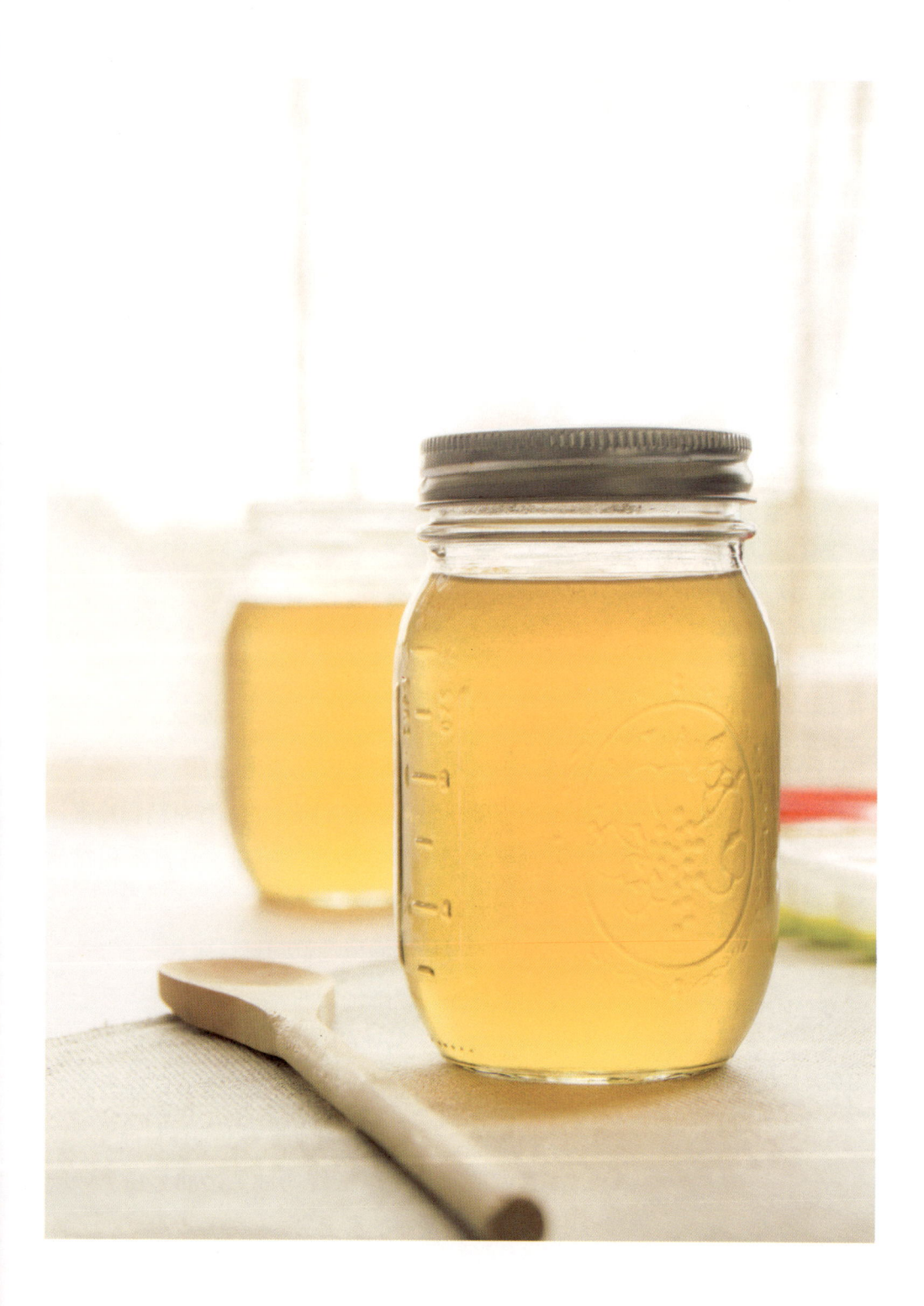

無穀薄餅

準備時間：十分鐘

烹調時間：三十分鐘

分量：四到六片薄餅（大約兩份）

材料

- 2 顆雞蛋
- 1/2 杯的動物性鮮奶油（脂肪含量至少35％），可以多準備一點，做為上面的淋醬（可加可不加）
- 1 茶匙的純香草精
- 1/2 湯匙的有機蜂蜜或赤藻糖醇（erythritol）
- 1/4 杯的椰子粉
- 1/2 茶匙的蘇打粉
- 1/4 茶匙的喜馬拉雅山天然鹽
- 1 湯匙的奶油或椰子油，多準備一點，可以當上面的淋醬（可加可不加）
- 研磨的肉桂粉，可撒在上面（可加可不加）

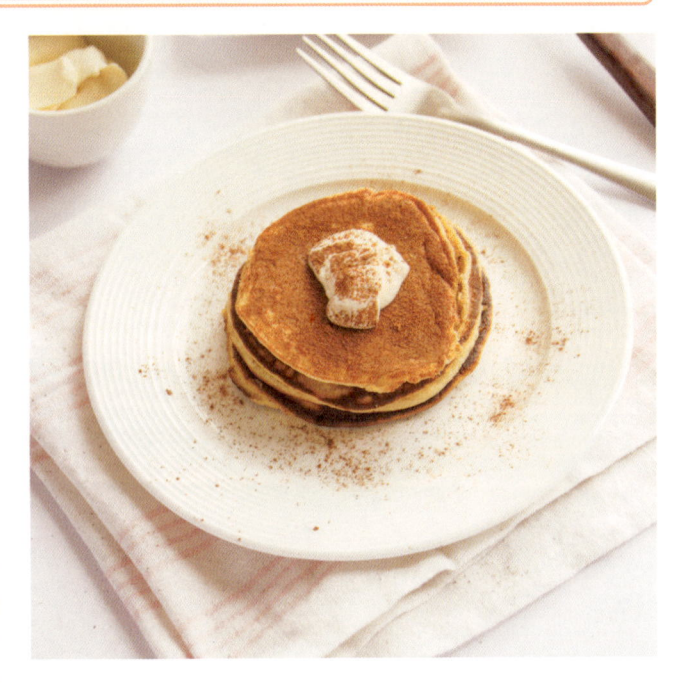

作法

1. 以中火預熱長柄平底鍋或烤盤。
2. 在小碗裡混合雞蛋、鮮奶油、香草精和蜂蜜。
3. 拿另一只中型碗，將椰子粉、蘇打粉和鹽倒進去混合。
4. 把濕的材料慢慢攪進乾的材料裡。
5. 用長柄平底鍋融化奶油。
6. 倒入二或三湯匙的拌料，煎成直徑約八公分的薄餅。兩面各煎二到三分鐘，直到表面成焦黃色。重複同樣動作將剩下的拌料煎完。
7. 喜歡的話，可以把鮮奶油、奶油，和／或肉桂粉撒在薄餅的最上層。

迷你義式烘蛋

準備時間：十五分鐘

烹調時間：二十分鐘

分量：六個義式烘蛋（兩到三份）

材料

- 6 顆雞蛋
- 1 杯切碎的菠菜
- 12 顆小番茄，對切
- 1/3 杯切丁的紅椒
- 1/3 杯切丁的青椒
- 1/2 杯切碎的大蔥
- 1/2 杯磨碎的切達起司（大約 57 公克），可以多準備一點，撒在上面（可加可不加）
- 1 湯匙喜馬拉雅山天然鹽
- 1 茶匙現磨的黑胡椒
- 6 片培根

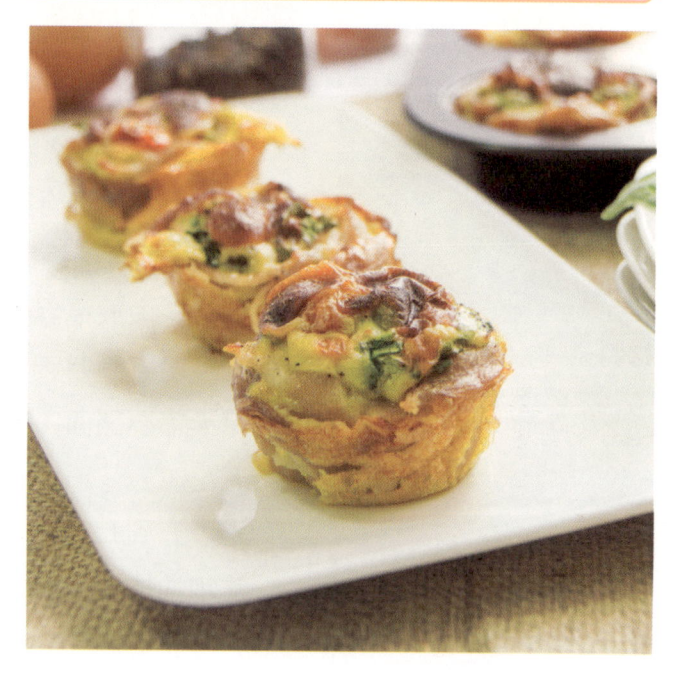

作法

1. 烤箱預熱攝氏一五〇度。用奶油或椰子油塗抹有六個凹模的鬆餅模。
2. 在中型碗裡，混合雞蛋、菠菜、番茄、青椒、紅椒、大蔥、起司、鹽和黑胡椒。
3. 每個凹模裡面都用一片培根鋪好，如果邊角多出來，可以修掉，放進雞蛋混料裡。
4. 把雞蛋混料倒進每個凹模，約 3/4 滿就可以了。上面撒起司（如果有的話）。
5. 放進烤箱烤二十分鐘，或者烤到烘蛋上層變成金黃色為止。
6. 從烤箱裡移出，冷卻十分鐘再送上桌。

簡單的自製培根

準備時間：十五分鐘，再加五到七天的醃製時間和十二小時的冷卻時間

烹調時間：一個半小時到兩小時

分量：900 公克培根

材料

- 907 公克五花豬肉
- 2/3 杯的喜馬拉雅山天然鹽
- 2 湯匙現磨的黑胡椒
- 自選的乾燥香草和香料（可加可不加）

作法

1. 先割掉豬皮。割除的時候，盡量完整無缺地整片割除。沖洗五花肉，再用紙巾擦乾。
2. 在小碗裡，混合鹽、黑胡椒和任何乾燥的香草和香料，然後抹在五花肉的兩側。
3. 把五花肉放進容器裡，完全密封，再放進冰箱冷藏五到七天。醃的愈久，味道愈濃郁，每天都要翻面（務必先把手洗乾淨，再觸碰五花肉）。
4. 過了五到七天後，將五花肉從冰箱取出，用清水沖掉上面的鹽、胡椒，和其他香草和香料。擦乾水分。
5. 烤箱預熱至攝氏九十度。
6. 在烤盤上放燒烤架。將五花肉的肥肉朝上，擺在燒烤架上。
7. 烤到肉心溫度達到攝氏六十六度。這通常需費時一個半小時到兩小時。
8. 將五花肉從烤箱裡拿出來，冷卻三十分鐘。
9. 用烘焙紙將五花肉包裹起來，放進冰箱過夜或十二小時。
10. 用銳利的刀子將五花肉按你想要的厚度切片。現在就可以用你自製的培根來烹調，也可以先存放進冰箱，冷藏至多五天，冷凍至多兩個月。

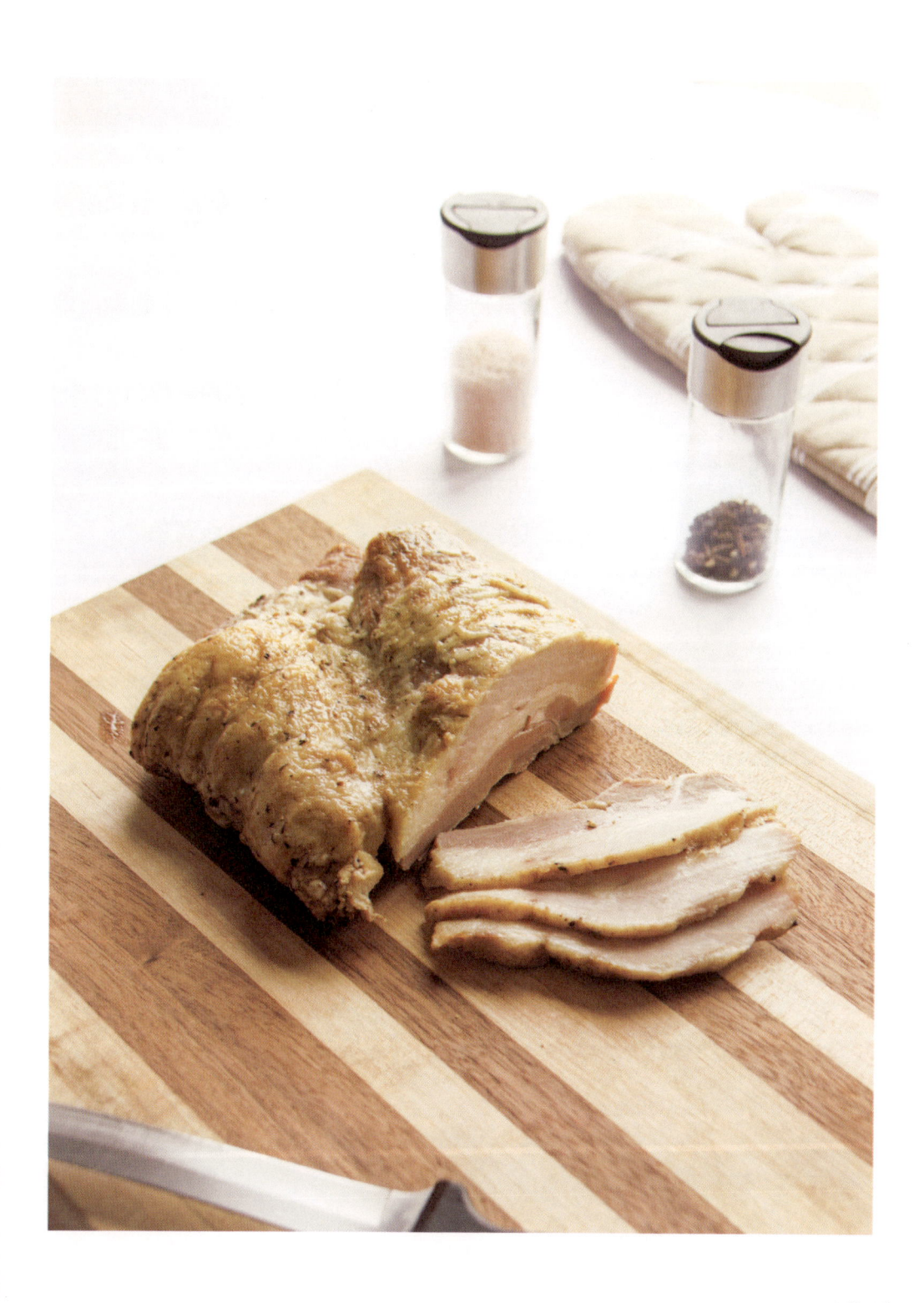

無穀花椰菜披薩

準備時間：十分鐘

烹調時間：三十到三十五分鐘

分量：一個八吋的披薩（大約三份）

材料

- 1 1/2 杯花椰菜的小花（約 450 公克）
- 2 顆雞蛋，略微打過
- 1 茶匙的喜馬拉雅山天然鹽
- 1 茶匙乾的奧勒岡
- 1 茶匙大蒜粉
- 自選披薩上面的餡料

作法

1. 以攝氏二〇〇度預熱烤箱。烤盤上鋪一層烘焙紙。
2. 用食物調理機攪碎花椰菜的花，直到變成細末。再倒進大碗裡。
3. 加入雞蛋、鹽、奧勒岡和大蒜粉，拌勻。
4. 把花椰菜混合物倒進鋪了紙的烤盤，用手壓捏成披薩皮
5. 烘烤二十分鐘，或者烤到成淡金黃色。
6. 把你想加的餡料加上去，續烤十到十五分鐘。

食譜 263

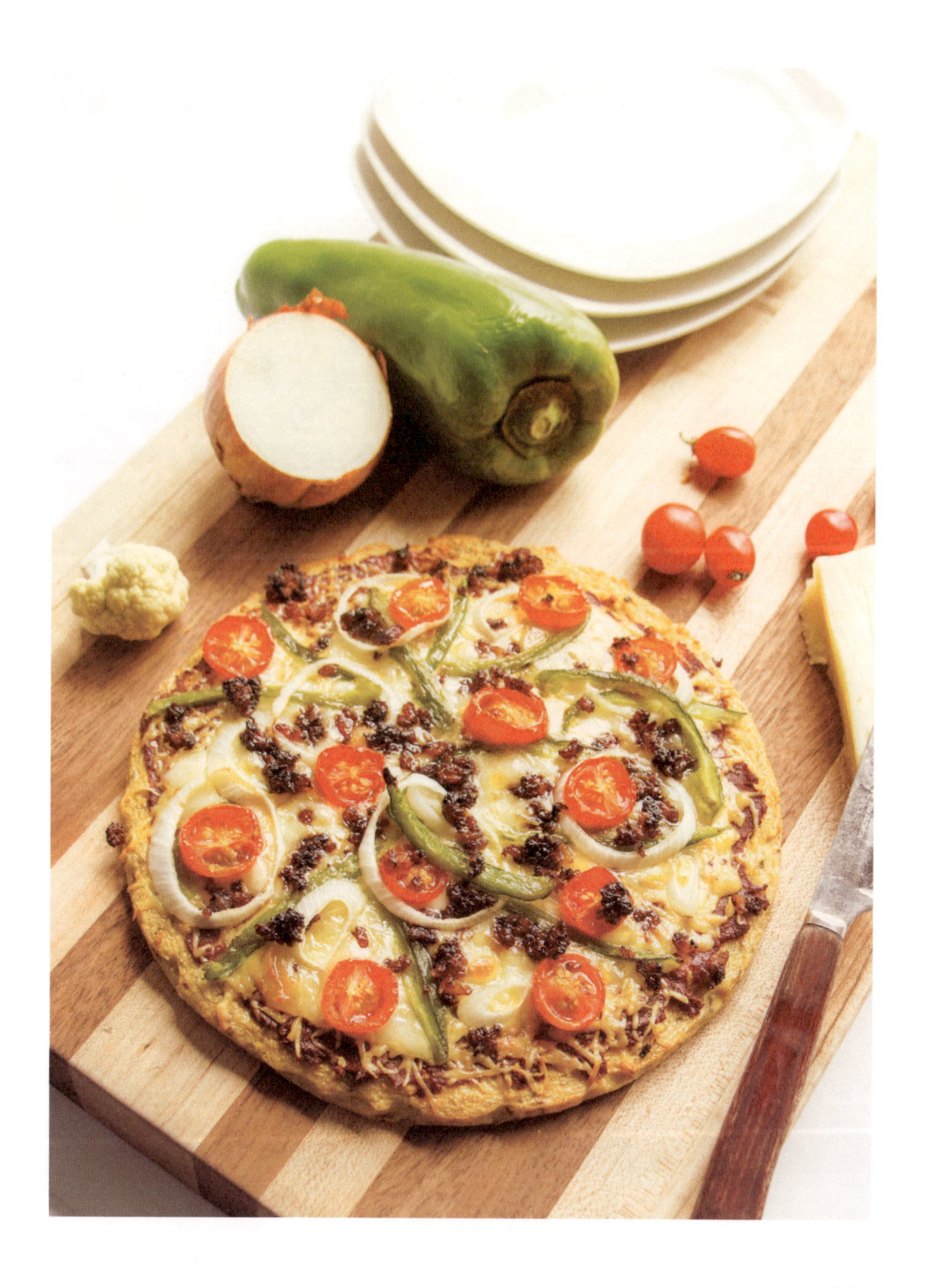

碎豬皮「裹」雞腿肉

準備時間：十五分鐘

烹調時間：四十五分鐘

分量：二人份

材料

- 1 1/4 杯的炸豬皮
- 1 湯匙喜馬拉雅山天然鹽
- 2 茶匙的現磨黑胡椒
- 2 茶匙的煙熏紅辣椒粉
- 2 顆雞蛋
- 4 塊帶皮的雞腿肉

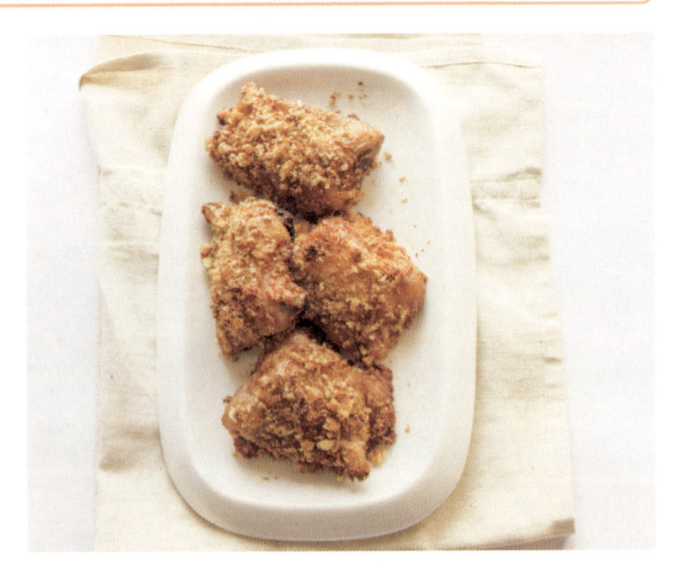

作法

1. 以攝氏一九〇度預熱烤箱。在烤盤上鋪一層鋁箔紙。
2. 把炸豬皮放進可以封口的塑膠袋中，用手壓到像麵包粉一樣碎。放進鹽、胡椒和紅辣椒粉，甩一甩，直到充分混合為止。
3. 把蛋放進小碗裡打勻。
4. 取出一塊雞腿肉放進蛋液裡浸泡十秒。
5. 把沾滿蛋液的雞腿肉放進裝有碎豬皮和調味料的塑膠袋裡不斷搖晃，直到均勻沾滿雞腿肉，然後拿出來，放在烤盤上。
6. 重複同樣動作，處理其他雞腿肉塊。
7. 把烤盤放進烤箱，烘烤四十五分鐘，或者烤到雞腿肉呈焦黃色為止。

培根包雞腿

準備時間：五分鐘

烹調時間：四十五分鐘

分量：二份

材料

- 4 片培根
- 4 根雞腿
- 1 1/2 茶匙的喜馬拉雅山天然鹽
- 1 茶匙現磨黑胡椒

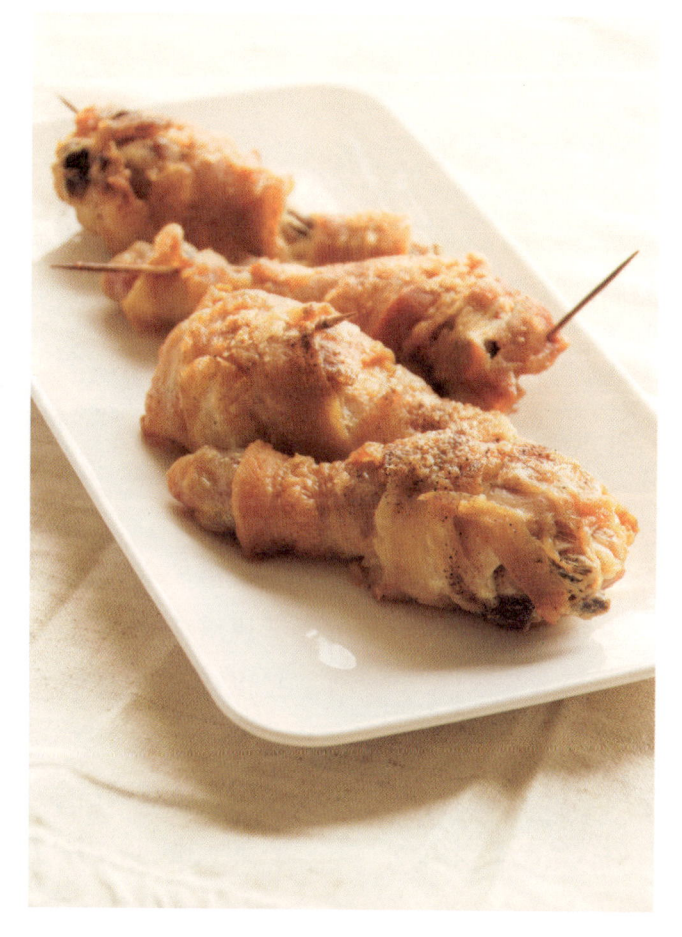

作法

1. 以攝氏二〇〇度預熱烤箱。在烤盤上鋪一層鋁箔紙。
2. 每根雞腿都用一片培根捲起來，從雞腿底部開始往上捲到頂部，再放在烤盤上，撒上鹽和胡椒。
3. 烤四十五分鐘，或者烤到培根酥脆為止。

青椒鑲雞肉

準備時間：十分鐘

烹調時間：一小時又三十分鐘

分量：四份

材料

- 1 湯匙奶油
- 1 瓣大蒜，切成細末
- 1 小顆洋蔥，切丁
- 1 茶匙喜馬拉雅山天然鹽
- 1/2 茶匙現磨黑胡椒
- 1 茶匙煙燻紅辣椒粉
- 1 茶匙辣椒粉
- 1 杯小番茄，對切
- 450 公克的雞絞肉
- 3 顆雞蛋，先打過
- 4 大顆青椒，對切

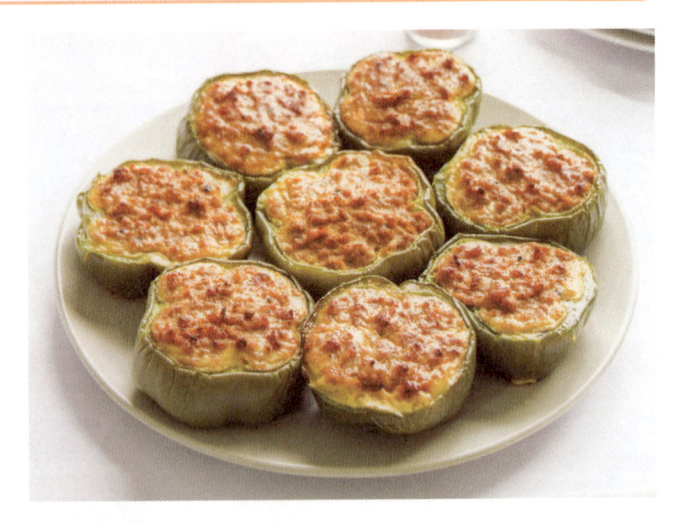

作法

1. 以攝氏一八〇度預熱烤箱。在烤盤上鋪一層烘焙紙。
2. 以中火在長柄平底鍋裡融化奶油。加入大蒜、洋蔥、鹽、胡椒、煙燻紅辣椒粉和乾辣椒粉，在鍋裡翻炒五到七分鐘。
3. 加入番茄，再炒五到七分鐘。
4. 加入雞絞肉，煮到變成焦黃色，需時約十五分鐘，過程中不時攪拌。
5. 把煮好的雞肉混料放進一只中型碗裡，加入雞蛋輕輕攪拌。
6. 把對切的青椒切口朝上地放在預先準備好的烤盤上，把混了雞蛋的肉泥塞進青椒裡。
7. 將鑲了肉的青椒放進烤箱，烤約一個小時，直到青椒有點軟化為止。

吮指雞翅

準備時間：五分鐘

烹調時間：大約二十分鐘

分量：900 公克雞翅

材料

- 900 公克雞翅
- 1 湯匙喜馬拉雅山天然鹽
- 1 茶匙現磨黑胡椒
- 1 湯匙泡打粉
- 1 茶匙煙熏紅辣椒粉
- 1 茶匙蒜味鹽（可加可不加）
- 2 湯匙椰子油
- 2 湯匙辣醬（可加可不加）

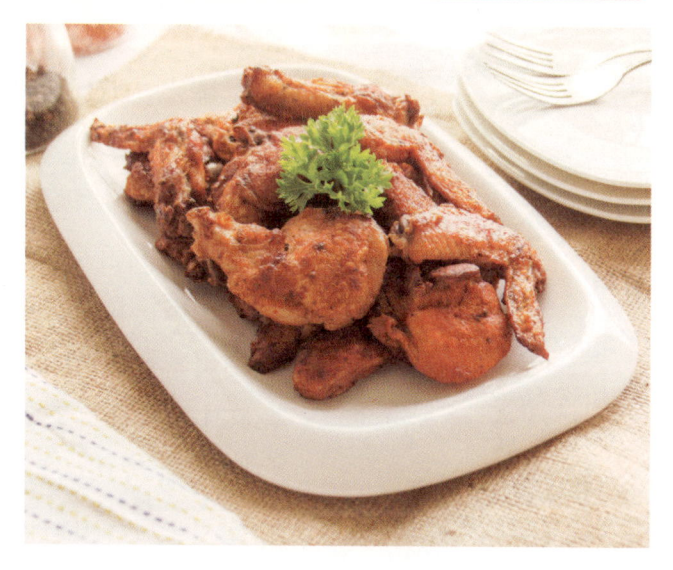

作法

1. 清洗雞翅，擦乾。
2. 在小碗裡混合鹽、胡椒、泡打粉、煙熏紅辣椒粉和蒜味鹽（如果有蒜味鹽的話）。
3. 把雞翅放進可密封的塑膠袋裡，將混合好的調味料加進去，密封後甩動袋子，讓調味料均勻沾在雞翅上。
4. 以中火預熱長柄平底鍋，用溫鍋融化椰子油。
5. 將雞翅放在平底鍋裡，蓋上鍋蓋，燜煎十到十二分鐘。
6. 幫雞翅翻面，再煎十到十二分鐘直到表皮變成焦黃色。
7. 從鍋裡取出雞翅，靜置冷卻五分鐘。
8. 喜歡的話，可以把辣醬淋在雞翅上。

自製雞柳

準備時間：十分鐘

烹調時間：二十到三十分鐘

分量：二份

材料

- 450 公克無骨雞胸肉，切成 3 公分寬 9 公分長的條狀
- 2 顆雞蛋
- 1 杯壓碎的炸豬皮/脆豬皮
- 1 湯匙喜馬拉雅山天然鹽
- 1 茶匙現磨黑胡椒
- 1 茶匙煙熏紅辣椒粉
- 1 茶匙蒜味鹽（可加可不加）
- 辣醬，送上桌時使用（可加可不加）

作法

1. 以攝氏一五〇度預熱烤箱。在烤盤上鋪一層鋁箔紙。
2. 清洗雞柳，擦乾。
3. 在小碗混合壓碎的炸豬皮、鹽、胡椒、煙熏紅辣椒粉和蒜味鹽（如果有的話）。將混料倒進可密封的塑膠袋裡。
4. 在中型碗裡打蛋，將每條雞柳都浸在蛋液裡。
5. 將浸過蛋液的雞柳放進有調味料的塑膠袋裡。密封後甩動，使混料均勻沾在雞柳上。
6. 將雞柳放在預先備好的烤盤裡，送進烤箱。烤約十到十五分鐘。
7. 將雞柳翻面，續烤十到十五分鐘，直到變成焦黃色。
8. 把雞柳從烤箱裡取出，靜置冷卻五分鐘，再送上桌。
9. 喜歡的話，連同辣醬一起送上桌。

食譜 269

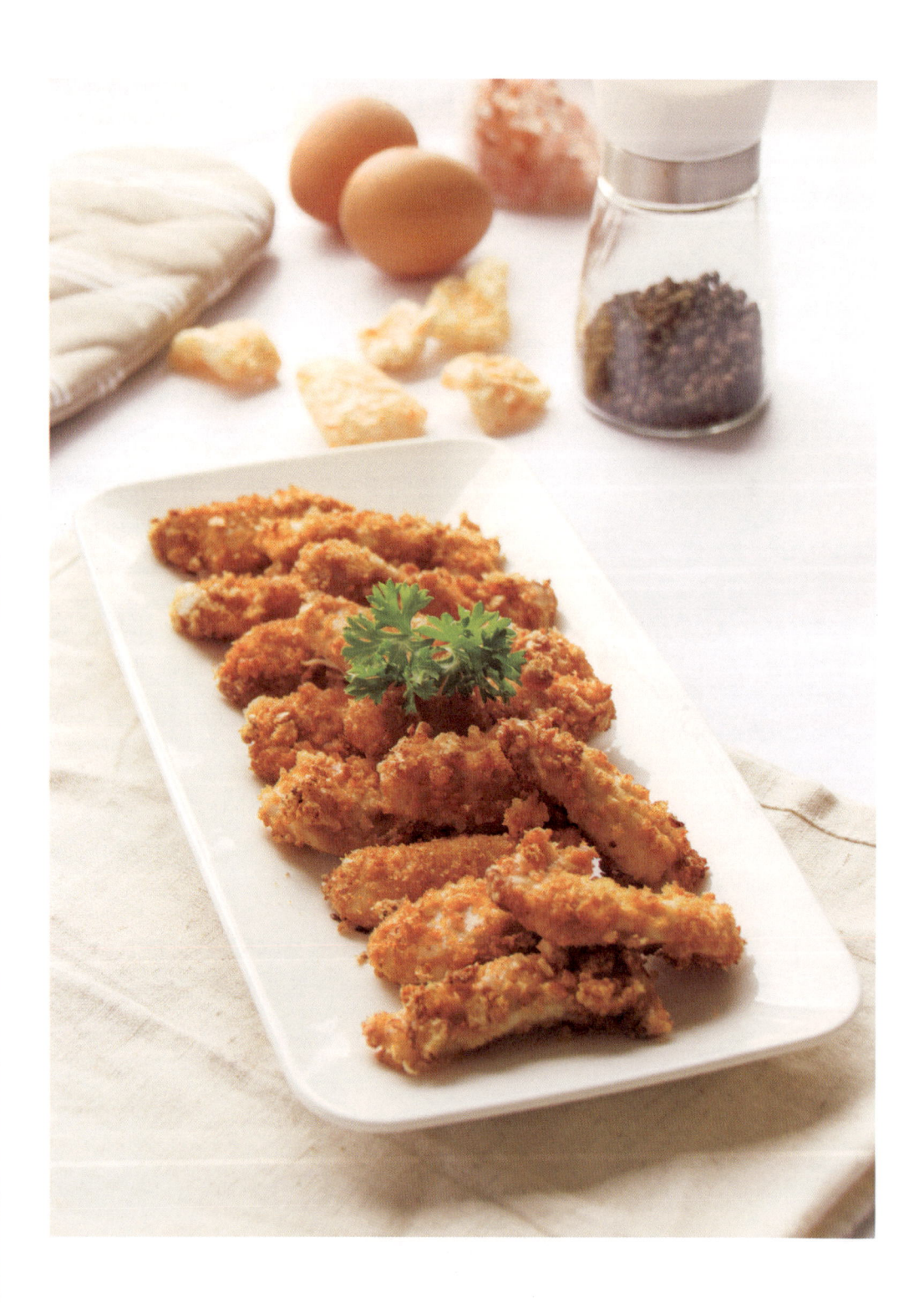

牛排法士達

準備時間：十分鐘

烹調時間：二十分鐘

分量：二到四份

材料

- 2 湯匙奶油，分成兩份
- 1 顆紅椒，切成薄片
- 1 顆青椒，切成薄片
- 1 顆黃椒，切成薄片
- 1/2 顆洋蔥，剁碎
- 1 湯匙喜馬拉雅山天然鹽
- 1/2 茶匙現磨黑胡椒
- 450 公克側腹橫肌牛排（skirt steak）
- 幾片大片的波士頓萵苣葉（或其他萵苣葉），供上桌時使用

淋醬（可加可不加）

- 酸奶
- 墨西哥酪梨醬
- 莎莎醬
- 萊姆片
- 現磨的切達起司

作法

1. 用中火預熱大型長柄平底鍋。在平底鍋裡融化一湯匙的奶油。
2. 把青、紅、黃椒和洋蔥加進來，撒入一半的鹽和一半的胡椒調味。烹煮過程中不時攪拌，煮約十五到二十分鐘，直到椒類軟化為止。
3. 蔬菜烹調時間還剩十分鐘時，用中火預熱另一個大型平底鍋，將剩下來的一湯匙奶油倒進去融化。
4. 等到蔬菜烹調時間還剩五分鐘時，用剩下的鹽和胡椒來調味牛排，再將牛排放進有奶油的平底鍋裡，每面約煎三到五分鐘，直到微焦。
5. 把兩個平底鍋都從火源處移開。
6. 讓牛排冷卻五到十分鐘，再依你想要的厚度切片
7. 把切片的牛排和蔬菜分成兩到四等份，再用大片的萵苣葉將每一等份包起來食用。也可添加你喜歡的法士達淋醬。好好享用吧！

食譜 271

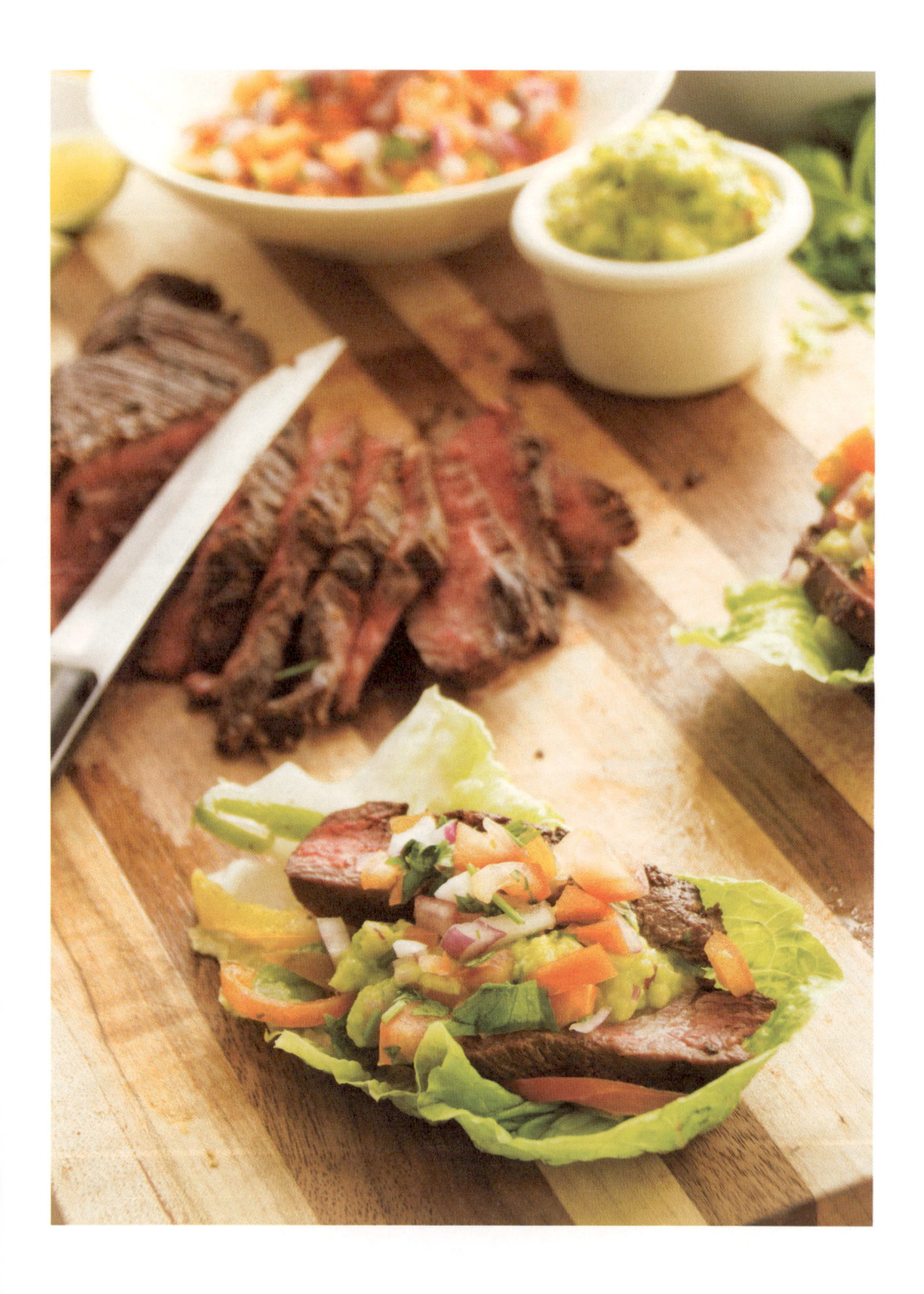

芝麻菜和義大利火腿沙拉

準備時間：十分鐘

烹調時間：無

分量：一份

材料

- 2-3 杯的芝麻菜
- 6-9 片的義大利火腿片
- 1/2 杯剁碎的番茄
- 1/2 杯切片的橄欖

淋醬

- 1 湯匙特級初榨橄欖油
- 1 茶匙義大利黑醋

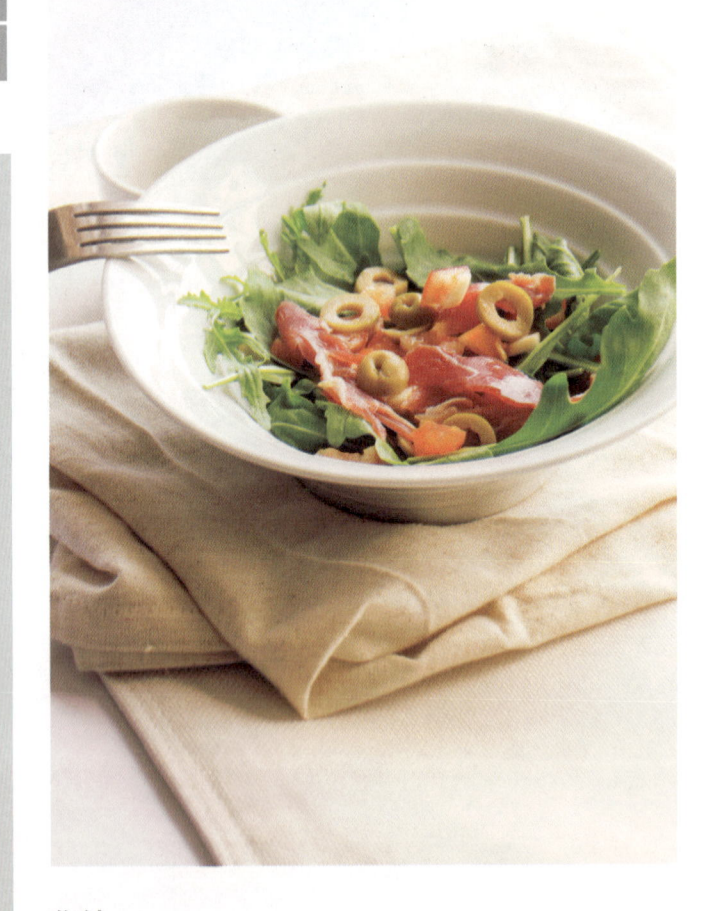

作法

1. 將芝麻菜、火腿片、番茄、橄欖，全丟進中型碗裡。
2. 製作淋醬：混合橄欖油和醋。
3. 將淋醬倒在沙拉上，或者裝碟放在沙拉旁邊。

梨子和芝麻葉沙拉佐松子

準備時間：十分鐘

烹調時間：無

分量：二份

材料

- 4 杯芝麻葉
- 1 顆梨子，切薄片
- 1/2 杯的松子
- 1/2 顆的檸檬
- 1/4 杯的特級初榨橄欖油
- 喜馬拉雅山天然鹽和現磨的黑胡椒

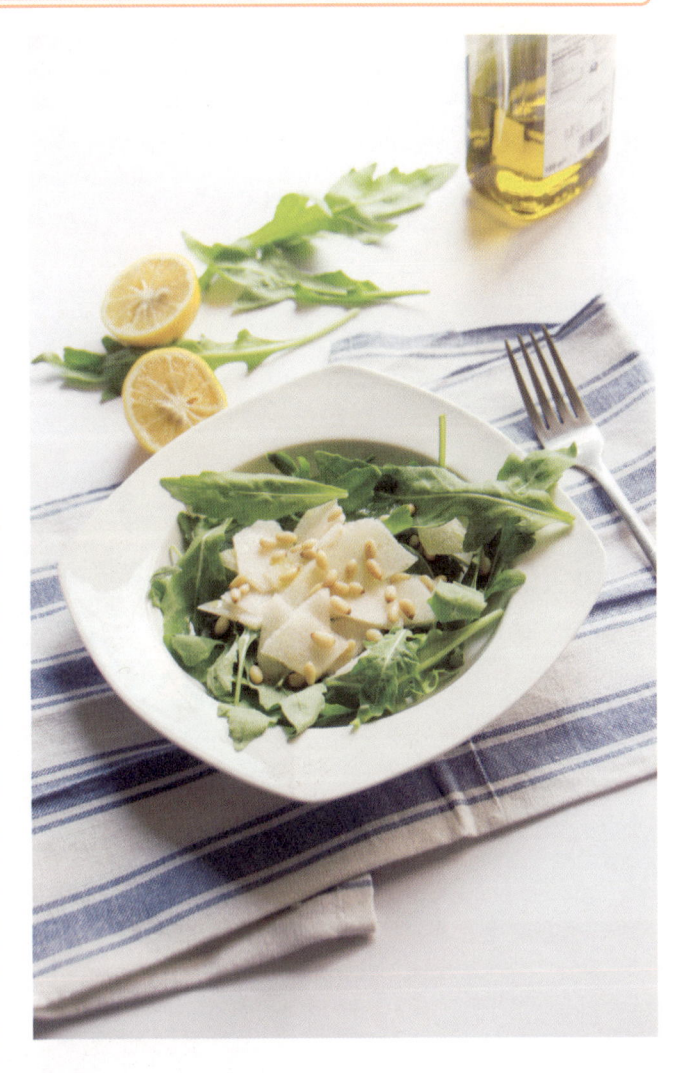

作法

1. 把芝麻葉、梨子薄片和松子，全放進大碗裡。
2. 半顆檸檬擠汁，淋在沙拉上。
3. 把橄欖油倒進沙拉裡。
4. 喜歡的話，可以用鹽和胡椒調味。

草莓和羽衣甘藍沙拉

準備時間：十分鐘

烹調時間：無

分量：二份

材料

- 4 杯羽衣甘藍
- 12 顆草莓，切丁
- 1 杯核桃
- 1 湯匙義大利黑醋
- 1/4 杯特級初榨橄欖油
- 喜馬拉雅山天然鹽和現磨黑胡椒

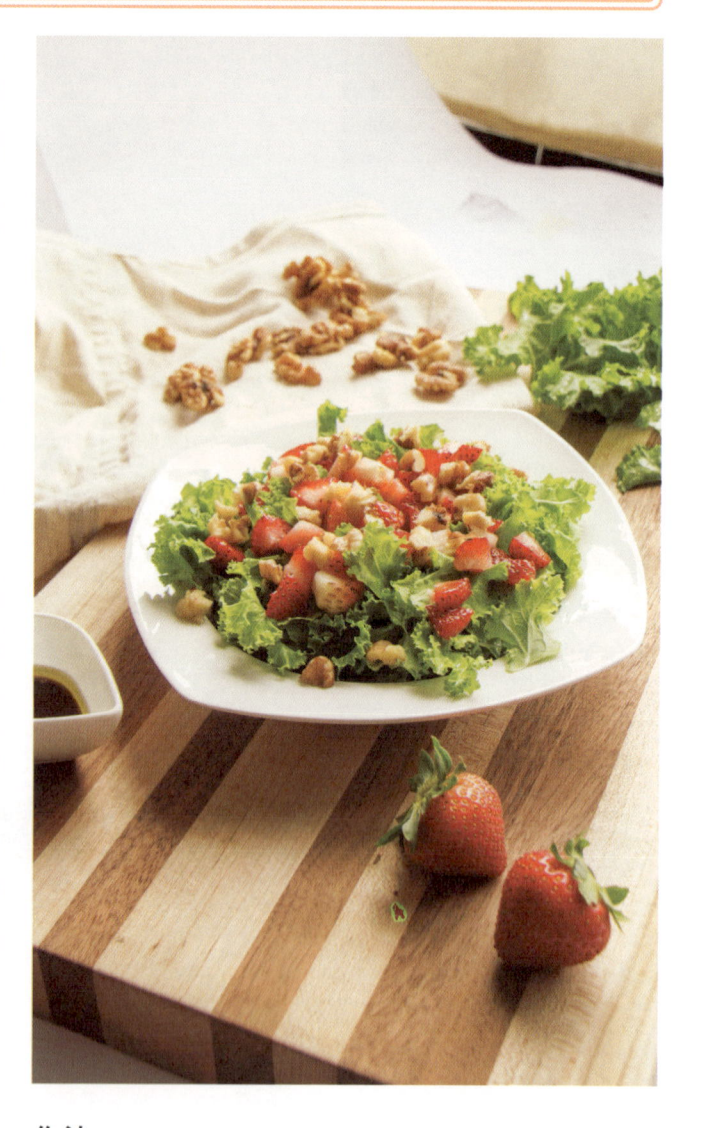

作法

1. 把羽衣甘藍、草莓和核桃，全放進大碗裡。
2. 把醋和橄欖油倒進沙拉裡。
3. 喜歡的話，可以用鹽和胡椒調味。

番茄、小黃瓜和酪梨沙拉

準備時間：十五分鐘

烹調時間：無

分量：二份

材料

- 2 杯切丁的小黃瓜（約一根尺寸適中的小黃瓜）
- 1 杯對切的小番茄
- 1 1/2 杯切成塊狀的酪梨（大約是 1 顆大酪梨的分量）
- 1 杯綠色橄欖，去核對切
- 1/2 杯菲達起司（feta cheese）
- 1 湯匙義大利黑醋
- 1/4 杯特級初榨橄欖油
- 1 茶匙喜馬拉雅山天然鹽
- 1/2 茶匙現磨黑胡椒

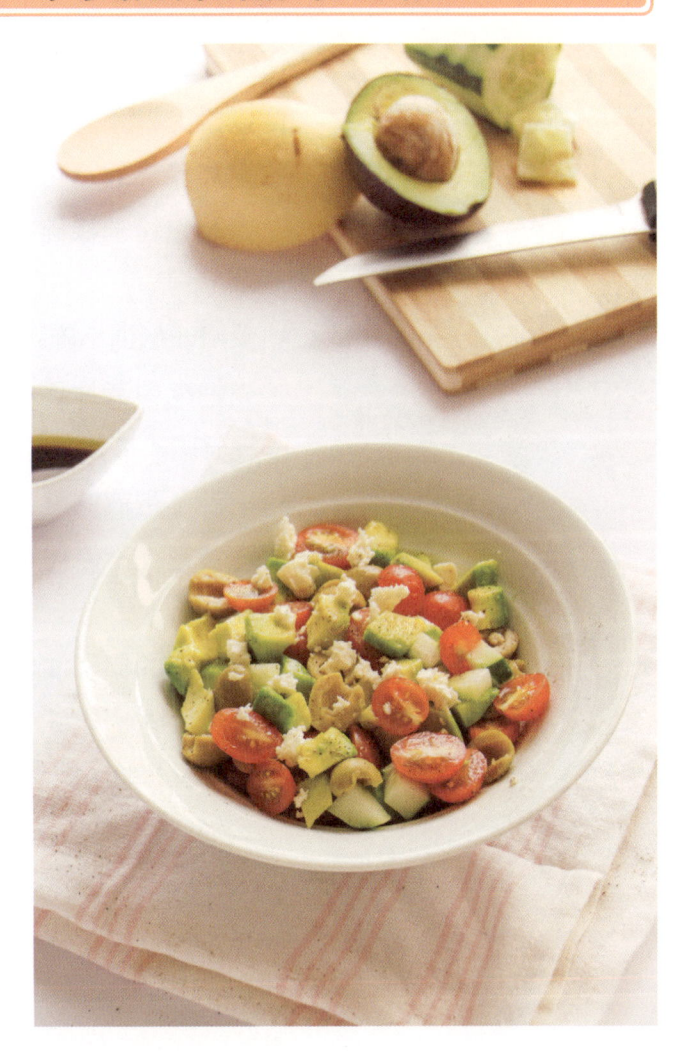

作法

1. 把小黃瓜、番茄、酪梨全放進大碗裡，上面撒菲達起司。
2. 把醋和橄欖油倒進沙拉裡。
3. 喜歡的話，可以用鹽和胡椒調味。

油炸酪梨

準備時間：十五分

烹調時間：十五分鐘

分量：四份

材料

- 1 杯炸豬皮
- 1 湯匙喜馬拉雅山天然鹽
- 自選的乾燥香草和 / 或香料
- 萊姆汁 1/2 顆的量
- 1 顆雞蛋
- 2 顆大酪梨，切成約 0.6 公分厚的薄片
- 2 湯匙融化的椰子油或奶油

作法

1. 以攝氏二〇〇度預熱烤箱。
2. 把炸豬皮放進可密封的塑膠袋裡，用手壓到像麵包粉一樣碎。再加入鹽和乾的香料或香草。
3. 萊姆汁倒進小碗裡。再拿另一個小碗打蛋。
4. 先把酪梨薄片逐片放進萊姆汁，再放進蛋液裡浸約十秒鐘，然後翻面再浸。
5. 把浸了蛋液的酪梨片放進有碎狀炸豬皮的塑膠袋裡，不停搖晃，直到均勻沾滿炸豬皮的混料。
6. 將融化的椰子油倒進烤盤裡，再將酪梨片放進烤盤裡。
7. 烤十五分鐘，或者烤到表面成焦黃色為止。

食譜 277

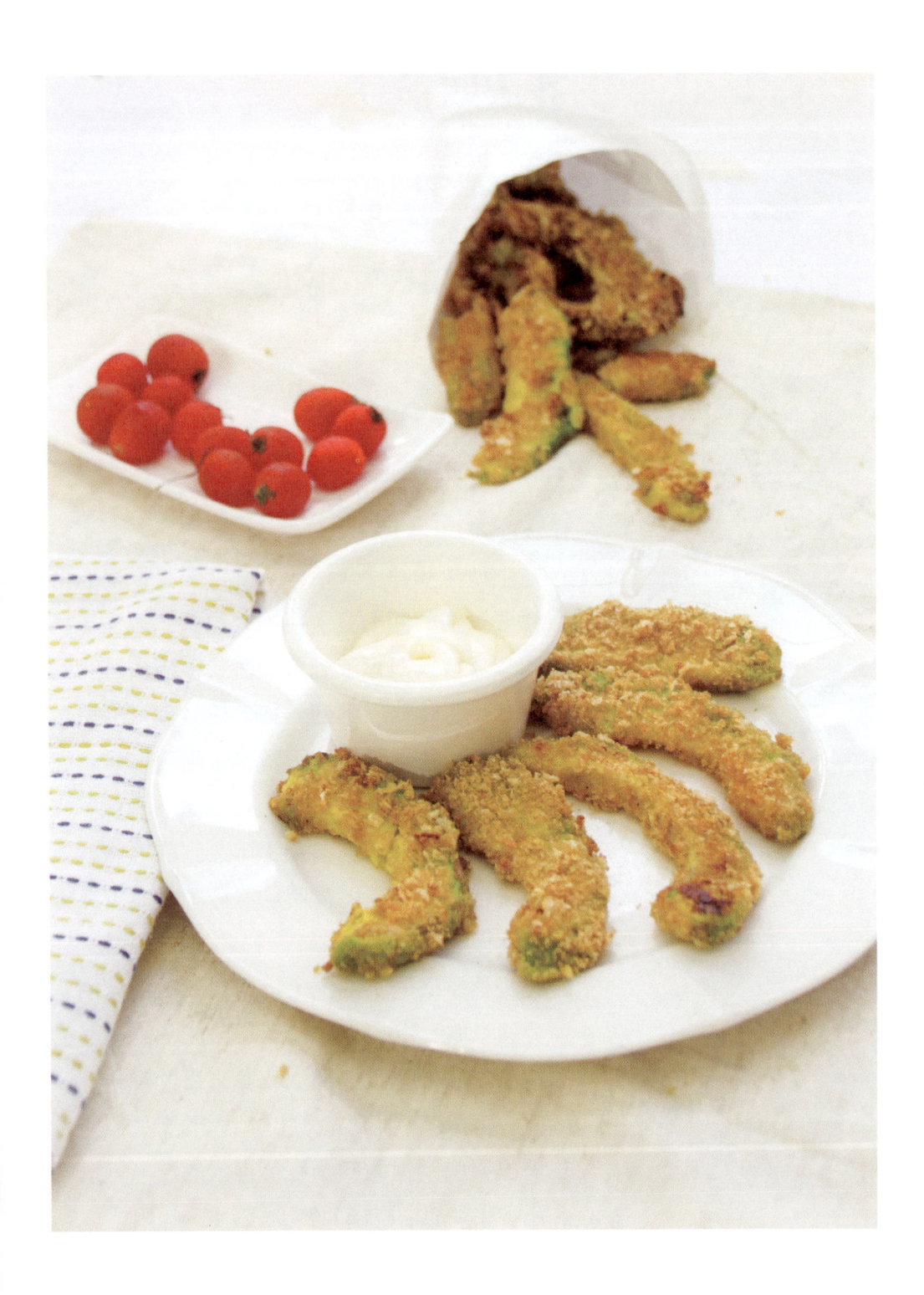

芥末四季豆

準備時間:十分鐘

烹調時間:十分鐘

分量:四份

材料

- 450 公克的四季豆,去掉粗筋
- 1 湯匙的特級初榨橄欖油
- 1 湯匙的芥末醬(任何種類的芥末醬都行)
- 喜馬拉雅山天然鹽和現磨碎黑胡椒

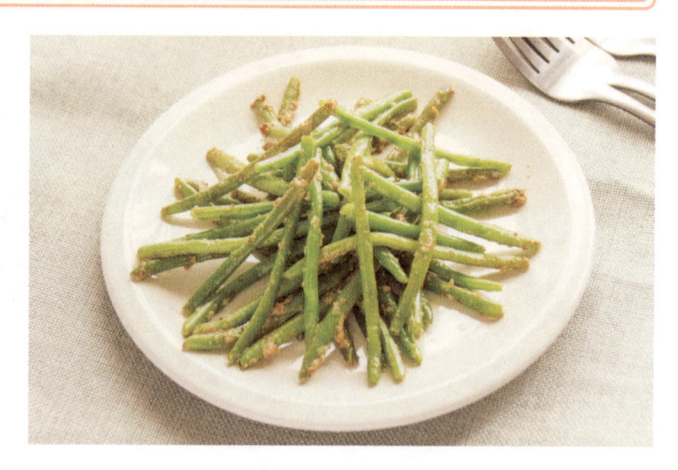

作法

1. 在中型深鍋裡注入清水,高度要足以蓋過待會要下鍋的四季豆。用中大火將水燒開,將四季豆放進鍋裡滾到質地微軟但不失清脆的口感,需時約三到四分鐘。或者也可以用蒸的方式:在蒸鍋裡注入清水,高度約是鍋壁的 3/4,再放入蒸架。先以中大火將水燒開,再把四季豆擺放在蒸架上,蒸到質地微軟但不失清脆的口感,需時約五分鐘。然後從火源上移開。
2. 在長柄平底的不沾鍋上以中火預熱橄欖油五分鐘,加入芥末醬。
3. 把煮好的四季豆放進油和芥末醬的混料裡,煮約兩分鐘,直到充分拌勻,完全熱透為止。
4. 舀出平底鍋裡的四季豆,喜歡的話,可以再用鹽和黑胡椒調味,然後送上桌。

烤花椰菜米

準備時間：十分鐘

烹調時間：十五分鐘

分量：二份

材料

- 1 顆花椰菜
- 1/2 湯匙的喜馬拉雅山天然鹽
- 自選的香草或香料（可加可不加）

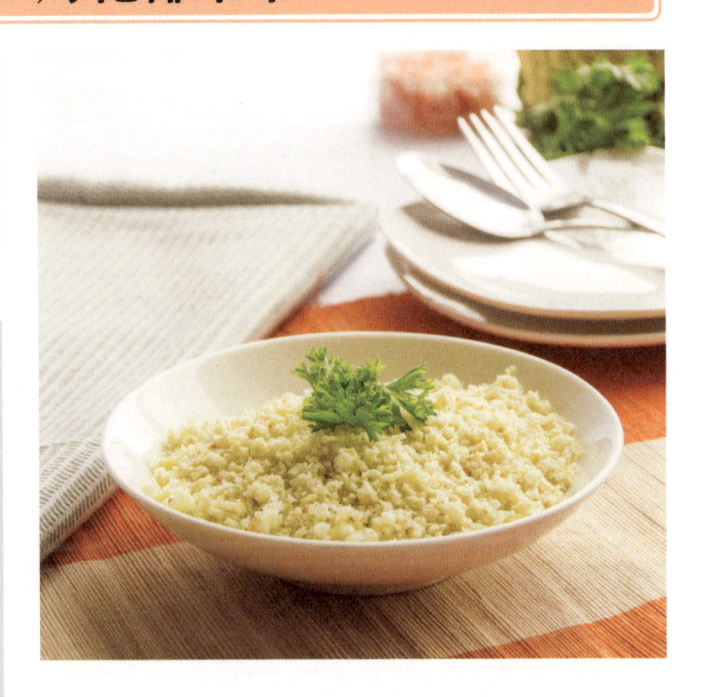

作法

1. 以攝氏九十五度預熱烤箱。在烤盤上鋪上一層烘焙紙。
2. 將花椰菜的小花切下來，除去莖梗的部分。
3. 用手將花椰菜揉碎，或用食物調理機將它打碎，直到成米粒狀。
4. 把花椰菜米鋪在預先備好的烤盤上，再撒上鹽。
5. 把烤盤放進烤箱，烤約十二到十五分鐘，每五分鐘翻炒一次。等到花椰菜米開始變得焦黃，再從烤箱裡拿出。
6. 添加你自選的香草或香料。

參考文獻

Chapter 1

A. S. Cornford, A. L. Barkan, and J. F. Horowitz, "Rapid Suppression of Growth Hormone Concentration by Overeating: Potential Mediation by Hyperinsulinemia," *Journal of Clinical Endocrinology and Metabolism* 96, no. 3 (2011): 824–30.

Barry M. Popkin and Kiyah J. Duffey, "Does Hunger and Satiety Drive Eating Anymore?: Increasing Eating Occasions and Decreasing Time Between Eating Occasions in the United States," *American Journal of Clinical Nutrition* 91, no. 5 (2010): 1342–7.

Christian Zauner, Bruno Schneeweiss, Alexander Kranz, Christian Madl, Klaus Ratheiser, Ludwig Kramer, Erich Roth, Barbara Schneider, and Kurt Lenz, "Resting Energy Expenditure in Short-Term Starvation Is Increased as a Result of an Increase in Serum Norepinephrine," *American Journal of Clinical Nutrition* 71, no. 6 (2000): 1511–5.

Daniel Rudman, Axel G. Feller, Hoskote S. Nagraj, Gregory A. Gergans, Pardee Y. Lalitha, Allen F. Goldberg, Robert A. Schlenker, Lester Cohn, Inge W. Rudman, and Dale E. Mattson, "Effects of Human Growth Hormone in Men over 60 Years Old," *New England Journal of Medicine* 323 (1990): 1–6.

Ernst J. Drenick, Marion E. Swendseid, William H. Blahd, and Stewart G. Tuttle, "Prolonged Starvation as Treatment for Severe Obesity," *JAMA* 187, no. 2 (1964): 100–05.

George F. Cahill Jr., "Fuel Metabolism in Starvation," *Annual Review of Nutrition* 26 (2006): 1–22.

Helene Nørrelund, Anne Lene Riis, and Niels Møller, "Effects of GH on Protein Metabolism During Dietary Restriction in Man," *Growth Hormone & IGF Research* 12, no. 4 (2002): 198–207.

Helene Nørrelund, K. Sreekumaran Nair, Jens Otto Lunde Jørgensen, Jens Sandahl Christiansen, and Niels Møller, "The Protein-Retaining Effects of Growth Hormone During Fasting Involve Inhibition of Muscle-Protein Breakdown," *Diabetes* 50, no. 1 (2001): 96–104.

J. Oscarsson, M. Ottosson, and S. Eden, "Effects of Growth Hormone on Lipoprotein Lipase and Hepatic Lipase," *Journal of Endocrinological Investigation* 22 (1999): 2–9.

K. Y. Ho, J. D. Veldhuis, M. L. Johnson, R. Furlanetto, W. S. Evans, K. G. Alberti, and M. O. Thorner, "Fasting Enhances Growth Hormone Secretion and Amplifies the Complex Rhythms of Growth Hormone Secretion in Man," *Journal of Clinical Investigation* 81, no. 4 (1988): 968–75.

Mary Lee Vance, "Can Growth Hormone Prevent Aging?" *New England Journal of Medicine* 348 (2003): 779–80.

M. L. Hartman, J. D. Veldhuis, M. L. Johnson, M. M. Lee, K. G. Alberti, E. Samojlik, and M. O. Thorner, "Augmented Growth Hormone (GH) Secretory Burst Frequency and Amplitude Mediate Enhanced GH Secretion During a Two-Day Fast in Normal Men," *Journal of Clinical Endocrinology and Metabolism* 74, no. 4 (1992): 757–65.

M. R. Blackman, J. D. Sorkin, T. Münzer, M. F. Bellantoni, J. Busby-Whitehead, T. E. Stevens, J. Jayme, et al., "Growth Hormone and Sex Steroid Administration in Healthy Aged Women and Men: A Randomized Controlled Trial," *JAMA* 288, no. 18 (2002): 2282–92

Peter R. Kerndt, James L. Naughton, Charles E. Driscoll, and David A. Loxtercamp, "Fasting: The History, Pathophysiology and Complications," Western *Journal of Medicine* 137 (1982): 379–99.

S. Klein, O. B. Holland, and R. R. Wolfe, "Importance of Blood Glucose Concentration in Regulating Lipolysis During Fasting in Humans," *American Journal of Physiology—Endocrinology and Metabolism* 258, no. 1 (1990): E32–E39.

W. K. Stewart and Laura W. Fleming, "Features of a Successful Therapeutic Fast of 382 Days' Duration," *Postgraduate Medical Journal* 49 (1973): 203–9.

Chapter 2

Christos S. Mantzoros, ed., *Obesity and Diabetes* (Totowa, NJ: Humana Press, 2006).

Hippocrates, *Hippocratic Writings*, ed. G. E. R. Lloyd (New York: Penguin Classics, 1983).

I. C. Gilliland, "Total Fasting in the Treatment of Obesity," *Postgraduate Medical Journal* 44, no. 507 (1968): 58–61.

Otto Folin and W. Denis, "On Starvation and Obesity, with Special Reference to Acidosis," *Journal of Biological Chemistry* 21 (1915): 183–192.

Marshall D. McCue, ed., *Comparative Physiology of Fasting, Starvation, and Food Limitation* (New York: Springer-Verlag Berlin Heidelberg, 2012).

Surabhi Bhutani, Monica C. Klempel, Reed A. Berger, and Krista A. Varady, "Improvements in Coronary Heart Disease Risk Indicators by Alternate-Day Fasting Involve Adipose Tissue Modulations," *Obesity* 18, no. 11 (2010): 2152–9.

Chapter 3

A. M. Johnstone, P. Faber, E. R. Gibney, M. Elia, G. Horgan, B. E. Golden, and R. J. Stubbs, "Effect of an Acute Fast on Energy Compensation and Feeding Behaviour in Lean Men and Women," *International Journal of Obesity* 26, no. 12 (2002): 1623–8.

Ancel Keys, Josef Brožek, Austin Henschel, Olaf Mickelsen, and Henry Longstreet Taylor, *The Biology of Human Starvation*, 2 vols. (Minneapolis, MN: University of Minnesota Press, 1950).

Christian Zauner, Bruno Schneeweiss, Alexander Kranz, Christian Madl, Klaus Ratheiser, Ludwig Kramer, Erich Roth, Barbara Schneider, and Kurt Lenz, "Resting Energy Expenditure in Short-Term Starvation Is Increased as a Result of an Increase in Serum Norepinephrine," *American Journal of Clinical Nutrition* 71, no. 6 (2000): 1511–5.

E. O. Diaz, A. M. Prentice, G. R. Goldberg, P. R. Murgatroyd, and W. A. Coward, "Metabolic Response to Experimental Overfeeding in Lean and Overweight Healthy Volunteers," *American Journal of Clinical Nutrition* 56, no. 4 (1992): 641–55.

Helene Nørrelund, K. Sreekumaran Nair, Jens Otto Lunde Jørgensen, Jens Sandahl Christiansen, and Niels Møller, "The Protein-Retaining Effects of Growth Hormone During Fasting Involve Inhibition of Muscle-Protein Breakdown," *Diabetes* 50, no. 1 (2001): 96–104.

Leonie K. Heilbronn, Steven R. Smith, Corby K. Martin, Stephen D. Anton, and Eric Ravussin, "Alternate-Day Fasting in Nonobese Subjects: Effects on Body Weight, Body Composition, and Energy Metabolism," *American Journal of Clinical Nutrition* 81, no. 1 (2005): 69–73.

Chapter 5

Albert Stunkard and Mavis McLaren-Hume, "The Results of Treatment for Obesity: A Review of the Literature and Report of a Series," *AMA Archive of Internal Medicine* 103, no. 1 (1959): 79–85.

Alison Fildes, Judith Charlton, Caroline Rudisill, Peter Littlejohns, A. Toby Prevost, and Martin C. Gulliford, "Probability of an Obese Person Attaining Normal Body Weight: Cohort Study Using Electronic Health Records, " *American Journal of Public Health* 105, no. 9 (2015): e54–9. doi:10.2105/AJPH.2015.302773.

Barbara V. Howard, JoAnn E. Manson, Marcia L. Stefanick, Shirley A. Beresford, Gail Frank, Bobette Jones, Rebecca J. Rodabough, et al., "Low-Fat Dietary Pattern and Weight Change over 7 Years: The Women's Health Initiative Dietary Modification Trial," *JAMA* 295, no. 1 (2006): 39–49.

"Best Weight-Loss Diets," *US News & World Report*, n.d., http://health.usnews.com/best-diet/biggest-loser-diet.

Centers for Disease Control, Obesity Prevalence Maps, September 11, 2015, http://www.cdc.gov/obesity/data/prevalence-maps.html.

Christian Zauner, Bruno Schneeweiss, Alexander Kranz, Christian Madl, Klaus Ratheiser, Ludwig Kramer, Erich Roth, Barbara Schneider, and Kurt Lenz, "Resting Energy Expenditure in Short-Term Starvation Is Increased as a Result of an Increase in Serum Norepinephrine," *American Journal of Clinical Nutrition* 71, no. 6 (2000): 1511–5.

Darcy L. Johannsen, Nicolas D. Knuth, Robert Huizenga, Jennifer C. Rood, Eric Ravussin, and Kevin D. Hall, "Metabolic Slowing with Massive Weight Loss Despite Preservation of Fat-Free Mass," *Journal of Clinical Endocrinology and Metabolism* 97, no. 7 (2012): 2489–96.

Diabetes Prevention Program Research Group, "Reduction in the Incidence of Type 2 Diabetes with Lifestyle Intervention or Metformin," *New England Journal of Medicine* 346 (2002): 393–403.

Erin Fothergill, Juen Guo, Lilian Howard, Jennifer C. Kerns, Nicolas D. Knuth, Robert Brychta, Kong Y. Chen, et al., "Persistent Metabolic Adaptation 6 Years After 'The Biggest Loser' Competition," *Obesity* (2016), online May 2, doi: 10.1002/oby.21538.

Frank Q. Nuttall, Rami A. Almokayyad, and Mary C. Gannon, "Comparison of a Carbohydrate-Free Diet Vs. Fasting on Plasma Glucose, Insulin and Glucagon in Type 2 Diabetes," *Metabolism: Clinical and Experimental* 64, vol. 2 (2015): 253–62.

Gina Kolata, "After 'The Biggest Loser,' Their Bodies Fought to Regain Weight," *New York Times*, May 2, 2016, http://www.nytimes.com/2016/05/02/health/biggest-loser-weight-loss.html.

Hodan Farah Wells and Jean C. Buzby, *Dietary Assessment of Major Trends in U.S. Food Consumption*, 1970–2005, US Department of Agriculture: Economic Research Service, Economic Information Bulletin, Number 33, March 2008. http://www.ers.usda.gov/media/210681/eib33_1_.pdf.

Ildiko Lingvay, Eve Guth, Arsalla Islam, and Edward Livingstone, "Rapid Improvement in Diabetes After Gastric Bypass Surgery: Is It the Diet or Surgery?" *Diabetes Care* 36, no. 9 (2013): 2741–7.

J. Gjedsted, L. Gormsen, M. Buhl, H. Nørrelund H, O. Schmitz, S. Keiding, E. Tønnesen, et al., "Forearm and Leg Amino Acids Metabolism in the Basal State and During Combined Insulin and Amino Acid Stimulation After a 3-Day Fast," *Acta Physiologica* 197, no. 3 (2009): 197–205.

John B. Dixon, Paul E. O'Brien, Julie Playfair, Leon Chapman, Linda M. Schachter, Stewart Skinner, Joseph Proietto, et al., "Adjustable Gastric Banding and Conventional Therapy for Type 2 Diabetes," *JAMA* 299, no. 3 (2008): 316–23.

Maarten R. Soeters, Nicolette M. Lammers, Peter F. Dubbelhuis, Mariëtte Ackermans, Cora F. Jonkers-Schuitema, Eric Fliers, Hans P. Sauerwein, et al., "Intermittent Fasting Does Not Affect Whole-Body Glucose, Lipid, or Protein Metabolism," *American Journal of Clinical Nutrition* 90, no. 5 (2009): 1244–51.

Maureen Callahan, "'We're All Fat Again': More 'Biggest Loser' Contestants Reveal Secrets," *New York Post*, January 25, 2015, http://nypost.com/2015/01/25/were-all-fat-again-more-biggest-loser-contestants-reveal-secrets/.

M. N. Harvie, M. Pegington, M. P. Mattson, J. Frystyk, B. Dillon, G. Evans, J. Cuzick, et al., "The Effects of Intermittent or Continuous Energy Restriction on Weight Loss and Metabolic Disease Risk Markers: A Randomized Trial in Young Overweight Women," *International Journal of Obesity* 35, no. 5 (2011): 714–22.

Nicolas D. Knuth, Darcy L. Johannsen, Robyn A. Tamboli, Pamela A. Marks-Shulman, Robert Huizenga, Kong Y. Chen, Naji N. Abumrad, et al., "Metabolic Adaptation Following Massive Weight Loss Is Related to the Degree of Energy Imbalance and Changes in Circulating Leptin," *Obesity* 22, no. 12 (2014): 2563–9.

Roberto A. Ferdman, "One of America's Healthiest Trends Has Had a Pretty Unexpected Side Effect," *Washington Post*, May 24, 2016, https://www.washingtonpost.com/news/wonk/wp/2016/05/24/one-of-americas-healthiest-trends-has-had-a-pretty-unexpected-side-effect/.

Sai Krupa Das, Susan B. Roberts, Megan A. McCrory, L. K. George Hsu, Scott A. Shikora, Joseph J. Kehayias, Gerard E. Dallal, et al., "Long-Term Changes in Energy Expenditure and Body Composition After Massive Weight Loss Induced by Gastric Bypass Surgery," *American Journal of Clinical Nutrition* 78, no. 1 (2003): 22–30.

Samuel Klein, Luigi Fontana, V. Leroy Young, Andrew R. Coggan, Charles Kilo, Bruce W. Patterson, et al., "Absence of an Effect of Liposuction on Insulin Action and Risk Factors for Coronary Heart Disease," *New England Journal of Medicine* 350, no. 25 (2004): 2549–57. doi: 10.1056/NEJMoa033179.

Thomas E. Inge, Anita P. Courcoulas, Todd M. Jenkins, Marc P. Michalsky, Michael A. Helmrath, Mary L. Brandt, Carroll M. Harmon, et al., "Weight Loss and Health Status 3 Years After Bariatric Surgery in Adolescents," *New England Journal of Medicine* 374, no. 2 (2016): 113–23. doi: 10.1056/NEJMoa1506699.

W. J. Pories, K. G. MacDonald Jr., E. J. Morgan, M. K. Sinha, G. L. Dohm, M. S. Swanson, H. A. Barakat, et al., "Surgical Treatment of Obesity and Its Effect on Diabetes: 10-Y Follow-Up," *American Journal of Clinical Nutrition* 55, no. 2 (1992): 582S–585S.

Chapter 6

Allan Mazur, "Why Were 'Starvation Diets' Promoted for Diabetes in the Pre-Insulin Period?" *Nutrition Journal* 10, no. 23 (2011), doi: 10.1186/1475-2891-10-23.

Andy Menke, Sarah Casagrande, Linda Geiss, and Catherine C. Cowie, "Prevalence of and Trends in Diabetes Among Adults in the United States, 1988-2012," *JAMA* 314, no. 10 (2015): 1021–9, doi:10.1001/jama.2015.10029.

Elliot P. Joslin, *The Treatment of Diabetes Mellitus* (Philadelphia: Lea & Febiger, 1916).

Elliot P. Joslin, "The Treatment of Diabetes Mellitus," *Canadian Medical Association Journal* 6, no. 8 (1916): 673–84.

Frederick Allen, "Prolonged Fasting in Diabetes," *American Journal of Medical Sciences* 150 (1915): 480–5.

Frederick M. Allen, Edgar Stillman, and Reginald Fitz, *Total Dietary Regulation in the Treatment of Diabetes* (New York: Rockefeller Institute for Medical Research, 1917).

"Frederick Allen," *Diapedia: The Textbook of Diabetes* (website), August 13, 2014, http://dx.doi.org/10.14496/dia.1104519416.6.

Ildiko Lingvay, Eve Guth, Arsalla Islam, and Edward Livingstone, "Rapid Improvement in Diabetes After Gastric Bypass Surgery: Is It the Diet or Surgery?" *Diabetes Care* 36, no. 9 (2013): 2741–7.

T. L. Cleave, *The Saccharine Disease* (Bristol, UK: John Wright & Sons Limited, 1974).

Chapter 7

Anne M. Cataldo, Corrinne M. Peterhoff, Juan C. Troncoso, Teresa Gomez-Isla, Bradley T. Hyman, and Ralph A. Nixon, "Endocytic Pathway Abnormalities Precede Amyloid Deposition in Sporadic Alzheimer's Disease and Down Syndrome," *American Journal of Pathology* 157, no. 1 (2000): 277–86.

Anne M. Cataldo, Deborah J. Hamilton, Jody L. Barnett, Peter A. Paskevich, and Ralph A. Nixon, "Properties of the Endosomal-Lysosomal System in the Human Central Nervous System: Disturbances Mark Most Neurons in Populations at Risk to Degenerate in Alzheimer's Disease," *Journal of Neuroscience* 16, no. 1 (1996): 186–99.

A. V. Witte, M. Fobker, R. Gellner, S. Knecht, and A. Flöel, "Caloric Restriction Improves Memory in Elderly Humans," *Proceedings of the National Academy of Sciences of the United States of America* 106, no. 4 (2009): 1255–60.

Danielle Glick, Sandra Barth, and Kay F. Macleod, "Autophagy: Cellular and Molecular Mechanisms," *Journal of Pathology* 221, no. 1 (2010): 3–12.

Erin L. Glynn, Christopher S. Fry, Micah J. Drummond, Kyle L. Timmerman, Shaheen Dhanani, Elena Volpi, and Blake B. Rasmussen, "Excess Leucine Intake Enhances Muscle Anabolic Signaling But Not Net Protein Anabolism in Young Men and Women," *Journal of Nutrition* 140, no. 11 (2010): 1970–6.

Harris R. Lieberman, Christina M. Caruso, Philip J. Niro, Gina E. Adam, Mark D. Kellogg, Bradley C. Nindl, and F. Matthew Kramer, "A Double-Blind, Placebo-Controlled Test of 2 D of Calorie Deprivation: Effects on Cognition, Activity, Sleep, and Interstitial Glucose Concentrations," *American Journal of Clinical Nutrition* 88, no. 3 (2008): 667–76.

Helena Pópulo, Jose Manuel Lopes, and Paula Soares, "The mTOR Signalling Pathway in Human Cancer," *International Journal of Molecular Sciences* 13, no. 2 (2012): 1886–1918.

Kristen C. Willeumier, Derek V. Taylor, and Daniel G. Amen, "Elevated BMI Is Associated with Decreased Blood Flow in the Prefrontal Cortex Using SPECT Imaging in Healthy Adults," *Obesity* 19, no. 5 (2011): 1095–7.

Mark P. Mattson, "Energy Intake and Exercise as Determinants of Brain Health and Vulnerability to Injury and Disease," *Cell Metabolism* 16, no. 6 (2012): 706–22.

Melanie M. Hippert, Patrick S. O'Toole, and Andrew Thorburn, "Autophagy in Cancer: Good, Bad, or Both?" *Cancer Research* 66, no. 19 (2006): 9349–51.

Michael W. Green, Nicola A. Elliman, Peter J. Rogers, "Lack of Effect of Short-Term Fasting on Cognitive Function," *Journal of Psychiatric Research* 29, no.3 (1995): 245–53.

Noboru Mizushima, "Autophagy: Process and Function," *Genes & Development* 21, no. 22 (2007): 2861–73.

Per Nilsson, Krishnapriya Loganathan, Misaki Sekiguchi, Yukio Matsuba, Kelvin Hui, Satoshi Tsubuki, Motomasa Tanaka, Nobuhisa Iwata, Takashi Saito, and Takaomi C. Saido, "A Secretion and Plaque Formation Depend on Autophagy," *Cell Reports* 5, no. 1 (2013): 619–69.

Valter D. Longo and Mark P. Mattson, "Fasting: Molecular Mechanisms and Clinical Applications," *Cell Metabolism* 19, no. 2 (2014): 181–92.

Zhineng J. Yang, Cheng E. Chee, Shengbing Huang, and Frank A. Sinicrope, "The Role of Autophagy in Cancer: Therapeutic Implications," *Molecular Cancer Therapeutics* 10, no. 9 (2011): 1533–41.

Chapter 8

A. B. Nichols, C. Ravenscroft, D. E. Lamphiear, and L. D. Ostrander Jr., "Daily Nutritional Intake and Serum Lipid Levels. The Tecumseh Study," *American Journal of Clinical Nutrition* 29, no. 12 (1976): 1384–92.

Ancel Keys, "Atherosclerosis: A Problem in Newer Public Health," *Journal of Mount Sinai Hospital New York* 20, no. 2 (1953): 118–39.

F. Hu, J. Manson, and W. Willet, "Type of Dietary Fat and Risk of Coronary Heart Disease: A Critical Review," *Journal of the American College of Nutrition* 20, no. 1 (2001): 5–19.

Gary J. Nelson, Perla C. Schmidt, and Darshan S. Kelley, "Low-Fat Diets Do Not Lower Plasma Cholesterol Levels in Healthy Men Compared to High-Fat Diets with Similar Fatty Acid Composition at Constant Caloric Intake," *Lipids* 30, no. 11 (1995): 969–76.

Gregory G. Schwartz, Markus Abt, Weihang Bao, David DeMicco, David Kallend, Michael Miller, Hardi Mundi, and Anders G. Olsson, "Fasting Triglycerides Predict Recurrent Ischemic Events in Patients with Acute Coronary Syndrome Treated with Statins," *Journal of the American College of Cardiology* 65, no. 21 (2015): 2267–75.

Igor E. Konstantinov, Nicolai Mejevoi, and Nikolai M. Anichkov, "Nikolai N. Anichkov and His Theory of Atherosclerosis," *Texas Heart Institute Journal* 33, no. 4 (2006): 417–23.

Michael Eades, "Framingham Follies," *The Blog of Dr. Michael R. Eades, M.D.,* September 26, 2006, https://proteinpower.com/drmike/2006/09/26/framingham-follies/.

Michael Miller, Neil J. Stone, Christie Ballantyne, Vera Bittner, Michael H. Criqui, Henry N. Ginsberg, Anne Carol Goldberg, et al., "Triglycerides and Cardiovascular Disease: A Scientific Statement from the American Heart Association," *Circulation* 123, no. 20 (2011): 2292–333.

R. L. Rosenthal, "Effectiveness of Altering Serum Cholesterol Levels Without Drugs," *Proceedings* (Baylor University Medical Center) 13, no. 4 (2000): 351–5.

Surabhi Bhutani, Monica C. Klempel, Reed A. Berger, and Krista A. Varady, "Improvements in Coronary Heart Disease Risk Indicators by Alternate-Day Fasting Involve Adipose Tissue Modulations," *Obesity* 18, no. 11 (2010): 2152–9.

Zoë Harcombe, Julien S. Baker, Stephen Mark Cooper, Bruce Davies, Nicholas Sculthorpe, James J. DiNicolantonio, and Fergal Grace, "Evidence from Randomised Controlled Trials Did Not Support the Introduction of Dietary Fat Guidelines in 1977 and 1983: A Systematic Review and Meta-analysis," *Open Heart* 2, no. 1 (2015): e00196, doi: 10.1136/openhrt-2014-000196.

Chapter 9

A. M. Johnstone, P. Faber, E. R. Gibney, M. Elia, G. Horgan, B. E. Golden, and R. J. Stubbs, "Effect of an Acute Fast on Energy Compensation and Feeding Behaviour in Lean Men and Women," *International Journal of Obesity* 26, no. 12 (2002): 1623–28.

Ameneh Madjd, Moira A. Taylor, Alireza Delavari, Reza Malekzadeh, Ian A. Macdonald, and Hamid R. Farshchi, "Effects on Weight Loss in Adults of Replacing Diet Beverages with Water During a Hypoenergetic Diet: A Randomized, 24-wk Clinical Trial," *American Journal of Clinical Nutrition* 102, no. 6: 1305–12. doi: 10.3945/ajcn.115.109397.

I. C. Gilliland, "Total Fasting in the Treatment of Obesity," *Postgraduate Medical Journal* 44, no. 507 (1968): 58–61.

Chapter 10

D. A. Johnston and K. G. Wormsley, "The Effects of Fasting on 24-h Gastric Secretion of Patients with Duodenal Ulcers Resistant to Ranitidine," *Alimentary Pharmacology and Therapeutics* 3, no. 5 (1989): 471–9, doi: 10.1111/j.1365-2036.1989.tb00238.x.

E. J. Drenick, I. F. Hunt, and M. E. Swendseid, "Influence of Fasting and Refeeding on Body Composition," *American Journal of Public Health* 58, no. 3 (1968): 477–84.

I. C. Gilliland, "Total Fasting in the Treatment of Obesity," *Postgraduate Medical Journal* 44, no. 507 (1968): 58–61.

J. Runcie and T. J. Thomson, "Total Fasting, Hyperuricaemia and Gout," *Postgraduate Medical Journal* 45, no. 522 (1969): 251–3.

Kristin K. Hoddy, Cynthia M. Kroeger, John F. Trepanowski, Adrienne R. Barnosky, Surabhi Bhutani, and Krista K. Varady, "Safety of Alternate Day Fasting and Effect on Disordered Eating Behaviors," *Nutrition Journal* 14, no. 44 (2015), doi: 10.1186/s12937-015-0029-9.

M. R. Soules, M. C. Merriggiola, R. A. Steiner, D. K. Clifton, B. Toivola, and W. J. Bremner, "Short-Term Fasting in Normal Women: Absence of Effects on Gonadotrophin Secretion and the Menstrual Cycle," *Clinical Endocrinology* 40, no. 6 (1994): 725–31.

Chapter 12

Daniela Jakubowicz, Maayan Barnea, Julio Wainstein, and Oren Froy, "High Caloric Intake at Breakfast vs. Dinner Differentially Influences Weight Loss of Overweight and Obese Women," *Obesity* 21 (2013): 2504–21.

E. Van Cauter, E. T. Shapiro, H. Tillil, and K. S. Polonsky, "Circadian Modulation of Glucose and Insulin Responses to Meals: Relationship to Cortisol Rhythm," *American Journal of Physiology: Endocrinology and Metabolism* 262, no. 4 (1992): E467–E475.

F. A. Scheer, C. J. Morris, and S. A. Shea, "The Internal Circadian Clock Increases Hunger and Appetite in the Evening Independent of Food Intake and Other Behaviors," *Obesity* 21, no. 3 (2013): 421–3.

L. Cordain, S. B. Eaton, J. Brand Miller, N. Mann, and K. Hill, "The Paradoxical Nature of Hunter-Gatherer Diets: Meat-Based, yet Non-Atherogenic," *European Journal of Clinical Nutrition* 56, suppl. 1 (2002): S42–S52.

Satchidananda Panda, John B. Hogenesch, and Steve A. Kay, "Circadian Rhythms from Flies to Human," *Nature* 417, no. 6886 (2002): 329–35, doi: 10.1038/417329a.

U. Espelund, T. K. Hansen, K. Hollund, H. Beck-Nielsen, J. T. Clausen, B. S. Hansen, H. Orskoy, J. O. Jorgensen, and J. Frystyk, "Fasting Unmasks a Strong Inverse Association Between Ghrelin and Cortisol in Serum: Studies in Obese and Normal-Weight Subjects," *Journal of Clinical Endocrinology and Metabolism* 90, no. 2 (2005): 741–6.

Chapter 13

Alison Fildes, Judith Charlton, Caroline Rudisill, Peter Littlejohns, A. Toby Prevost, and Martin C. Gulliford, "Probability of an Obese Person Attaining Normal Body Weight: Cohort Study Using Electronic Health Records," *American Journal of Public Health* 105, no. 9 (2015): e54–e59.

Leonie K. Heilbronn, Steven R. Smith, Corby K. Martin, Stephen D. Anton, and Eric Ravussin, "Alternate-Day Fasting in Nonobese Subjects: Effects on Body Weight, Body Composition, and Energy Metabolism," *American Journal of Clinical Nutrition* 81, no. 1 (2005): 69–73.

Surabhi Bhutani, Monica C. Klempel, Reed A. Berger, and Krista A. Varady, "Improvements in Coronary Heart Disease Risk Indicators by Alternate-Day Fasting Involve Adipose Tissue Modulations," *Obesity* 18, no. 11 (2010): 2152–9.

Chapter 14

Ernst J. Drenick, Marion E. Swendseid, William H. Blahd, and Stewart G. Tuttle, "Prolonged Starvation as Treatment for Severe Obesity," *JAMA* 187, no. 2 (1964): 100–5.

Francis Gano Benedict, *A Study of Prolonged Fasting* (Washington, DC: Carnegie Institute of Washington, 1915): 27, 42, 182.

George F. Cahill Jr., "Fuel Metabolism in Starvation," *Annual Review of Nutrition* 26 (2006): 1–22.

I. C. Gilliland, "Total Fasting in the Treatment of Obesity," *Postgraduate Medical Journal* 44, no. 507 (1968): 58–61.

M. A. Camp and M. Allon, "Severe Hypophosphatemia in Hospitalized Patients," *Mineral and Electrolyte Metabolism* 16, no. 6 (1990): 365-8.

M. A. Crook, V. Hally, and J. V. Panteli, "The Importance of the Refeeding Syndrome," *Nutrition* 17, nos. 7–8 (2001): 632–7.

Otto Folin and W. Denis, "On Starvation and Obesity, with Special Reference to Acidosis," *Journal of Biological Chemistry* 21 (1915): 183–92.

W. K. Steward and Laura W. Fleming, "Features of a Successful Therapeutic Fast of 382 Days' Duration," *Postgraduate Medical Journal* 49, no. 569 (1973): 203–9.

Chapter 15

A. M. Johnstone, P. Faber, E. R. Gibney, M. Elia, G. Horgan, B. E. Golden, and R. J. Stubbs, "Effect of an Acute Fast on Energy Compensation and Feeding Behaviour in Lean Men and Women," *International Journal of Obesity* 26, no. 12 (2002): 1623–8.

Christian Zauner, Bruno Schneeweiss, Alexander Kranz, Christian Madl, Klaus Ratheiser, Ludwig Kramer, Erich Roth, Barbara Schneider, and Kurt Lenz, "Resting Energy Expenditure in Short-Term Starvation Is Increased as a Result of an Increase in Serum Norepinephrine," *American Journal of Clinical Nutrition* 71, no. 6 (2000): 1511–15.

Delia E. Smith, Cora E. Lewis, Jennifer L. Caveny, Laura L. Perkins, Gregory L. Burke, and Diane E. Bild, "Longitudinal Changes in Adiposity Associated with Pregnancy: The CARDIA Study," *JAMA* 271, no. 22 (1994): 1747-51.

D. F. Williamson, J. Madans, E. Pamuk, K. M. Flegal, J. S. Kendrick, and M. K. Serdula, "A Prospective Study of Childbearing and 10-Year Weight Gain in US White Women 25 to 45 Years of Age," *International Journal of Obesity and Related Metabolic Disorders* 18, no. 8 (1994): 561–9.

Geremia B. Bolli, Pierpaolo De Feo, Salvatore De Cosmo, Gabriele Perriello, Mariarosa M. Ventura, Filippo Calcinaro, Claudio Lolli, et al., "Demonstration of a Dawn Phenomenon in Normal Human Volunteers," *Diabetes* 33, no. 12 (1984): 1150–3.

Jack A. Yanovski, Susan Z. Yanovski, Kara N. Sovik, Tuc T. Nguyen, Patrick M. O'Neil, and Nancy G. Sebring, "A Prospective Study of Holiday Weight Gain," *New England Journal of Medicine* 342 (2000): 861–7.

Joseph J. Knapik, Bruce H. Jones, Carol Meredith, and William J. Evans, "Influence of a 3.5 Day Fast on Physical Performance," *European Journal of Applied Physiology and Occupational Physiology* 56, no. 4 (1987): 428–32.

Karen Van Proeyen, Karolina Szlufcik, Henri Nielens, Monique Ramaekers, and Peter J. Hespel, "Beneficial Metabolic Adaptations Due to Endurance Exercise Training in the Fasted State," *Journal of Applied Physiology* 110, no. 1 (2011): 236–45.

K. De Bock, E. A. Richter, A. P. Russell, B. O. Eijnde, W. Derave, M. Ramaekers, E. Koninckx, et al., "Exercise in the Fasted State Facilitates Fibre Type-Specific Intramyocellular Lipid Breakdown and Stimulates Glycogen Resynthesis in Humans," *Journal of Physiology* 564 (Pt. 2) (2005): 649–60.

K. De Bock, W. Derave, B. O. Eijnde, M. K. Hesselink, E. Koninckx, A. J. Rose, P. Schrauwen, et al., "Effect of Training in the Fasted State on Metabolic Responses During Exercise with Carbohydrate Intake," *Journal of Applied Physiology* 104, no. 4 (2008): 1045–55, doi: 10.1152/japplphysiol.01195.2007.

Peter J. Campbell, Geremia B. Bolli, Philip E. Cryer, and John E. Gerich, "Pathogenesis of the Dawn Phenomenon in Patients with Insulin-Dependent Diabetes Mellitus—Accelerated Glucose Production and Impaired Glucose Utilization Due to Nocturnal Surges in Growth Hormone Secretion," *New England Journal of Medicine* 312, no. 23 (1985): 1473–9.

R. R. Wing, K. A. Matthews, L. H. Kuller, E. N. Meilahn, and P. L. Plantinga, "Weight Gain at the Time of Menopause," *Archives of Internal Medicine* 151, no. 1 (1991): 97–102.

斷食全書
透過間歇性斷食、隔天斷食、長時間斷食，讓身體獲得療癒
The Complete Guide to Fasting: Heal Your Body Through Intermittent, Alternate-Day, and Extended Fasting

作　　者	傑森・馮醫師（Jason Fung, MD）、吉米・摩爾（Jimmy Moore）著
譯　　者	高子梅
封面設計	呂德芬
責任編輯	張海靜、劉素芬、鄭襄憶
業務發行	王綬晨、邱紹溢、劉文雅
行銷企畫	黃羿潔
副總編輯	張海靜
總 編 輯	王思迅
發 行 人	蘇拾平
出　　版	如果出版
發　　行	大雁出版基地
	地址 231030 新北市新店區北新路三段 207-3 號 5 樓
	電話 （02）8913-1005
	傳真 （02）8913-1056
	讀者傳真服務（02）8913-1056
	讀者服務信箱 E-mail andbooks@andbooks.com.tw
	劃撥帳號 19983379
	戶名 大雁文化事業股份有限公司
出版日期	2025 年 7 月 三版
定　　價	480 元

ISBN 978-626-7752-00-5

Complex Chinese Translation copyright© 2018 by as if Publishing
The Complete Guide to Fasting: Heal Your Body Through Intermittent, Alternate-Day, and Extended Fasting
Original English Language edition Copyright©2016 by Dr. Jason Fung & Jimmy Moore
All Rights Reserved.
Published by arrangement with the original publisher, Victory Belt Publishing, Inc. c/o Simon & Schuster Inc.

有著作權・翻印必究

歡迎光臨大雁出版基地官網
www.andbooks.com.tw
訂閱電子報並填寫回函卡

國家圖書館出版品預行編目 (CIP) 資料

　　斷食全書：透過間歇性斷食、隔天斷食、長時間斷食，讓身體獲得療癒／傑森・馮（Jason Fung），吉米・摩爾（Jimmy Moore）著；高子梅譯. -- 三版. -- 新北市：如果出版：大雁出版基地發行, 2025.07　面；　公分
　　譯自：The complete guide to fasting : heal your body through intermittent, alternate-day, and extended fasting
　　ISBN 978-626-7752-00-5(平裝)
　　1.CST：斷食療法
　　418.918　　　　　　　　　　　　　　　　　　　　114006900